中國醫藥大學藥學博士 **顧祐瑞** 著

健康食品
停看聽

從醫學與藥學的觀點切入，以簡單易懂的詞彙，讓讀者得到正確的營養、保健與健康觀念。

Health Food
Reconsideration

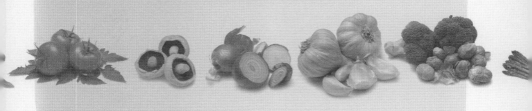

陽明大學藥理學科 何禮剛教授 **誠摯推薦**

本書特色

　　今天市面上充斥著各式各樣的健康食品，琳瑯滿目，美不勝收，產品之多，甚至令人無所適從，由於健康食品的種類繁多，加以業者大肆宣傳，而其中種種偏差與錯誤，致使消費者誤用與濫用的事件層出不窮。

　　本書分為五個Part，從健康食品的基本認識開始，以清晰及簡單的描述，使讀者了解食品、藥品、健康食品、保健食品、中藥、西藥、草藥等基本知識，釐清前述名詞間的關係；進而介紹健康與營養的概念、健康與營養的關係，之後再針對我國熱門健康食品一百種，剖析其作用、副作用、毒性、注意事項等，以了解這些健康食品的真相；同時介紹如何吃出營養與健康，導入中醫養生藥膳觀念；最後在健康補給站，以短文及 Q&A 方式，敘述前四個 Part 未觸及但重要的觀念。

　　目前市面上有關健康食品的書籍作者，大都為食品營養相關專家。本書以醫學及藥學的觀點來切入健康食品這個話題，以追求健康食品的真相為經，以闡述健康概念為緯，並以簡單易懂的詞彙，祈能讓讀者得到正確的保健、營養、健康觀念。

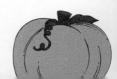

推薦序
認識健康食品

　　關心自己健康的人，或多或少有過走進健康食品店、便利商店或超市等陳列各式各樣以健康為號召或名字就暗示著健康訴求的產品時不知要如何選擇的經驗。小女前些時自行買了相當熱門的青木瓜四物湯回來，喝了一瓶後和她媽媽說：「好難喝喔！」從此剩下的就在冰箱裡凍著了。所以這些現代化的商品對我們有沒有幫助？個人在味覺上接受度如何？「有病治病、無病強身」、「呷好道相報」這樣的觀念是否正確？隨著知識的進步，我們現在瞭解其實每個人因身體狀況的不同而所需也是不一樣的。正確的選用這些產品，而不要花了錢還對身體造成負擔，那就損失大了。

　　如何做正確的選擇，並不是一件容易的事。不過不論任何食品或健康食品都可本著『少吃多樣化』的原則。傾聽自己身體告訴你的訊息，如果吃過後讓你不舒服的東西，那這段時間就應少吃或停止；覺得好的當然就可多吃一些，但仍不宜過量。

　　充實自己對健康食品正確的知識也是非常重要的，本書作者顧祐瑞博士以其專業蒐集目前大部份的健康食品相關知識

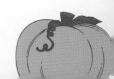

加以詳細解說。個人相信仔細閱讀與或放在手邊參閱,對讀者的健康產品選擇都非常有幫助的。希望透過正確知識的傳遞與散播,讓大家都能身心健康快樂。

何禮剛 謹誌於
陽明大學藥理學研究所
2006 年 4 月

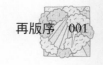

再版序

　　據統計，民國九十八年臺灣健康食品銷售金額高達新臺幣 760 億元，未來更上看千億，等於一年臺灣要吃掉 2 座臺北 101。

　　由於生活型態的改變，外食人口增加，或因工作造成壓力、長期睡眠不足；飲食習慣發生變化，精緻飲食、速食等增多；包括肥胖、過勞、三高等文明病，及預防醫學觀念日漸普及等種種因素，再加上媒體與廣告的催化，健康食品的市場與商機，越滾越旺。新興健康食品的使用，方興未艾，甚至到了泛濫的地步。

　　「健康食品停看聽」於民國九十五年出版時，就本著希望告訴讀者健康食品正面及負面資訊，以使讀者可以正確選擇的初衷，作為編寫之目標。本書再版時，除了重新校對外，也更正了一些錯誤。此外，增加了秘魯人參、辣木、仙人掌等二十種新興健康食品，使全書介紹的健康食品多達一百種。

　　「健康食品停看聽」再版，除了感謝五南出版社鼎力幫忙外，也要感謝讀者對這本書的支持與鼓勵，這也是筆者寫作最大的動力。

顧祐瑞

2010 年 8 月 20 日

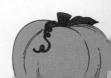

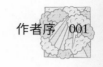

作者序

「天然不等於安全」，筆者完成這本書後，對這句話的感觸更深，大部分的健康食品（或稱為保健食品）是由動、植物，或日常食物加工或萃取而來，但是，這些大量銷售的產品，尚缺乏嚴謹的研究，如果捨日常飲食而就健康食品，是不智之舉，不僅浪費金錢，更會傷害身體！

坊間討論健康食品的書籍或文章，大多偏重功用及療效，對於副作用等負面資訊，不是隻字未提，就是大力宣稱毫無副作用或毒性，這正是筆者編寫本書的最大動機，而同時呈現正面及負面的資料，是本書的特點，撻伐健康食品並不是筆者的用意（況且某些健康食品確有補充食品之不足的益處），只是想讓讀者食用時有正確的觀念。

編寫本書最困難的地方，在於資料的蒐集，尤其是屬於本土的健康食品，或剛剛流行的產品，因研究者有限，無法取得相關的資料，不過還是盡力完成了八十種國內常見常用的健康食品。

最後，書泉出版社同意出版本書，特致上最高的謝意！

顧祐瑞

2006 年 4 月

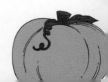

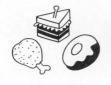 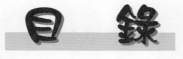

目　錄

本書特色

推薦序

再版序

作者序

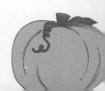

健康食品目錄

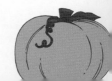

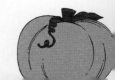

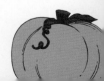

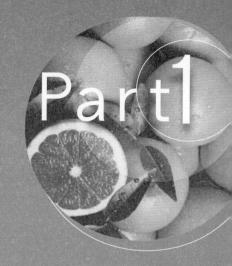

健康食品的基本認識

一般食品與健康食品之間，有一條模糊的界線，簡單的說，健康食品就是除了食品原本的營養價值外，還聲稱具有某些額外的健康效益。

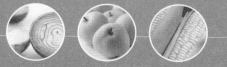

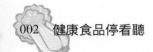

　　大部分的人有一種重大的錯誤觀念，也就是藥草、健康食品、食療對健康有益，對疾病無影響，就是所謂的「有病治病，無病補身」的觀念。有些人更捨棄健康均衡之飲食，而惡補成癖。國內目前並沒有有專門評估健康食品功效及通報其副作用的機構，報章、雜誌、廣告充斥著一些毫無科學根據之報導，而且經常報喜不報憂，可能反而傷害了許多人。

　　盲目增強免疫力，對某些疾病，尤其是免疫疾病或紅斑狼瘡等自體免疫疾病，可能弄巧成拙，造成傷害，必須小心謹慎，有鑑於坊間標榜「增強免疫力」之藥草、中藥、健康食品頗多，使用前宜慎思明辨。

　　「健康食品」或「保健食品」是一種特殊的商品，這類商品的製造商或供應商，必須製造消費者的訴求、得到消費者的認同，才能產生相對的消費。眾多產品滿足的是人們的心理消費，無非是購買一個希望。不論是青春、瘦身、健康、排毒，還是增高、延年益壽，主要都是藉由創造產品與概念的聯繫，從而挑動人們的購買慾望。

　　「保健食品」並不是一個法定名詞，是泛指能夠幫助人們增進健康，或減少疾病危害風險的食品，依照規定這些食品如果沒有經過審查許可，無論食品的標示或廣告都不可以呈現「健康食品」字樣，也不可以顯示具有某種特定保健功效。

　　其實，光從健康食品、保健食品、一般食品這些名詞，就足夠令人產生混淆、無所適從了。

　　健康食品是由『健康食品管理法』管理，其他的保健食品則受食品衛生管理法管理，一般民眾很難分辨法律上的健康

食品或是概念上的「健康食品」，概念上的「健康食品」即相當於保健食品，也就是具有保健功能的食品。

　　健康食品是法律名詞，雖然是一般人認知的名詞，但是，因為受到『健康食品管理法』這個法律的規範，而成為具有法律的名詞，所以除非經過登記，否則不能用於商品上。

　　本書為了使讀者容易閱讀，還是採用概念上的「健康食品」，畢竟這是市井小民常用而根深蒂固的辭彙，事實上，實在不宜因依個別法律所訂的名稱，而被剝奪！

選購健康食品要留意

　　健康食品最大的弱點是缺乏科學的標準和評價體系，某種產品的好與壞，大都依靠鋪天蓋地的廣告宣傳。各種產品大多在佔領市場一段時間後就銷聲匿跡，而新產品又不斷地在健康食品市場上製造一波又一波的熱潮。

　　健康食品出現的幾個問題確實需要民眾在選購時特別注意。

- 魚目混珠—混淆藥食，誇大產品功效、誤導消費者。一些健康食品生產經營企業為牟取暴利，利用報刊、電視等媒體的廣告和所謂的科普宣傳、病例介紹等手段大肆誇大產品功效，誤導消費者。由影視明星代言、薦證，因而上報的新聞時有所聞。
- 暗渡陳倉—以藥顯效。一些企業為突出產品的功能效果，擅自在健康食品中添加違禁物品，如在減肥類產

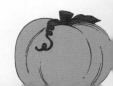

品中非法摻加芬氟拉明、諾美婷，在壯陽類產品中非法摻加犀利士、威而剛等西藥成分。非法摻加西藥是近年來頻繁出現且具有危害的情況。

・居心叵測—非法生產、經營。有的廠家冒用健康食品標誌，有的未經批准擅自生產健康食品，還有的廠家將普通食品當做健康食品進行宣傳。

健康食品從頭說

所謂的健康食品是泛指以健康為訴求，具有保健功效，在三餐飲食之外，會定期食用的食品。

我國食品工業研究所，就一般廣義的健康食品指出：健康食品係以健康為訴求，予消費者保健功能印象的食品，也泛稱為保健食品。依其來源或成分，將目前市面上種類繁多的產品大致區分為下列七大類：

㈠微生物類：

・細菌—乳酸菌、雙歧桿菌（Bifidus）。

・真菌—酵母菌、紅麴製品。

・菇類—靈芝、冬蟲夏草、巴西蘑菇。

・藻類—綠藻、藍藻、螺旋藻。

・發酵食品—糙米酵素、植物發酵素、納豆。

㈡植物類：

・根—人參、刺五加。

・根莖—大蒜。

‧葉—小麥草、銀杏葉、蘆薈。

‧花—花粉。

‧果實—小紅莓、山桑子、桑椹。

‧種子—薏苡仁。

‧植物油脂—酪梨油、月見草油、小麥胚芽油。

(三)動物類：

‧貝類—牡蠣抽取物、貝殼。

‧昆蟲副產品—蜂王漿、蜂膠。

‧動物油脂—鰻魚精、魚油、鮫魚肝油、魚肝油。

‧骨—牛骨、鯊魚軟骨。

‧其他臟類—胎盤素、雞精、魚精。

‧其他加工品—燕窩、蛋黃油。

(四)維生素：

多種維生素／礦物質、維生素 A、C、E、D、B 群。

(五)礦物質：

鈣、鐵、鋅、鉻。

(六)含有其他營養或有機性成分者（取自生物體／化
　學合成）

‧醣類—膳食纖維、寡糖、甲殼素、多醣體。

‧蛋白質—大豆蛋白、免疫蛋白、膠原蛋白、酵素。

‧脂肪—EPA、HDA、卵磷脂、亞麻仁酸。

‧有機化合物—核酸、有機鍺、有機硒。

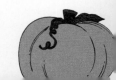

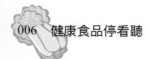

(七)其他複方產品：

草本複方食品、減重產品、藥膳或上述成分組成之複方產品藥草茶等。

健康食品與藥品不同，不具有藥品所擁有的特定醫療效果，其效用較籠統、緩和且不明顯，較無副作用。健康食品的訴求很廣泛，例如可補充營養成分、食用後可預防疾病、促進疾病恢復、身體防禦、身體調節、抑制老化等保健訴求的動植物萃取物或營養保健的食品原料或成分，而且製成類似藥品包裝型態者，如錠劑、膠囊、口含片、顆粒、茶包、即飲補品等。

健康食品

根據我國於八十八年八月正式實施的「健康食品管理法」，依該法第二條之定義「本法所稱健康食品，係指供特殊營養素或具有特定保健功效，特別加以標示或廣告，而非以治療、或矯正人類疾病為目的之食品」。目前修正條文為「本法所稱健康食品，係指標示或廣告具有保健功效之食品。凡標示或廣告具有保健功效者，不論其本質為何，及屬本法之規範對象，均應符合本法之相關規定。」

「健康食品」就是「具有保健、養生功效，可預防疾病的食品」。在我國是指「能提供特殊營養素，具有特定保健養生功效使身體調節機能之食品」，依「健康食品管理法」之規定，「產品銷售時若標示具保健功能者即為保健食品」。

　　健康食品五花八門，衛生署真正核可的只有六、七十項商品，其中又以促進腸胃蠕動的最多，佔了所有健康食品的三分之一，其次是降低膽固醇與血中三酸甘油脂者；包裝上有「衛署健食字第 A000XX 號」，才是真正的健康食品，每一件健康食品都須提出科學證明，才能核可上市。

　　我國「健康食品管理法」施行至今，已公佈功能評估方法包含調整腸胃、調節血脂、調節免疫機能、護肝、改善骨質疏鬆、調節血糖、牙齒保健等 7 項。

　　一般食品與健康食品之間，有一條模糊的界線，簡單的說，健康食品就是除了食品原本的營養價值外，還聲稱具有某些額外的健康效益。健康食品不一定都是現代科技的產品。

　　目前世界各國對具有保健或特殊營養素的食品之定義名稱各有不同

機能性食品

　　被學術界認為是最能描述保健類食品特性的一種稱呼是所謂的「機能性食品（Functional Food）」，是指「除了營養價值以外，凡是能夠對食用者的生理健康、心理健康，以及整體功能有所助益的食品」，也就是發揮食品組成的生理調節機能，以協助人體機能恢復正常、維持健康的高附加價值食品；而人們食用的最終目的，在於回復及保持人體原有的自然平衡狀態，達成提升健康的正面效益。

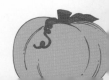

國家	名稱	年度	定義
中華民國	健康食品	1999	提供特殊營養素或具有特定之保健功能，特別加以標示或警告，非以治療、矯正人類疾病為目的之食品。
日本	特定保健用食品	1991	於日常膳食中為了達成特定保健目的，所攝取的特別用途食品。
美國	膳食補充品	1994	某一類特定的口服食品，可以作為一般膳食的補充品之用。
大陸	保健食品（一般用語）	1996	具有特定保健功能的食品。適宜特定人群食用、具有調節機體功能、不以治療疾病為目的之食品。
加拿大	健康食品（常見用字）	1996	合乎 F&D & Act & Regs 規定之食品即為健康食品。
歐盟	膳食補充品	1996	歐盟會員認同美國定義，未另有其他定義。
聯合國	膳食補充品	1996	具有每日建議用量 RDA 的產品才是膳食補充品。

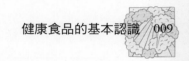

食品

　　供人飲食或咀嚼之物品及其原料，一般原料物未經加工或經簡單加工成的食物，就叫食品。

　　食物的「功效」取決於人的身體狀態。

　　食物的功效或效能為何，並非固定，而是取決於食用者的身體狀態。同樣的食物，「健康或體健」的日子正確地吃，稱為補身；健康時候亂吃，為慢性自殺；「生病或體虛」的時候應該服用而吃，稱為吃藥治病；若生病時不應該服用卻服用，變成服毒致病。有沒有醫療效能或保健功效，可能隨食用者當時的身體狀況而所不同。

　　「很多」食物在不同人體情況下會有不同程度的醫療效能。例如：把有治甲病醫療效能的藥拿給患乙病的人吃，別說沒有醫療效能，可能會雪上加霜。

　　所以，醫療效能（治病）、保健功效（補身）、毒性（致病）並不是食物的本質，那是食用者的「評價」。由於評價會隨人隨時而改變，若以之作為藥品或健康食品的定義，就會造成非常多模糊不清之處。

　　藥品、食品、健康食品，界線都很模糊。像人參或維生素這種可以「遊走」於各種分類之間的食物，不在少數。以人參為例：

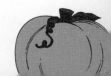

產品	藥品或食品認定
人參粉	中藥
人參茶	食品
人參膠囊	中藥
人參精（抽出液）	若供藥用，要申請許可；若供食品用，則限食品工廠進口自用，不得轉售。
參酒	若無刊載療效，以一般酒類管理；若註明療效，以藥品管理。

　　藥品、健康食品、食品沒有本質的差別，但對人體影響有量的不同，所以需要有不同的管制。
　　以下這些詞句均屬於不合法的食品廣告標示：

詞句涉及醫藥效能：

　㈠宣稱預防、改善、減輕、診斷或治療疾病或特定
　　生理情形：
　　例句：治療近視、恢復視力、骨鈣流失及骨關節退化之治療及修補、健胃整腸、防止便秘、利尿、改善過敏體質、壯陽、強精、減輕過敏性皮膚病、治失眠、防止貧血、降血壓、改善血濁、清血、調整內分泌、防止提早更年期。
　㈡宣稱減輕或降低導致疾病有關之體內成分：
　　例句：解肝毒、降肝脂、抑制血糖濃度上升。

㈢宣稱產品對疾病及疾病症候群或症狀有效：

例句：改善更年期障礙、消渴、消滯、平胃氣、降肝火、防止口臭、改善喉嚨發炎。祛痰止咳、消腫止痛。消除心律不整。解毒。

㈣涉及中藥材之效能者：

例句：補腎、溫腎（化氣）、滋腎、固腎、健脾、補脾、益脾、溫脾、和胃、養胃、補胃、益胃、溫胃（建中）、翻胃、養心、清心（火）、補心、寧心、瀉心、鎮心、強心、清肺、宣肺、潤肺、傷肺、溫肺（化痰）、補肺、瀉肺、疏肝、養肝、瀉肝、鎮肝（熄風）、澀腸、潤腸、活血。

㈤引用或摘錄出版品、典籍或以他人名義並述及醫藥效能：

例句：「本草備要」記載：冬蟲夏草可止血化痰、「本草綱目」記載：黑豆可止痛、散五臟結積內寒。

詞句未涉及醫藥效能但涉及虛偽誇張或易生誤解：

㈠涉及生理功能者：

例句：增強抵抗力、強化細胞功能、增智、補腦、增強記憶力、改善體質、解酒、清除自由基、排毒素、分解有害物質。

㈡未涉及中藥材效能而涉及五官臟器者：

例句：保護眼睛、保肝、增加血管彈性。

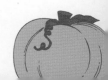

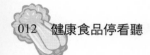

㈢涉及改變身體外觀者：

例句：豐胸、預防改善乳房下垂、減肥、塑身、增高、使頭髮烏黑、延遲衰老、防止老化、改善皺紋、美白。

㈣涉及引用衛生署相關字號，未就該公文之旨意為完整的引述：

例句：衛署食字第 88012345 號。

食品管理

衛生署目前只針對少部分消費者較無能力掌握資訊的食品作事前管制，其餘對大部分的食品都用事後賠償機制處理。

經中央主管機關公告指定之食品、食品添加物、食品用洗潔劑、食品器具、食品容器及食品包裝，衛生署將食品本身的管制觸角限於：

㈠基因改造食品：

民國九十二年一月一日起，非經衛生署查驗登記許可並予以公告之基因改造黃豆及玉米，不得製造、加工、調配、改裝、輸入或輸出。基因轉殖植物非經中央主管機關核准，不得輸入或輸出。由國外引進或國內培育基因轉殖植物，應向中央主管機關申請田間試驗並通過後，始得在國內推廣及銷售。

㈡食品添加物：

所有的食品添加物在上市前必須經過衛生署許可。

㈢特殊營養食品：

嬰兒配方食品及嬰兒配方輔助食品和病人用食品。

藥品

藥品係指：

㈠載於中華藥典或經中央主管機關認定之其他各國藥典，公定之國家處方集或各該補充之藥典之藥品。

㈡未載於前款，但使用於診斷、治療、減輕或預防人類疾病之藥品。

㈢其他足以影響人類身體結構及生理機能之藥品。

㈣用於配製前三款所列之藥品。

健康食品的定義：係指提供特殊營養素或具有特定之保健功效，特別加以標示或廣告，而非以治療、矯正人類疾病為目的之食品。

㈠具有明確的保健功效成分，且其產品的合理攝取量必須具有科學依據。

㈡經科學化的保健功效評估試驗，或依學理證明其無害且具有明確及穩定的保健功效。

藥品要廣泛應用於疾病的治療、預防與診斷，必須具備以下幾個條件：

㈠有效性

㈡安全性

㈢適用性

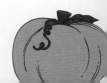

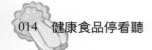

㈣均一性

其中以有效性與安全性最為重要。有效性是指治療的目標與價值,安全性是指藥品的用量。若能預知或減少副作用的發生,藥品更能發揮安全療效。

「疾病」與「療效」概念

「疾病」是一種症狀,是身體的某一器官受到傷害、病菌侵害的現象(如感冒、胃痛、胃出血、肝炎、角膜炎),有明顯的數據症狀,如此則需要用「藥物」來治療。而健康食品所提供的是對「人體生理機能與結構」衰退(像老化、記憶力衰退、五十肩、視力減退、攝護腺腫大),有所助益加強改善的功效,也就是所謂的「療效」。所以藥品與健康食品不同之處,就是藥品是用來治療預防某種疾病之用,而健康食品是幫助「身體功能與結構」的改善與變化。

「二分法」與「三分法」

在「健康食品法」公告實施前,國內廠商大都將產品標榜為健康食品,待健康食品法實施後,廠商將產品稱為保健食品但不提及其保健功效,消費者分不清健康食品與保健食品有何不同而甚感困擾。世界各國除了將這類具有保健功效的口服物品稱為保健食品外,尚有其他名稱,如「機能性食品」、「有機食品」、「計劃性食品」、「特別用途食品」、「藥

草及藥用植物」、「病患專用食品」或「科技食品」。

在 1989 年美國 Stephen L. DeFelic 稱其為類藥劑營養品（Nutratceuticals）即為 Nutrition（營養品）＋ Pharmaceuticals（藥品）＝ Nutratceuticals（類藥劑營養品），其很傳神的將具有保健功效的口服物品之特性表達出來，就是具有療效的食品、藥用食品以口服的形式來供應。「類藥劑營養品其效果相當於藥品，但卻是以食品的型態供應給大眾使用」。

二分法是將具有保健功效的口服物品歸類於食品類，其不得宣稱具有治療疾病的功效，將口服品區分為「食品」與「藥品」兩大類。日本「特定保健用食品制度」及大陸「保健食品管理辦法」。

三分法是將具有保健功效的口服物品獨立成另一類存在，以美國膳食補充品法案（DSHEA）為代表。其將膳食補充品不當作一般傳統食品、食品添加物、藥品的任何一類，而在食品與藥物之外，將膳食補充品獨立另成一類規範。

中草藥

中草藥是中華民族數千年來的醫學臨床經驗藥方寶典，為東方醫學特有的文化產品，也是我國重要傳統文化的一部份。中草藥文獻豐富，生產加工技術的進步，再加上中醫獨特的療法，及中草藥使用天然植物作為藥材原料，符合現代人自然與環保的概念，不僅讓社會大眾使用中草藥的接受度增高，也符合現代人回歸大自然趨勢的生機（天然）飲食的觀念，歐

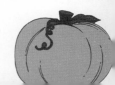

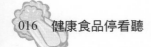

美日各國使用中草藥的人日趨增多，也競相投入研發生產行列。在這廿一世紀科技進步的今日，中草藥不但未被淘汰，反而配合了科學技術，使中草藥的實用性更加廣泛，這證明了中草藥的功效有其獨到及奧妙之處。

近年來，由於化學藥物對人體的副作用逐漸為人們所重視，再加上人們生活水平的提昇、進步，而更注重身體的健康、保健與養生之道及崇尚天然療法，中草藥所具有的療效與功能就是最好的產品，中草藥具有治療疾病及對人體保健之功能，是世人眾所皆知的，其所具有之功能隨著生物技術的進步及中草藥科學化的驗證，逐漸引起西方學界的重視。

一般我們所稱的中草藥（也是植物藥）其實就是歐美國家所稱的中草藥（Herbal medicine）或植物藥（Botanical Drug）。

中藥是指中醫師依據藥書開立藥方所應用之藥材，而草藥是指一般民間經常使用的植物藥材。又民間常使用的草藥或秘方，經過相當長時間人體不斷的重覆使用且有真正功效後，在使用多次以後，久而久之遂成為中醫師治療疾病及藥典記載的藥方，所以中草藥、中藥、草藥實際上是同樣意義的，並無絕對區別，只是各地的用字稱呼不同而已。

健康食品在國外的規定

健康食品在美國稱為「膳食補充品」，在日本稱為「保健機能食品」、「保健食品」、「健康食品」。

　　美國國會在 1994 年 10 月通過「DSHEA（膳食補充品的健康資訊及教育法案，Dietary Supplement Health and Education Act）」，明確地將膳食補充品與食品之間的差異加以區分，定義膳食補充品（Dietary Supplement）為「一種可以用來補充日常飲食的物品，其應包含一種或多種以下日常飲食所需之成分：維他命、礦物質、其他植物藥物、胺基酸及其他可用來補充日常飲食攝取量不足之物質，或前述物質的濃縮品、代謝物、組成物、萃取物、組合物，且以錠劑、膠囊、流體之方式作為攝取之形式，標示為膳食補充品」。

　　DSHEA 法案明確地將膳食補充品與食品之間的差異加以區分，口服產品分為「食品（Food）」、「膳食補充品（Dietary Supplement）」、「藥品（Drug）」三大類產品。在 DSHEA 的規定下，業者只須以申報、或申請安全性認可的方法，便能將產品上市。膳食補充品的產品訴求可以同時包括營養素、單一成份、及整體組成，並允許以「影響人體生理結構和機能」的方式來宣傳。

　　日本厚生省於 2002 年 2 月，修正食品衛生法施行規則，將以往所稱之「特定保健用食品」和「營養機能食品」合稱為「保健機能食品」。特定保健用食品的定義是：「在日常生活中，為了特定保健目的所攝取的食品」。營養機能食品的定義為「含有特定營養成分：鈣、鐵、尼古丁酸、胺基酸、維他命、葉酸之食品（生鮮食品除外）」。

　　日本食品產業的定義為「健康食品絕非醫藥品。健康食品是消費者在變得更健康的想法下，主動積極地攝取特定食

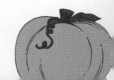

品；因此期待意味遠大於實際功效」。日本健康食品協會的定義為「健康食品除了具有一般食品的性質外，它還是在消費者期待健康的心理下所食用的食品。因此健康食品必需具有維持健康的功效，可以幫助消費者達到積極保健的目的」。

媒體影響力

大眾傳播媒體對當代人日常生活的影響甚鉅，電視、報章雜誌、廣告均在不知不覺中主導了人們的態度與行為，造成強而有力的社會控制，其中新聞報導則是個人獲得健康或醫療保健訊息最重要的管道。

有關健康食品的商業廣告，係指一般坊間商業團體為推銷、販賣健康食品，所營造出讓消費者購買、食用健康食品之商業途徑。健康食品報導，是指關於健康食品的資訊是以非商業取向的傳播方式提供給民眾獲知。

錯誤的健康訊息將造成負面的後果。媒體充斥著與健康相關的混亂訊息，而這些訊息還伴隨著所謂的專家意見，他們聽起來權威又有科學性，但也可能是偽裝的廣告，並沒有達到健康促進的目的，反而圖利某些組織團體，甚至造成閱聽人的健康傷害。

廣告對消費者的認知、消費行為有相當程度的影響。食品廣告於大眾傳播媒體中出現次數之多寡，會影響幼童對其產品之攝食頻率，廣告出現的次數越多，攝食的頻率越高，廣告認知會影響品牌認知，而廣告態度除了會影響品牌認知外，也

會影響品牌態度。

　　藝人為產品代言頻頻出現問題影響消費者權益，公平會、衛生署、消保會、業者等共同討論「代言人行為規範」。

　　藝人代言產品頻傳問題，從楊××代言珍珠粉、陳××代言土耳其草莓、高××代言火鳥咖啡等。

　　國內名人代言、見證廣告爭議

代言人	產品	爭議
楊××	御珍珠天然珍珠粉	非純天然珍珠粉
陳××	土耳其草莓酵素	違規廣告
高××	火鳥咖啡	檢驗出含犀利士西藥成分
彭××	π水生成器	不實廣告
唐××	麗托藍藻	廣告誇大不實
柯××	威酷客膠囊	檢驗出含育亨賓西藥成分

　　有關食物安全及相關的報導，引發社會大眾的憂慮與重視。有學者認為健康食品興起的原因之一即為媒體的報導，由於媒體介紹各種健康食品的新聞而引起大眾的注意，更促使消費者的購買慾。

社會支持

　　「社會支持」是一種社會化交易的過程，而這個過程有

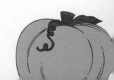

助於個體行為模式、社會性認知及價值觀的發展。換句話說，
就是個人和團體對他人提供協助，協助的方式可以是傾聽、鼓
勵、金錢、設備、評價，可以幫助個人有健康的行為舉止，並
使人對自己有正向的感覺，有良好的社會支持，會使人健康。

社會支持的成員包括：家人、親戚、鄰居、朋友、社區
成員、同事、學校的老師和同學。

社會支持包括有四個層面：

㈠感情的支持：包括尊重、喜愛、相信、關心、傾聽。

㈡評價性支持：如被肯定、回饋、社會比較。

㈢消息、資訊的支持：如勸告、建議、教導、提供資
訊，即在知識面的支持。

㈣實質上的支持：如金錢、援助。

根據研究，社會支持是影響肥胖學生節制飲食行為的直
接因素之一，因此，提升肥胖學生的家庭支持，可以有效改善
其飲食行為。醫生的指示或建議乃是影響民眾食用健康食品的
重要因素之一，而家人、朋友也是食用行為或健康食品資訊主
要的影響者。

為什麼要吃健康食品？

在國外的相關研究中發現，大部分民眾食用的理由包
括：預防感冒、特殊疾病或緩和疾病的嚴重性、補充飲食不
足、可以增強體力或為了維持健康、讓自己覺得更健康、延長
壽命等。

在日本發現使用健康食品的前三個主要目的為：維持健

康、補充營養及改善病情。在國內發現，補充營養、增進健康是最主要的動機。消費者食用健康食品之目的以營養補充為主，其次為增強免疫力、增強及恢復體力、預防骨質疏鬆、預防營養不均、養顏美容、預防老化及健胃整腸等。

誰會購買健康食品？

根據國外的相關研究結果顯示，健康食品的主要食用者大多是婦女；而在國內健康食品專賣店的主要消費族群也以女性為多；但是，食用健康食品的人，女性的比例較男性高，但相差並不懸殊。

健康食品食用者在不同年齡層的使用率有所不同，年長者食用率較高。中老年人由於身體機能已開始衰退，對健康的意識高，因此屬於高消費群，其中，40—50 歲者約佔了八成。國內相關研究中結果中也發現，購買維生素及礦物質消費者的平均年齡為 37 歲，購買草本補充劑者則為 46 歲。

在婚姻狀況方面，健康食品食用者以已婚者為多數。家庭主婦在健康食品專賣店的顧客群中佔有相當大的比例。

觀看現代人的飲食型態，外食和速食人口日漸增多，在忙碌之餘，常常無法顧及飲食上的均衡問題，在追求更健康的信念下，以簡便的健康食品補充日常生活中所忽略的營養素便成為大眾所樂於接受的方式了，也造就了健康食品這股潮流的興起。

臺灣約有 77% 的人曾經吃過所謂的健康食品，國內健康食品 80% 以上利用多層次傳銷通路來進行販賣，一年的銷售

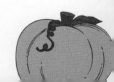

金額高達四億七千萬，而所謂的營養保健食品一年的銷售金額更高達一百二十億元以上。

在教育程度方面，健康食品的主要食用者以教育程度和所得中上程度者居多；在職業方面，以家庭主婦、上班族、老師為最多。

不論是為了預防或治療疾病，還是主動追求更健康的心態，健康食品都已經對現代人的日常生活和飲食習慣有了相當大的影響。

臺灣健康食品市場

近幾年來，隨著國民所得提高，人口的高齡化，以及民眾對養生保健的重視，促使健康食品市場有著巨幅的成長。臺灣地區健康食品市場於 1995 到 1996 年達到高峰，約為新臺幣 250 億元，而 1999 年「健康食品管理法」通過後市場開始重新組合，到 2002 年市場規模約為 200 億。

由於目前保健食品種類繁多，市面上又隨處可見誇大產品效果的宣傳，倘若消費者對保健食品的相關知識不足，在購買保健食品時，就常會面臨到許多問題，如適用對象？該買何種品牌？產品的真偽？產品的功能、效果為何？產品內容是否如說明書所寫的？如何正確的服用健康食品？合理的價格應該是多少？…等等的疑問。再加上無法立即確認產品的效果，在在都使想要購買保健食品的消費者對於價值、產品功能與效果很難判別。

　　2001 年預估保健食品市場約 200 億元，十大保健食品市場概況一覽表如下。

　　2001 年十大保健食品市場概況一覽表

排名	項目	主要成分	功能
1	減重食品（佔 18%）	動物纖維（甲殼素／幾丁聚糖）植物纖維（麥麩、玉米）	保持水分可使糞便柔軟、防止便秘、減少腸道疾病。
2	雞精（16%）	蛋白質、各種胺基酸、多胜肽	鬆弛壓力、改善疲勞、增進腦力、補血、促進泌乳。
3	草本複方產品（12%）		抑制腫瘤、保護肝臟、提高免疫力、防止血栓型腦中風。
4	靈芝（含菌絲體）（佔 11%）	多醣體、三帖類、微量元素、蛋白質	防止皮膚老化、預防骨質脆弱、增加血管壁彈性、增強免疫力。
5	蛋白／魚蛋白（8.5%）	優質蛋白質、八種人體必需胺基酸	各種維他命之功能
6	綜合維生素（8%）	各種維生素	幫助骨骼生成、預防骨質疏鬆、神經、生理所必需。

（續）

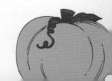

7	鈣（D3）／增高相關食品（7%）	脂溶性維生素 D3（鈣化膽固醇）	合成膠原蛋白、參加體內氧化還原反應、促進傷口癒合。
8	維生素C（6%）	水溶性維生素C（抗壞血栓）	防止心肌梗塞、動脈硬化、增加腦細胞彈性、有助於視覺健康。
9	魚油／鮭魚油（6%）	EPA、DHA	—
10	保健／藥草茶（6%）	—	—

健康食品通路

　　臺灣地區健康食品的銷售通路，主要是以多層次傳銷或直銷（約佔70%），藥房及藥妝店（12%）、一般食品店（超市、量販店、便利商店、軍公教、福利中心、合作社等，佔9%）、電視／電臺購物／郵購／網路購物（4%）、健康食品專賣店（1.5%）等為主。

　　㈠多層次傳銷：

　　主要是透過獨立的銷售人員，去拜訪欲販售的對象，並展示其商品同時接受訂購。其薪酬主要是來自於銷售額的某個百分比，如：安麗。

(二)連鎖藥房／藥妝店：

採開放式陳列商品的方式，讓消費者可自由選購，主要是販賣非處方用藥、醫療用品及開架式化妝品，有藥師、營養師或護理師等，其中一種專業人員駐店並給予產品說明。如：康是美、屈臣氏。

(三)一般食品店：

提供大量、低價的產品、並讓消費者以自助的方式選購，通常這種類型的超商無專業人員提供關於健康食品的產品資訊。如家樂福量販店、統一超商（7-11）、全聯社等。

(四)網路購物／電視購物：

消費者藉由網際網路在虛擬商店或電視頻道上購得商品。有時業者會提供商品諮詢。如：網路家庭（PC-home）、雅虎（Yahoo）、東森、MSN-eshop 等。

購買健康食品

基本上，知名廠牌的產品當然比較可靠，因為他們有值得信賴的商譽，生產的設備、技術、儀器等，也都比較有規模，而且在產品的開發、研究與實驗各方面，可以有龐大的資金作後盾，因此能夠提供較多的數據，以證明其產品的安全性、可靠性。

不過，並非所有知名廠牌的所有產品都一定一樣好，反過來說，也並非小廠牌的所有產品都靠不住。

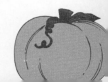

　　大體上而言，具有保健功能的健康食品都不會太便宜。特別是在臺灣地區。

　　大多數臺灣的健康食品是舶來品，尤其臺灣健康食品的關稅高達 50%，再加上運費、管銷費、廣告費等。

　　直銷業的獎金與紅利十分豐厚，而羊毛出在羊身上，這些用來獎勵直銷人員的大筆費用，自然是加到產品訂價上面了。

　　選擇單純配方比複方好，效果容易發揮，又容易測試，價格也會比較合理。如果要同時達到多種保健功效，寧可多購買不同的單一成分的保健品，而不要購買那些濃度、成分已經被沖洗的混合配方。

健康食品的劑型

　　健康食品常見的劑型包括膠囊、錠劑、液狀、粉末狀等，以人體吸收速度來說，最快的是液狀，其次是粉狀，第三是膠囊，錠劑則最慢。其實健康食品的作用主要在於保健，而不在於治療，吸收快速並不是最主要的考量。

　　有些高單位的維他命及礦物質就刻意被設計成緩慢溶解型。

　　粉狀或液體產品的保存最為困難，尤其在臺灣這種高溫、潮濕的氣候下，開封後的粉末狀產品，可能很快就會受潮、結硬塊了。

　　製作成軟膠囊的產品，保存效果最佳，一般是運用在油

溶性產品；錠狀產品比起膠囊不易保存，有些為了阻止受潮，因此在錠狀外面再加膜衣或糖衣，這也可以防止藥效被唾液酵素破壞，或避免口味太苦。

　　保存健康食品最好的方法就是放在乾燥、陰暗、涼爽之處，最好不要買大容量的包裝，雖然容量大的，往往價格比較便宜，但是在有效期限內不盡快吃完，或是保存不良而使其變質，這樣更不划算！

美國的健康食品排行

　　2000 年美國最暢銷的十種健康食品排行榜如下：
㈠ Ginkgo 銀杏葉
㈡ Ginseng 人參
㈢ Garlic 大蒜
㈣ Echinacea 紫錐花
㈤ St. John's wort 金絲桃草
㈥ Saw Palmetto 鋸櫚莓
㈦ Soy 黃豆
㈧ Valerian 纈草
㈨ Kava Kava 卡瓦根
㈩ Evening Primrose 月見草油

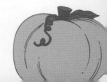

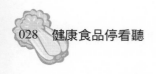

大陸的健康食品排行

中國大陸的保健食品發展從 1989 年開始，美容養顏類表現更加突出。2001 年中國大陸保健食品單品銷售金額前十位品項如下：

(一)百消丹

(二)排毒養顏膠囊

(三)腦白金

(四)紅桃 K 生血劑

(五)巨能鈣

(六)太太口服液

(七)太太靜心口服液

(八)柔依羊胎精華素口服液

(九)御芙蓉補腎口服液

(十)蘆薈排毒膠囊

臺灣地區消費者對於保健食品的消費類別主要以減重相關製品、雞精、草本複方及靈芝等產品為主，大陸地區則多以美容養顏及強身的口服液為主，由此可以看出兩地對保健食品消費品類之不同。

健康食品的特色

㈠不是藥也不是食物

健康食品雖不是藥，但也不是天然食物，它乃是以天然食物為原料（有些是化學合成），經過提煉、萃取、加工製造等過程而製造出來的；而其效能也會因原料、純度、添加物、加工方式和品管過程等而有所差異。

㈡緩慢的調理體質

保健食品是藉由循序漸進的方式，由人體消化吸收後，在體內產生不同的生理作用，來達到改善或促進健康的目的。但是，健康食品不是全然沒有副作用或毒性的。

㈢保健與調理

對身體健康的人來說，保健食品是一種營養補充品，可以增強免疫力、預防疾病的發生。而對於身體狀況不佳的人來說，保健食品則可視為一種調理體質、改善健康的輔助療法。

㈣須針對個人體質服用

保健食品也許沒有強烈的副作用，但其有效成分、特殊療效、吸收程度與禁忌等，對不同疾病、體質、年齡和健康狀況的人來說，都不盡相同；需要針對個人體質和需求來選擇，保健食品才能發揮最大功效。

㈤不能治病，僅能做為輔助療法

現今的疾病種類繁多，發生原因複雜，而除了少數較特

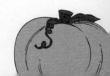

殊的保健食品外，多數的保健食品僅能做為一種輔助治療的方式，來調理身體器官等機能的運作，並無法對生理上的病痛做立即治療或根除；若是誤信誇大不實的療效宣傳而耽誤治療時機，那可是相當冤枉的！

健康食品選購原則

(一)認明衛生署所核發的許可證字號、標準字樣與圖樣。

(二)選擇有信譽且具研發能力的廠商（品牌）

選擇知名度較高、信譽佳、具研究開發能力的製造商或進口商，因為他們所生產或代理的產品，通常都會有較好的開發背景與品管程序，來確保其安全性與功效。

(三)慎選購買地點及方式

最好能夠到健保特約藥局、連鎖藥局、農會、直營超市、農產運銷公司購買。若是透過直銷方式購買，最好先確認是否已向行政院公平交易委員會報備的直銷公司。千萬不要貪小便宜或貪圖方便，而購買來路不明的產品，否則若是吃出問題，也無法申訴或要求賠償。

(四)認清產品標示

購買健康食品的第一要點，就是注看標籤。不要光看製造日期和保存日期。要留意成分及食用標示，對於產品的內含物、有效成分、有效成分的萃取濃度、重量單位和添加物等，都有清楚且數量化的標示，並有明確的適用對象、使用方法、

每日建議攝取量、有效保存日期、公司登記地址、商品條碼，以及使用禁忌等。

　　此外，服務專線及廠商電話地址，最好能有消費者服務或諮詢專線，以供使用者隨時洽詢；詳列進口商、代理商或製造商的名稱、地址、電話，則是另一種保障。

　　㈤包裝完整

　　產品的包裝完整、瓶口封裝嚴密，且注意陳列位置是否乾燥不潮濕。避免日曬等小細節，才能確保不會買到變質或發霉的產品。

如何服用健康食品

　　㈠服用健康食品不能性急，一味地求速效，而且也不宜吃吃停停。

　　㈡剛開始服用健康食品時，最好可以先徵詢醫師、營養師等專業人員的意見。特別是身體處於特別狀況，例如懷孕或哺育幼兒，或是身體有嚴重的健康問題，或患有慢性疾病等，都必須先請教醫生之後，才能開始服用健康食品。

　　㈢值得注意的是健康食品與處方藥品混合服用產生的交互作用。

　　㈣最初服用時，最好從少量開始，如果服用之後，發生任何不尋常的症狀，例如過敏、起紅疹、頭痛、頭暈等，必須立即停用。

　　㈤搭配均衡飲食和規律生活。

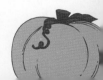

㈥健康食品並不能取代日常的飲食，從各種食物中均衡地攝取各類營養素才是最重要的，除了均衡的飲食之外，還要配合規律的運動，戒除菸酒及其他不良嗜好，再配合服用保健產品，才能達到最佳的效果。

㈦健康食品不是神奇之物，不能用於所有的疾病，雖然用了幾十年，甚至幾世紀，但是，有很多健康食品缺乏長期使用的有效性、安全性資料。

㈧健康食品不應用於免疫缺乏的病毒感染、癌症、心臟病或其他嚴重疾病。

天然≠安全

「天然的」或「自然的」，這類詞彙最能為人欣然接受。許多人想當然的認為，天然的東西就是比人工合成的好，消費者也多以為，這些標示為「天然的」商品，都沒有經過任何製造程序。這兩種想法其實都不正確。

把「天然的」跟「安全的」、「人工合成的」跟「危險的」，畫上等號。看看周遭的事實，就能發現天然的東西並非全然無害。譬如食物中細菌產生的毒素，完全是天然的。

譬如坊間販賣所謂天然維生素C，是由玫瑰果萃取得來；沒有標榜天然這兩個字的維生素C，則是在實驗室裡以葡萄糖為原料製造出來的。雖然兩者的性質無分軒輊，分子構造完全相同，根本無法區別，但是前者的價格就是要高出許多。

酒精也是一種天然的產物，我們知道在懷孕期間大量飲

酒會造成胎兒先天性的缺陷，同樣的道理，菸草、古柯鹼與海洛因都是自然界的產物，但是這些都是有毒的化合物，不是安全的天然物。所以安全與否是要經過驗證，而不能以篇概全的。

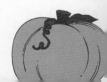

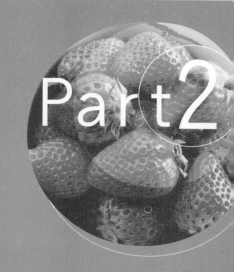

Part2

健康與營養概念

隨著國民生活水準的提高，民眾早已擺脫了傳染病的威脅，取而代之的是惡性腫瘤與心血管疾病等慢性疾病。此類慢性病和國民的自我健康照顧及生活方式最為攸關，飲食與癌症、心血管疾病、糖尿病等主要慢性疾病的關聯性儼然成為當前營養研究主流。

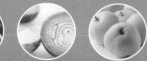

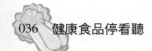

　　我國社會經濟快速發展，國人膳食結構隨之改變。調查結果顯示，較之從前國人有多攝取動物性食物而捨植物性食物的現象。疾病型態同時也有重大的改變，從民國40年代以急性、傳染性疾病或營養缺乏等問題為主，轉變為民國90年代以惡性腫瘤、腦血管疾病、心血管疾病、糖尿病等慢性疾病為主。

　　隨著國民生活水準的提高，民眾早已擺脫了傳染病的威脅，取而代之的是惡性腫瘤與心血管疾病等慢性疾病。此類慢性病和國民的自我健康照顧及生活方式最為攸關，飲食與癌症、心血管疾病、糖尿病等主要慢性疾病的關聯性儼然成為當前營養研究主流。

健康與生活品質

　　健康是生活品質的一個面向，生活品質是一個相當複雜的概念，至今尚未發展完全，也沒有一個統一的測量標準。它會隨著情境的不同而有所不同，一般認為它包含主觀的適應、滿足感、幸福的感受和生活滿意度。希臘哲學之父亞里斯多德，他以「幸福感」來描述生活品質，他強調一個幸福的人，凡事順利且生活良好，靈魂可得到滿足的狀態，如此可說他有較好的生活品質。世界衛生組織則把生活品質定義為「個人在所生活的文化價值體系中，對於自己的目標、期望、標準、關心等方面的感受程度，其中包括一個人在生理健康、心理狀態、獨立程度、社會關係、個人信念以及環境六大方面」。

　　所以，生活品質應包括生活滿意度、健康與功能狀態、社經狀況及家庭四大項。

　　健康是多層面的概念，除了生理、心理和社會層面外，也包含情緒與心靈的健康，且對生活品質的影響相當大，研究指出健康指標包括有主觀、客觀兩個層面，而影響生活滿意度的重要因素中，主觀的自覺健康狀況最為重要，自覺健康狀況可視為評估個人身心整體安適的指標。

營養概論

　　健康可簡單分為身、心、靈三方面。在身體方面，營養毋寧是最重要的。營養素可大致分為脂肪、蛋白質、醣類、維生素、礦物質（微量元素）、水等六大類。

　　㈠水

　　水的攝取量，成人一天大約是 2000 到 3000 毫升，依氣溫、個人活動量而定，攝氏溫度 20℃，約需 2000 毫升，所謂八大杯（一杯 250 毫升）；攝氏 30℃時，便需約 3000 毫升左右。個人飲水量有些差異，但一般而言，在不憋尿情況下，有沒有兩小時上一次洗手間，即知水分攝取是否足夠。

　　㈡礦物質及微量元素

　　礦物質及微量元素太多或缺乏都不宜。例如食鹽供給鈉和氯；水果、蔬菜是鉀的主要來源；鈣來自牛奶、豆類、堅果、小魚骨頭較多；鐵取自紅肉、綠葉蔬菜；磷、鋅、鎂、鉻、碘多由穀類、海產類食物；其他尚有許多微量元素如硒、

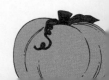

鉬等，可自飲用水中取得。所以廣泛攝取食物和喝水是必要
的。

(三)維生素

維生素 A、D、E、K 等為脂溶性，不宜攝取太多，維生
素 B 群和 C 為水溶性，較無過多之虞。同樣只要不偏食，攝
取各種五穀、豆類、蔬菜、水果、奶、蛋、肉類便已足夠。惟
近年有所謂自由基（傷害人體細胞）和抗氧化劑（保護人體細
胞）的觀念，具抗氧化作用的維生素 C、E，若適當的補充攝
取一些，對降低心臟疾病和其他慢性病的罹患，是有助益的。

(四)蛋白質

魚、肉、蛋、奶屬於動物性蛋白質，植物性蛋白質如豆
類、堅果類。

(五)醣類

醣類又稱碳水化合物，可分為糖類；複合碳水化合物即
澱粉類和纖維質。精製的糖類指葡萄糖、果糖、蔗糖等；複合
碳水化合物，指粗糙的米、麥、五穀，應是熱量的主要來源，
故稱主食。纖維質可分為不可溶的纖維質，如竹筍、芹菜、糙
米、番薯葉、空心菜等；另有一種水溶性纖維質，如燕麥、綠
豆仁，煮起來會黏黏糊糊的，因其富含豆膠、果膠等。一般的
植物其實兩種纖維質都有，例如蘋果果肉含果膠，屬水溶性纖
維質；果皮較硬者則為不可溶性纖維質。

(六)脂肪

高油脂的食物，如炸雞、炸排骨、炸臭豆腐、滷肉飯
等，的確誘人好吃，但埋下日後肥胖、心臟病、高血壓、糖尿

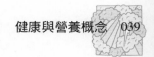

病的肇因，實宜多加節制，吃清淡些。

認識脂肪

根據流行病學的研究得知，脂肪攝取量較高的國家，乳癌罹患率便較高；像日本、泰國、越南等國的料理十分清淡，脂肪攝取較少的國家，乳癌罹患機率較少。但近來發現，地中海國家，油脂的消耗雖不少，但乳癌患者並未太多，問題在於油脂種類的選擇。

油脂是由碳、氫、氧三元素組成的分子，其中碳與碳之間的連結都是用一隻手（單鍵）連結者稱為飽和脂肪酸，出現兩隻手（雙鍵）連結者稱為不飽和脂肪酸。只有一個雙鍵者稱為單元不飽和脂肪酸，有兩個以上的雙鍵則稱為多元不飽和脂肪酸。如此些微結構上的差異，卻造成對血脂肪、對癌症及其他疾病有重大的差別。

㈠飽和脂肪酸：

一般認為會使 LDL（低密度乳蛋白膽固醇，即壞的膽固醇）增加，使血管易於阻塞，不宜多攝取。

㈡單元不飽和脂肪酸：

指橄欖油、芥花油等，因其能降低 LDL，減少心臟病機率而聲名大噪，近年來發現它亦有益於乳癌和糖尿病的控制。

㈢多元不飽和脂肪酸：

分為 omega-6 與 omega-3 兩種，都是人體所必需者，稱為「必需脂肪酸」，但易受熱的影響而產生致癌物，傳統中

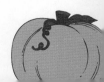

式烹調喜用油多火旺或油炸的方式，不宜用這類油脂，應先燙青菜後再淋油使用，或澆拌於生菜中。國人常用的蔬菜油如玉米油、沙拉油、葵花油多屬 omega-6，因此並不虞匱乏。

omega-3 可以降低心臟病和癌症的罹患率，在深海魚體內可合成 DHA，對視網膜、大腦和生殖功能有益，對憂鬱症亦能改善。可惜十分稀少，除了深海魚之外，陸地植物惟亞麻子（Flax seed）較多，核桃和芥花油、大豆油中也含有少量的 omega-3。

總之，含 omega-3 和單元不飽和脂肪酸之油脂較有益於健康；反之脂肪酸、飽和脂肪酸和多元不飽和脂肪酸的 omega-6，不宜攝取太多。

值得注意的是油脂在保存、烹調的過程中亦不宜高溫、曝光、久置，以免氧化。

營養功用、缺乏症與供給量簡明表

營養素	主要功能	主要缺乏症狀	需要量	主要來源
蛋白質	構成各細胞組織、酶、抗體、某些激素等不可缺少的物質，組成血紅蛋白、核蛋白、糖蛋白、肌蛋白的重要成分、促進生長發育，維持毛細血	生長發育遲緩、抵抗力低、易於感染疾病。水腫、貧血、體重減輕、易感疲勞、創傷、骨折不易癒合。	成人每日每千克體重 1 克，占膳食總熱量的 12%。	雞蛋、牛奶、瘦肉、魚、大豆等。

（續）

	管的正常滲透壓，供給熱量。		
脂肪	供給熱能、供給必要脂肪酸。幫助脂溶性維生素的吸收、組成人體細胞中的要素如磷脂、膽固醇等、增進膳食口味與滿足感。	易罹患脂溶性維生素缺乏症、食慾不振。	占膳食總熱量的30%。	各種動、植物油及花生、芝麻、核桃、大豆等。
碳水化合物	供給熱能、幫助脂肪氧化、幫助構成機體本身的蛋白質在體內合成。	生長發育遲緩、體重減輕、容易疲勞、酮症。	占膳食總熱量的58%。	米、麵、雜糧、根莖類食品。
維生素A	保護眼睛、防治夜盲症、保護上皮細胞組織的健康、增強對傳染病的抵抗力、促進生長。	夜盲症、上皮細胞組織萎縮、角化、對傳染病抵抗力降低。	成人每日2200國際單位。	肝臟、魚肝油、奶油、禽蛋、胡蘿蔔、菠菜等。
硫胺素	增進食慾、促進生長、構成輔酶的主要成分、預防神經炎與腳氣病。	末梢多發性神經炎、心血管系統症狀、食慾不振、生長緩慢、浮腫或體重減輕。	成人每日1.5毫克。	酵母、骨類、乾果、動物肝臟、瘦肉、雞、蛋等。

（續）

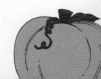

核黃素	構成輔酶的主要成分，促進細胞組織的氧化、防止皮膚、口腔和眼發生病變、促進生長、維持健康。	口角潰瘍、唇炎、舌炎、陰囊炎、脂溢性皮炎、角膜炎、視覺不清、白內障、畏光、眼瞼炎。	成人每日1.5毫克。	肝臟、腎、心、奶、蛋及豆類等。
菸鹼酸	維持細胞內呼吸作用的必需成分，維持皮膚和神經的健康、防止癩皮病、促進消化系統的功能。	癩皮病、舌炎、唇炎、食慾不振、腹瀉、嘔吐、失眠、遲鈍、緊張或抑鬱、甚至譫妄。	成人每日需1.5毫克。	酵母、花生、豆類、穀類、肝臟與瘦肉
維生素B6	作用於胺基酸的重要輔酶，可促進氨基酸的代謝及合成。	貧血、皮炎、舌炎、口角炎、腎臟及膀胱結石、煩躁、驚厥。	成人每日2毫克。	牛奶、酵母、肝、腎等。
葉酸	促進血細胞的成熟。	巨細胞性貧血、舌炎、神經炎、生長遲緩。	成人每日0.4毫克。	綠色蔬菜之綠葉中，如菠菜含量最高，其次為肝，腎臟中亦多。

（續）

維生素 B12	促進血細胞的成熟。	巨細胞性貧血、舌炎、消化道黏膜發炎。脊髓變性、神經和周圍神經炎。	成人每日 3 微克。	幾乎全部存在於動物性食品中，如肝、腎、肉、奶等含量多，植物性食品中沒有。
維生素 C	抗壞血病、參與體內氧化還原反應、增強對疾病的抵抗力及促進傷口癒合、增加體內的解毒作用。	壞血病、牙齦鬆腫、牙齦出血、毛細血管脆弱、皮下出血、抵抗毒素能力降低、骨骼脆弱、易出現骨折。	成人每日 75 毫克。	綠葉蔬菜與柑橘類水果。
維生素 D	促進鈣、磷在小腸的吸收、調節鈣、磷的代謝、促進骨骼的鈣化。	兒童的佝僂病、成人骨質軟化症、容易形成蛀齒、甲狀旁腺腫大。	兒童、嬰兒與孕婦每日 400 國際單位。	魚肝油、動物肝臟與蛋黃。
維生素 E	保護細胞結構、防止肌肉萎縮、防止腦軟化症的功能。	生殖器官受損、不育、肌肉萎縮及肌營養不良症。	成人每日 15 國際單位。	綠葉等植物性油中含量最多。

（續）

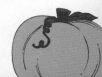

維生素K	促進肝臟中凝血酶的形成。	凝血時間延長、皮下出血。	嬰兒每日1毫克。	綠葉菜為最好之來源。
鈣	構成骨骼和牙齒的主要成分，幫助血液凝固、維持心臟正常收縮、鎮靜神經、控制細胞的通透性。	嬰幼兒有佝僂病、牙齒損壞或脫落，成人有骨質軟化症、肌肉痙攣、血凝不正常、容易流血不止。	成人每日0.6克。	牛奶。
磷	構成骨骼和牙齒的主要成分，細胞核蛋白的主要成分、幫助葡萄糖、脂肪、蛋白質代謝、調節酸鹼平衡。	佝僂病、容易骨折。	成人每日1.5克。	牛奶、蛋黃、肉禽類，米及麵粉。
鐵	幫助氧的運輸、是血紅蛋白、肌紅蛋白及細胞色素的主要成分。	血紅蛋白減少、小細胞性貧血。	成年婦女每日16毫克，男人12毫克，嬰兒6~7毫克。	肝、腎、瘦肉、蛋黃、菠菜、豆類等。
鉀	細胞漿的要素，調節神經肌肉的	肌肉無力或麻痺、怠倦、嗜	成人每日2克。	羊、牛、雞肉、牛

（續）

	活動，維持心跳規律、維持體內水、滲透壓及酸鹼平衡。	睡、心律失常、心跳加快。		肝、杏、梨、山藥、冬瓜等。
鈉	細胞外液的主要陽離子，維持體內水、滲透壓及酸鹼平衡、控制肌肉的感應性。	食慾不振、噁心、疲倦、肌肉痙攣、酸中毒。	成人每日4克，高血壓患者2克。	食鹽、醬油、鹹菜、醃肉、鹹魚。
鎂	構成骨骼與牙齒的成分，維持心臟、肌肉、神經的正常功能、維持酸鹼平衡。	手腳震顫或驚厥、心跳過速、心律不齊、煩躁不安。	成人每日300毫克。	五穀、硬果、牛奶、肉類含量較多。
銅	催化血紅蛋白的合成，為各種含銅蛋白質的成分、促進鐵的吸收。	小細胞性貧血、生長遲緩。	成人每日2毫克。	肝臟、硬果類、五穀類。
錳	新陳代謝中作為酵素的要素。	人體很少發現有錳缺乏症。	約4毫克。	全穀類、豆類、葉菜類。
鋅	胰島素的成分，參與核酸和蛋白質的代謝作用。	生長遲緩、性腺機能減退、貧血。	成人每日10~15毫克。	穀類、豆類、肉類、肝、奶中含量較多。

（續）

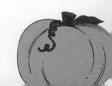

鈷	維生素 B12 的成分，幫助血細胞的形成。	貧血。	未定。	肝臟。
鉻	激活胰島素。	葡萄糖耐量異常。	成人每日0.06~0.36毫克。	蚧殼類、螃蟹。
氟	牙齒和骨骼的成分，加強牙齒抗齲能力。	齲齒、攝入量過多時，可引起斑齒。	成人每日0.5~1.5毫克。	水、牛奶、蛋黃及魚中含有少量的氟。
氯	胃酸的主要成分，維持體內酸鹼平衡、水平衡及滲透壓。	食慾不振。	每日約0.5克。	食鹽。
碘	合成甲狀腺素的主要成分，調整細胞的氧化作用、調節體內熱能代謝和蛋白質、脂肪的合成與分解作用。	地方性甲狀腺腫、母體缺碘，可使兒童得罹患克汀病、表現為生長遲緩、智力低下。	成人每日100~140毫克。	海帶、紫菜、海魚、貝類。
食物纖維	促進腸道蠕動、增加糞便的體積和重量，促進排便、對防治結腸	便秘、痔瘡、肛裂。	未定。	麥麵、米糠、蔬菜及水果中含量較

（續）

癌、動脈硬化、膽石形成及糖尿病都有良好作用。			高。

飲食建議

強調維持理想體重、均衡攝食各類食物、三餐及五穀為主食、儘量選用高纖維的食物、少油、少鹽、少糖的飲食原則、多攝取鈣質豐富的食物、多喝白開水、飲酒要節制等，必須均衡攝食各類食物。

國民飲食指標

(一)維持理想體重

體重與健康有密切的關係，體重過重容易引起糖尿病、高血壓和心血管疾病等慢性病；體重過輕會使抵抗力降低，容易感染疾病。維持理想體重是維護身體健康的基礎。

(二)均衡攝取各類食物

沒有一種食物含有人體需要的所有營養素，為了使身體能夠充分獲得各種營養素，必須均衡攝食各類食物，不可偏食。

每天都應攝取五穀根莖類、奶類、蛋豆魚肉類、蔬菜

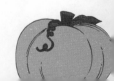

類、水果類及油脂類的食物。食物的選用，以多選用新鮮食物為原則。

　　㈢以五穀為主食

　　米、麵等穀類食品含有豐富澱粉及多種必需營養素，是人體最理想的熱量來源，應作為三餐的主食。為避免由飲食中食入過多的油脂，應以穀類為主食。

　　㈣儘量選用高纖維的食物

　　含有豐富纖維質的食物可預防及改善便秘，並且可以減少罹患大腸癌的機率；亦可降低血膽固醇，有助於預防心血管疾病。食用植物性食物是獲得纖維素的最佳方法，含豐富纖維質的食物有：豆類、蔬菜類、水果類及糙米、全麥製品、蕃薯等全穀根莖類。

　　㈤少油、少鹽、少糖的飲食原則

　　高脂肪飲食與肥胖、脂肪肝、心血管疾病及某些癌症有密切的關係。飽和脂肪酸及膽固醇含量高的飲食更是造成心血管疾病的主要因素之一。

　　平時應少吃肥肉、五花肉、肉燥、香腸、核果類、油酥類點心及高油脂零食等脂肪含量高的食物，日常也應少吃內臟和蛋黃、魚卵等膽固醇含量高的食物。烹調時應儘量少用油，多用蒸、煮、煎、炒代替油炸的方式可減少油脂的用量。

　　食鹽的主要成分是鈉，經常攝取高鈉食物容易罹患高血壓。烹調應少用鹽及含有高量食鹽或鈉的調味品，如味精、醬油及各式調味醬；並少吃醃漬品及調味濃重的零食或加工食

品。

糖除了提供熱量外幾乎不含其他營養素，又易引起蛀牙及肥胖，應儘量減少食用。通常中西式糕餅不僅多糖也多油，更應節制食用。

㈥多攝取鈣質豐富的食物

鈣是構成骨骼及牙齒的主要成分，攝取足夠的鈣質，可促進正常的生長發育，並預防骨質疏鬆症。國人的飲食習慣，鈣質攝取量較不足，宜多攝取鈣質豐富的食物。

牛奶含豐富的鈣質，且最易被人體吸收，每天至少飲用一至二杯。其它含鈣質較多的食物有奶製品、小魚乾、豆製品和深綠色蔬菜等。

㈦多喝水

水是維持生命的必要物質，可以調節體溫、幫助消化吸收、運送養分、預防及改善便秘等。每天應攝取約六至八杯的水。白開水是人體最健康、最經濟的水分來源，應養成喝白開水的習慣。市售飲料常含高糖分，經常飲用不利於理想體重及血脂肪的控制。

㈧飲酒要節制

飲酒過量會影響各種營養素的吸收及利用，容易造成營養不良及肝臟疾病，也會影響思考判斷力，引起意外事件。懷孕期間飲酒，容易產生畸形及體重不足的嬰兒。

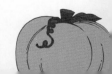

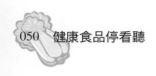

現代人飲食的陷阱

　　吃是一種享受，但是不正確的飲食方式會導致諸多慢性病，如糖尿病、高血壓、心血管性疾病，甚至癌症的發生。現代人飲食的主要問題如下：

　　㈠熱量的過剩及不均衡

　　人類飲食的內容應以穀類及豆類為主食，蔬菜及水果為副食，而肉類則為次副食，其比例應為5比2比1最為合適。

　　㈡烹調方式的錯誤

　　很多人以為油炸食品用的是植物油而非豬油或牛油應該不會有問題。事實上，植物油多為不飽和脂肪酸很容易在高熱下被氧化產生脂質自由基及過氧化脂質等有害物質。這些氧化物質不僅會促進動脈硬化、黑斑、皺紋等老化現象的進行，也容易誘導癌症（尤其是肺癌）的發生。因此，調理的方式最好以燉、滷、水炒，而少用油炸或油煎的方式。

　　㈢食用過度精製及缺乏纖維的食物

　　如糙米的胚芽中含有很豐富的維生素及一些抗氧化成分，但在加工過程中將胚芽捨棄，而吃只含澱粉及少量蛋白質的白米部份。大豆含有豐富的蛋白質及一些具抗氧化活性的類黃酮類物質，但在加工製造豆漿的過程中，卻將豆渣去掉，也就把大部份蛋白質及結合在蛋白質上的類黃酮類拋棄掉了。穀類及豆類中也含有豐富的纖維素，但在加工過程中，穀類及豆

類的纖維素也被拋棄掉了。

(四)食物污染的問題

　　為了讓蔬菜、水果不被蟲害，而大量噴灑農藥。為了讓牲畜不被細菌感染，豬隻或雞隻大量注射抗生素。再加上環境的重金屬、戴奧辛污染，乾淨的食物已非常難得，食物污染的問題已嚴重威脅到人類的健康。

(五)缺乏運動

　　運動會促進胃腸的蠕動，有助身體燃燒脂肪及促進新陳代謝。運動同時可以增加人體細胞的耗氧量，靠著氧氣將葡萄糖或脂肪酸轉變成 ATP 儲存。當人體需要能量時，ATP 很快可以轉變為能量，此化學反應就好像蓄電池儲存能量一樣。若是運動不足則人體的葡萄糖或脂肪酸不能轉化為 ATP，反而轉變為脂肪組織堆積在人體內。因此運動不足和過食一樣，是造成肥胖最主要的原因。

　　唯有適量而均衡地攝取正確調理的天然食物，並且配合充份的運動，才能吃出健康，吃出青春和美麗！

生機飲食

　　「生機飲食」是強調生食天然，沒有被污染的蔬菜、水果或野生植物。生吃新鮮而未被污染的蔬菜、水果是獲得抗氧化維生素的重要來源，也是預防癌症及防止老化最理想的方法，可避免農藥或重金屬污染的食物，也可避免食物中的維生素（如維生素Ｃ）在煮熟過程中會被破壞掉。然而應該建立的

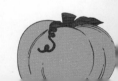

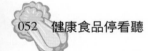

正確生機飲食觀念：

　　㈠至目前為止尚無生機飲食能有效治療癌症或預防
　　　癌症復發的報告。

　　生機飲食是否真能抑制或預防癌症的復發尚值得商榷。
癌症患者即使採用生機飲食也不可放棄正統的醫療。

　　㈡生機飲食並非適合每一位患者的體質。

　　生機飲食多含豐富的纖維質，對於容易便秘的患者而
言，固然有助於大便的通暢。但對容易下痢的患者而言，反而
會引起更嚴重的下痢。對於胃腸衰弱的患者而言，生機飲食並
不合適。

　　㈢並非每樣食物都適合生食。

　　從營養學的觀念來看，有些蔬菜、水果含水溶性維生素
適合生食，但有些食物含脂溶性維生素，若非以食用油炒過或
與帶脂肪的肉類同煮則很難將其中營養素溶出，也很難被人體
吸收。如紅蘿蔔含豐富的胡蘿蔔素，但人類生食紅蘿蔔對胡蘿
蔔素的吸收相當有限。

　　㈣應重視「均衡飲食」的重要性。

　　生機飲食應不等於「素食」，只要是沒有被污染的牛
奶、雞蛋、雞肉、鴨肉、魚肉等仍應均衡攝取。

　　㈤生機飲食應重視食物調理的重要性。

　　大多數的天然食物生食時口味很差，長期採用生機飲
食，常會導致長期胃口不佳，最後因營養不良而出現免疫機能
低下的現象。因此，生機飲食仍應重視調理的技巧，使食物

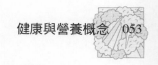

色、香、味俱全。

(六)生機飲食須注意安全性。

隨便從野地摘來野花、野草就拿來打汁飲用，是很危險的。有些生機飲食店推出來的「生力湯」含有蒲公英、龍葵、白花蛇舌草等草藥。這些草藥被當作民間藥使用，必須有一定的安全劑量，而且並非對每個人有益，盲目地食用可能出現副作用。

(七)生機飲食必須重視衛生。

未經充份清洗的食物，很容易有細菌，尤其是大腸桿菌及寄生蟲的污染，而引起急性腸胃炎。

總之，生機飲食強調生食不噴農藥、不被污染的蔬菜、水果及植物是不錯的理念。但並非每樣食物都可拿來生食，而且並非每個人都適合生機飲食。採用生機飲食的同時必須注意均衡的飲食、調理的技巧、安全性以及衛生。

代謝症候群與健康

「代謝症候群」是指高血壓、肥胖症、胰島素抗性、血脂異常、高尿酸症在同一個人身上存在兩個以上的代謝異常現象。如糖尿病患者常同時有肥胖、高血壓等。

世界衛生組織定義是以糖尿病發生為考慮，且合併有下列症狀二種以上者。其症狀包括：

(一)血中胰島素過高，或空腹血糖大於或等於 126mg/dl（7.0mmol/l），或飯後 2 小時血糖大於等於 200mg/dl

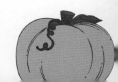

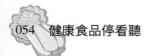

（11.1mmol/l）。

㈡腹部肥胖，是男性腰臀圍比大於 0.90，女性腰臀圍比大於 0.85，或 BMI 大於等於 30kg/m2。

㈢血脂異常是指血清三酸甘油酯過高（大於等於 150mg/dl 或 1.7mmol/l），或高密度脂蛋白膽固醇過低（男性小於 35mg/dl 或 0.9mmol/l，女性小於 39mg/dl 或 1.0mmol/l）。

㈣血壓過高是指收縮壓大於等於 160mmHg，或舒張壓大於等於 90mmHg。

㈤微白蛋白尿，亦指尿中白蛋白排出率（Albumin excretion rate, AER）大於等於 20μg/min，或白蛋白與肌酸酐比大於 20mg/g。

由於代謝症候群是包括血糖上升、血壓上升、血脂異常、高胰島素血症、白蛋白尿等，和腦血管疾病、心臟病、糖尿病等慢性疾病發生有關。如果能防止疾病的發生，以遏止疾病的惡化、殘障、死亡的結果產生。

研究證據顯示「代謝症候群」與胰島素阻抗有關，由於攝取高升醣指數食品會使得血糖急速升高，胰島素分泌增加，長期下來易導致肥胖、胰島素阻抗、胰臟的β細胞耗損導致糖尿病、血脂異常導致心血管疾病等代謝異常。

肥胖問題

肥胖是指身體囤積過多的脂肪。肥胖的判定標準有很多，其中身體質量指數（BMI）是學者認為很準確的指標，且

與體脂肪量有很好之相關性。民國 91 年我國行政院衛生署則公布以 BMI 大於 27 為成人肥胖之指標。

國人的肥胖問題逐漸嚴重。肥胖乃是長期熱量攝取大於熱量消耗，導致熱量以脂肪形成堆積於身體組織之中；肥胖分為原發性及自發性兩大類，原發性為飲食及運動等環境因素所造成，自發性則為遺傳或疾病引起，但所造成之肥胖仍屬少數。

(一)遺傳因素

父母親體重正常者，子女可能罹患肥胖機率為 14%，而雙親之一肥胖，增高為 40%，若雙親皆肥胖者，子女可能罹患肥胖機率高達 80%。減重門診中，肥胖兒童的雙親為肥胖者只有 20%，反而兄弟姐妹為肥胖者有 50%，可知子女之肥胖除遺傳因素外，共同之生活習慣、飲食習慣等環境因素也在原因之列。近來學者致力於基因與肥胖探討，發現僅有 25 ～ 30%的體重受基因表現控制。

(二)環境因素

在飲食習慣方面，肥胖者對食物之選擇與體重正常者是有所不同的。正常體重飲食習慣較體重過重者來的好，肥胖程度越高者，速食攝取量越多、素食攝取量越少，對食物的選擇，肥胖者較嗜吃甜食、高油食物，也有偏好較鹹食物、開胃菜，使熱量攝取過高；肥胖者也較容易受情緒、看到或聞到食物的感官刺激影響而攝食，且有不知節制飲食的現象。

攝取脂肪較醣類、蛋白質多，易造成肥胖，體重過重者較喜愛選擇高脂肪的食物。

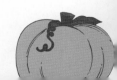

　　在活動因素方面，肥胖者與體重正常者之熱量攝取相近，但肥胖者熱量消耗較低；且肥胖者更因體重較重，身體負擔較大，通常選擇靜態式之休閒活動，除了飲食因素外，身體活動量也是控制體重之重要因素。

飲食多樣性

　　飲食多樣性被認為是獲取足夠營養素攝取中的一個重要環節，要「均衡攝取各類食物」以獲得各種營養素。飲食多樣性除了與營養素的攝取量有關外，尚被發現與疾病有很大的相關，如高血壓、糖尿病、乳癌、胃癌、大腸癌、心血管疾病及癌症死亡率與肥胖。以下以乳癌、結腸直腸癌、高血壓為例來說明。

　　㈠乳癌：

　　奶類、咖啡及茶類、家禽肉類、魚類、蔬菜類及馬鈴薯等六類食物之攝取量越高，則罹患乳癌的危險性有下降的趨勢，反之麵包及穀類，豬肉及加工肉品等二類食物攝取量越高，則罹患乳癌的危險性有上升的傾向。

　　㈡結腸直腸癌：

　　飲食多樣性越高會降低罹患結腸直腸癌的危險性。蔬菜類的多樣性越高，罹患結腸直腸癌的危險性越低；肉類及穀類多樣性越高，則罹患結腸直腸癌的危險性也會提高。

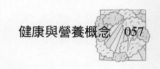

㈢高血壓：

　　低飲食多樣性的人，罹患高血壓的危險性為高飲食多樣性的四倍。飲食中若缺乏豆類及水果的人，會得高血壓的危險性分別為四倍及二倍。

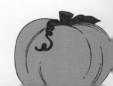

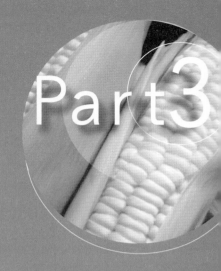

熱門健康食品的真相

精選國內常見之健康食品 80 種，依學名、別名、成分、
功能、說明、作用機轉、副作用、毒性、注意事項等項
目詳細說明。

　　本書精選國內常見之健康食品 80 種，依學名、別名、成分、功能、說明、作用機轉、副作用、毒性、注意事項等項目詳細說明。

認識健康食品的名字

　　每一種食品或藥品都有特定的名詞或名字，健康食品當然也不例外，尤其是健康食品來自歐美各國，自然有外文的名詞或名字，除了正式的用語外，因地域的不同也會產生各式各樣的名詞，這就是造成混亂的原因。例如：

　　人參的英文名字是「Asian ginseng」，但是也有可能是其他的字，如 Chinese ginseng、Panax、Ren shen、Oriental ginseng，而人參的中文名字也有人稱為人蔘、高麗參，這些都是人參的中、英文名字，也就是它的別名。Asian ginseng 是英語系的人常用的名字，就像大家在臺灣可能知道阿花或阿扁是誰，也可能知道或不知道其真名，可是外國人可能知道阿扁，但阿花就可能完全不知道了，或是外國的阿花與阿扁另有其人，因此，無論是常用的名字或是別名、中文或是英文名字都會造成困擾。所以每種生物都會有一個學名，並且全世界沿用，而且是唯一的一個，這樣才不會造成學術上的困擾。

　　人參的學名是 *Panax ginseng*，它代表的意義不同，這是拉丁文，不是英文。*Panax* 是該植物的屬名，*ginseng* 是該植物的種名；種名與屬名都要用斜體字。

　　所以如果要查外國網站的資料，用人參可能找不到，但

用 *Panax ginseng* 則會找到資料。

認識作用機轉

　　對藥品而言，藥品中的某種化學物質與活體組織作用而產生生理效應。當給予藥品後，達到治療、預防或診斷疾病的作用。這些作用的呈現是經由藥品與受體、酵素或離子通道發生生化性或生理性的相互作用。同理，健康食品也如藥品一般，雖然健康食品不能宣傳其療效，但是，健康食品還是具有產生某種生理效應的作用，要不然，服用這些健康食品做什麼呢？

　　因此，就如同藥品，健康食品中的某種化學物質，具有以下的功能：

　　㈠健康食品並不能使人體組織或器官產生任何新功能，只是修飾既存的功能。

　　㈡健康食品不只產生單一作用，而是表現出多樣的作用。健康食品通常也會產生非治療目的的副作用。

　　㈢作用的產生，乃健康食品與體內一種具有重要功能性分子間（受體或酵素）的生理、化學性相互作用的結果。

　　若要健康食品產生最好的預期效應或治療效果，則健康食品必須能在作用位置達到適當的濃度（即治療濃度）；也就是說足量的化學成分分子進入人體後必須能到達欲作用的組織，才能表現出治療效果。引起反應的大小亦取決於化學成分在身體的濃度。

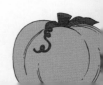

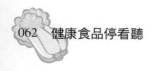

認識副作用

過敏反應

　　過敏反應與使用的健康食品劑量通常無關，微量也可能導致嚴重的後果，任何對絕大多數人都算安全的健康食品，也可能有人對它產生嚴重的過敏反應。過敏反應可能與體質有關，很難預料，它有輕重之別，輕微的起皮疹發癢，大的會發生過敏性休克，還可能致死。對某一種健康食品過敏之後，可能會對同類其他健康食品，或另類似的健康食品也有過敏反應，稱為「交叉過敏」，例如對蜂膠過敏，也可能對花粉、蜂王乳過敏。所以，每個人應該牢記自己的健康食品或食品過敏情況。

副作用

　　副作用在藥品多屬於可預期的反應，在藥品上市前的臨床試驗當中，就會被陸續報告。副作用有發生率與嚴重性的問題，不是每個人都會發生，嚴重度也不一樣，通常與用藥量有關，藥量越高，副作用越厲害。

　　有些副作用似乎不會傷害身體，例如使尿液變了顏色；有些副作用為害不大，例如引起腸胃不舒服。有些副作用影響身體甚大，例如破壞免疫力或肝毒性。有些副作用必須靠個人的警覺性來處置，最常見的情形是糖尿病病人，服用口服降血

糖藥產生血糖過低情形，又同時服用會降血糖的健康食品。

　　在藥品方面，每一種藥品的說明書上必須要記載所有曾被報導的副作用，這些副作用不一定都會出現在每一位病人身上。一般而言，使用的藥品會對生病的部位發揮療效，也可能會到其他部位發生「不必要的作用」，即稱之為「副作用」。舉個例子來說，病患為了退燒、止痛或抑制炎症而吃阿斯匹靈時，雖然可獲得退燒、止痛效果，但也會有血液不易凝固的副作用。

　　健康食品出現副作用的可能性，主要視人的體質、身體狀況而有很大的差異性。肝臟功能不佳、無法充分代謝化學成分、腎臟病患排尿有問題、過敏體質等人，服用健康食品時比正常人容易出現副作用。重要的是瞭解自己服用健康食品後的副作用與因應之道；常見的副作用通常是噁心、嘔吐、食慾不振、暈眩、發疹等，若服用後出現類似症狀，要立即停止使用，並告知醫師或專業人員。

交互作用

　　交互作用是服用藥品時，經常會出現的一種狀況，交互作用的定義是：併用的藥品中，一種藥品影響另一種藥品之藥效或藥品動力學的現象，對治療指數狹窄的藥品（就是治療劑量與中毒劑量很接近的藥品），如果引起交互作用，後果將會十分嚴重。當同時使用兩種以上藥品時，往往就會發生藥品相互作用，其結果可能增強或減弱預期的藥效，產生對身體有益或有害的後果，所以不能不加以重視。

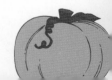

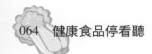

　　健康食品既然具有治療的效果，也必定會與目前使用的藥品產生某種交互作用，這種交互作用的資料，顯然不如藥品那麼齊全，本書蒐集國內外資料彙整成書。

毒性

　　大多數藥品或多或少都具有毒性。毒性反應是指藥品引起身體發生生理生化機能異常或組織結構病理變化的反應；該反應可在各個系統、器官或組織出現。反應程度和劑量有關，劑量加大，則毒性反應增強。藥品引起的毒性反應所造成持續性的功能障礙或器質性病變，停藥後恢復較慢，甚至終身不癒。

　　大體而言，除了很少數的健康食品外，可以說是沒有劇烈毒性的，但是，毒性是泛指藥品或其他物質對人體的毒害作用，這種作用是潛在性的，與劑量和療程有關。使用小劑量和短療程的健康食品，可以不顯示毒性，而大劑量、長療程服用健康食品，則因化學成分在體內蓄積或其毒性的累積可能顯現毒性反應，造成人體功能或器質性障礙。

認識熱門健康食品

β-胡蘿蔔素（β－Carotene）

別名：

Beta carotene、Provitamin A carotenoid。

功能：

心血管疾病的預防、癌症預防、預防白內障的形成。

說明：

β-胡蘿蔔素是類胡蘿蔔素之一，也是橘黃色脂溶性化合物，它是自然界中最普遍存在也是最穩定的天然色素。許多天然食物中，例如，綠色蔬菜、甘藷、胡蘿蔔、菠菜、木瓜、芒果等皆存有豐富的β-胡蘿蔔素。β-胡蘿蔔素是一種強力的抗氧化劑，也是類胡蘿蔔素家族中的主導成員。類胡蘿蔔素共有600種左右，是深綠葉蔬菜及黃、橘色蔬果的成分。根據許多研究顯示，多吃富含β-胡蘿蔔素食物的人，罹患乳癌、結腸癌和直腸癌的機率較低。而且最近的研究還指出，食用β-胡蘿蔔素含量高的蔬果，可以降低冠狀動脈疾病的罹患率。在所有的植物性化合物中，β-胡蘿蔔素是被人們研究最廣泛者之一。許多研究顯示，飲食中β-胡蘿蔔素攝取量豐富的人比未攝食者較不易罹患癌症及心血管疾病。

作用機轉：

- 防止動脈中的 LDL 低密度脂蛋白（壞的膽固醇）被氧化而發生栓塞性的血管疾病，這是許多抗氧化劑所具有的共通功效，即對於心血管疾病的預防效果。

- β-胡蘿蔔素是植物色素的一種，也是維生素 A 的前驅物，經人體吸收後的β-胡蘿蔔素可轉化為維生素A。維生素 A 使眼睛適應光線之變化，因此稱為「眼睛的維生素」。

- 1994 年在美國國家癌症協會科學作家研習會上所發表

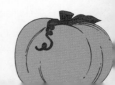

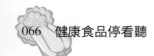

的一項研究顯示，β-胡蘿蔔素能逆轉口腔裡的癌前瘡瘍，這項研究指出β-胡蘿蔔素在預防口腔癌上扮演著很重要的角色。患有口腔病變的人若每天攝取 60 毫克（10 萬 IU）的β-胡蘿蔔素，那麼在 6 個月以後，大多數病患的口腔病變發作次數減少了 50%以上，因而降低了他們罹患口腔癌的機率。

・某些研究指出，β-胡蘿蔔素能有效地阻斷低密度脂蛋白的氧化，至少在試管實驗上確是如此。每天即使只食用 1 份的各種蔬果都能減少心臟病發作及中風的罹患率。在這項研究中，每天攝取 15 至 20 毫克（25000 至 33333IU）β-胡蘿蔔素的女性，心臟病發作的機率減少了 22%，而中風的罹患率則減少了 40%。

・從陽光來的紫外線不僅會加速皺紋產生，促使皮膚發生皮膚癌，同時可能對免疫系統造成傷害。研究中，有 24 位健康的男性連著 28 天都食用胡蘿蔔素含量低的飲食，他們其中有部分人每天都服用 1 份劑量為 30 毫克（5 萬 IU）的β-胡蘿蔔素營養補充品，而其餘的人則服用安慰劑，所有這 24 個人在接著的兩個多禮拜內全都到陽光下曝曬多次，而後再從血液檢驗測量β-胡蘿蔔素的總含量以及在面對各種不同的致病抗原時，從血液裡顯示出現的身體對抗、反應能力。

・一般的抗氧化劑都能預防白內障的形成，β-胡蘿蔔素尤然。研究顯示，飲食中富含β-胡蘿蔔素的婦女罹患白內障的機率比β-胡蘿蔔素攝取量少的人來得低。

副作用：

- β-胡蘿蔔素的副作用是使皮膚變黃、軟便、挫傷、關節痛。

- β-胡蘿蔔素攝食過量的副作用是「胡蘿蔔素血症」，也就是皮膚會變成橘黃色，但只要停止食用，就可以消除這種症狀。會造成胡蘿蔔素血症的劑量，大約需要數週的時間，每天攝取 30 毫克以上才會發生。

- β-胡蘿蔔素與香菸中的致癌物質，會產生過氧化的現象，反而不利於細胞的保護。所以，抽菸者服用β-胡蘿蔔素反而不好。

- 酒精會阻斷β-胡蘿蔔素轉化為維生素 A。高劑量的β-胡蘿蔔素會強化酒精的肝毒性作用。

- 懷孕及哺乳婦女不建議使用β-胡蘿蔔素。

- 降膽固醇藥品（如 Cholestyramine、Colestipol、Probucol）會降低β-胡蘿蔔素的血中濃度約 30 至 40%。礦物油（治療便泌）也會降低β-胡蘿蔔素的血中濃度。

- Orlistat（減肥藥）會降低β-胡蘿蔔素的吸收約 30%。

注意事項：

- 由於β-胡蘿蔔素是屬於脂溶性物質，所以最好是使用油調理後再食用，吸收效果較好。β-胡蘿蔔素在從前是用來當作天然食品色素的原料。

- 維生素 A 為脂溶性，為促進生長與健康的必需因子，一般我們所指的維生素 A 有兩種來源，動物性來源主要是以視網醇（Retinol）及視網醛形式存在；植物性

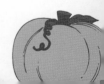

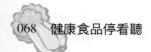

來源則以β-胡蘿蔔素形式存在。

- 由於維生素 A 為脂溶性物質，因此要小心食用過量，目前有研究顯示，我們可服用含β-胡蘿蔔素，因為β-胡蘿蔔素是一種很安全的維生素 A 來源，即使過量攝食，也不致引起維生素 A 過多，而產生毒性。

- 維生素 A 的每日攝取量是 5000IU（國際單位）。3 毫克的β-胡蘿蔔素相當於 5000IU 的維生素 A。每天攝取的維生素 A 如果超過 25000IU 時可能會中毒，但一般都相信β-胡蘿蔔素並無攝取量過高之虞（即使高攝取量，也不會中毒）；事實上，在很多研究中，β-胡蘿蔔素的攝取量都高達 50 毫克，卻無任何不良後果發生。

- 大多數的科學家都同意，每天至少需攝取 6 毫克（1 萬IU）的β-胡蘿蔔素，有很多科學家則建議每天的攝取量應該高達 14 毫克（23333IU）之多。市面上只售含β-胡蘿蔔素的營養補充品，此外，在大多數的抗氧化劑配方及大多數的綜合維生素裡也都含有β-胡蘿蔔素。

- 雖然β-胡蘿蔔素可保護皮膚免於陽光引起的過敏現象，但對於曬傷曬黑無濟於事。

- 含有維生素 A 的食物：魚肝油、肝臟類、胡蘿蔔、綠黃蔬菜、蛋類、牛乳、乳製品、奶油、黃色水果。維生素 A 缺乏症：眼球乾燥症、夜盲症、眼淚分泌差、易患呼吸性感染、皮膚乾而粗糙、黏膜變差、體重減輕、骨骼成長較差、牙齒琺瑯質不佳、腹瀉、成長緩慢。若缺乏維生素 A 而未加以治療時，最後將導致失

明。維生素 A 攝取過量之症狀：脫毛、胃痛、嘔吐、腹瀉、發疹、骨痛、生理不順、疲勞、頭痛、肝臟肥大、皮膚剝落、視力模糊等。

・維生素 A 的效用：

1. 有助醫治多種眼疾，包括防止夜盲以及在眼內形成視紫素。

2. 促進骨骼成長，牙齒生長和再生。

3. 有助於健康皮膚、頭髮、黏膜之形成及維持。

4. 增加人體對呼吸性感染之抵抗力。

5. 當外敷時，有助於治療青春痘、小膿皰疹、疔、癰及潰瘍。

6. 有助於氣腫、甲狀腺機能亢進的治療。

維生素 A 與其他物質的交互作用：

香菸：降低維生素 A 之吸收量，吸菸者需要額外的維生素 A。

慢性酒精中毒：影響人體對維生素 A 之輸送及使用。

七葉膽（Jiaogulan）

學名：

Gynostemma pentaphyllum。

別名：

絞股藍、五葉參、甘蔓茶、Miracle grass、Southern ginseng。

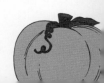

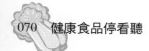

成分：

絞股藍皂甙、人蔘皂甙、胺基酸、維生素、鐵、鈣和鉀等微量元素、多醣、黃酮類、有機酸。

功能：

高血壓、糖尿病、頭痛、失眠、記憶力減退、肝病、過敏性腸炎、支氣管炎、哮喘、感冒。

說明：

七葉膽為葫蘆科植物絞股藍的根狀莖或全草，多年生攀援草本。在日本稱之為甘蔓茶。為多年生植物，生長分布廣，臺灣在 600 至 2000 公尺的山谷陰濕處均能生長。絞股藍始載於明代救荒本草，本草綱目中記載：七葉膽具有促進新陳代謝、生津止渴功效，具涼血降火之效，據近代學者研究，本品苦味甘，功能清熱解毒、補元氣、生津、健脾固精安神，被譽為「南方人蔘」。七葉膽含有很多種皂甙，其中含有五、六種皂甙與人參相同，故有甘味。

作用機轉：

- 七葉膽能明顯的升高白血球數值，亦能增加白血球的吞噬功能。
- 預防癌症腫瘤功能，能明顯抑制子宮、肝、肺、黑色肉瘤等癌細胞的生長、增殖，以及其他內外腫瘤。
- 保肝作用，抗自由基損傷作用：能抑制肝臟和血漿的脂質過氧化反應，降低肝臟脂質氧化物含量，還能增加自由基損傷細胞超氧化酵素的活力，顯示其有抗氧化和抗自由基損傷的作用。

- 抗血小板凝集作用：抑制及誘導血小板的凝集與釋放，對某些心臟血管疾病的防治，有一定的功效。
- 抗心臟血管疾病：能降低腦血管及冠狀血管的阻力，增加冠脈流量，減慢心率，明顯降低血壓的功能。
- 抗心肌缺血缺氧作用：能減輕缺血心肌組織結構的損傷程度，亦能縮小心肌梗塞範圍，對心肌細胞有保護功能。
- 降血脂作用：能抑制脂肪細胞產生游離脂肪酸及合成中性脂防，對脂質代謝失調有調解和改善的功能，所以對高脂血症有防治的作用。
- 降血糖作用：能預防調節血糖與胰島素的協調功能，所以對大渴、多飲的糖尿病患者，能減輕其症狀。

副作用：
- 七葉膽的副作用為噁心、有時候會嚴重的噁心、增加排便次數。
- 授乳期體寒之婦女不宜飲用。
- 幼童及哺乳婦女不宜服用七葉膽。
- 七葉膽會加長血液凝固的時間，所以，不可與抗血液凝集藥品（如 Heparin、Warfarin）、阿斯匹靈及血小板抑制劑（如 Plavix、Ticlid）同時服用。
- 七葉膽會增強免疫系統功能，所以，不可與免疫抑制劑（如 Azathioprine、Cyclosporine）同時服用。

毒性：
在動物實驗中，七葉膽會導致懷孕動物產生新生嬰兒缺

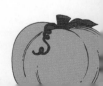

陷（Birth defects），雖然沒有相同的人體實驗，但是，懷孕婦女避免服用七葉膽。

注意事項：

除了七葉膽會加長血液凝固的時間外，以下這些食品或補充品也有這種作用：刺五加、大蒜、人參、銀杏葉、木瓜酵素。

人參（Asian ginseng）

學名：

Panax ginseng。

別名：

人蔘、高麗參、Chinese ginseng、Panax、Ren shen、Oriental ginseng、Korean red ginseng。

成分：

人參皂貳（Ginsenosides）、揮發油、醣類、皂素、維生素 B1、B2。

功能：

延緩老化、提高機體的免疫力、強精作用、降低痛風的尿酸值、保護肝細胞、提高肝臟的解毒功能，治男子不孕症、心絞痛、糖尿病、疼痛、愛滋病。

說明：

人參是最名貴的補氣中藥之一，味甘、微苦、性微溫，功能大補元氣，益智安神，為補益保健之佳品。Ginseng 源自希臘語，意為「治百病之靈藥」。中醫認為人參能益氣健脾、

大補元氣，「神農本草經」中記載：「補五臟、安精神、定魂魄、指驚悸、除邪氣、明目開心、益智、久服輕身延年」；現代醫學認為，人參有強壯、強心、鎮靜及增強消化系統的作用。高麗參屬紅參，是溫補類藥材，藥性較重且容易上火，對體質偏熱、燥，或患有高血壓等心臟血管疾病的人來說較不適合；而西洋參則屬白參，屬涼補，補性較為溫和，也較適合一般人使用。

作用機轉：

- 對神經系統有良好的調節作用，有促性激素作用，還有強心作用。
- 能降低血糖，增強造血機能，增強腎上腺皮質功能，提高機體對外界環境的適應能力，提高免疫功能。
- 人參還可促進蛋白質的合成，抑制高膽固醇血症的發生，對慢性病的康復有促進作用。

副作用：

- 人參有興奮作用，會導致焦躁及難以入睡。服用高劑量之副作用為嘔吐、腹瀉、頭痛、失眠、焦慮、高血壓、不安、流鼻血、興奮、胸痛、陰道出血。
- 懷孕及哺乳婦女不宜使用人參。
- 手術前至少七天停止服用人參，因為人參會降低血糖及血液凝集。
- 服用人參時避免咖啡因、茶、麻黃、瓜拿那等中樞神經興奮劑一起使用，否則會導致神經質、失眠、出汗、不規則心搏。

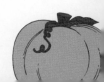

- 人參不可與抗精神病藥（如 Haloperidol）同時服用，因為人參會增大後者的作用。
- 人參具有雌激素活性（Estrogenic activities），如有荷爾蒙敏感性疾病（Hormone sensitive diseaes），不要使用人參。
- 人參會與胰島素及口服降血糖藥（如 Sulfonylurea）產生交互作用，增強後者之降血糖作用。
- 人參會減低 Warfarin 的效果，增加 MAO 抑制劑（如 Phenelzine、Nardil）的作用。
- 人參有促進血液循環的作用，若有感冒、失眠、高血壓或氣喘等症狀的人，也不適合使用。
- 人參是屬於大補元氣之品，懷孕的婦女如果吃多了，或是常常服用，反而會氣盛陰耗、陰虛火旺，也就是說「氣有餘而陰不足」。「氣有餘」就變成火氣，所以，孕婦如果服了太多的人參，反而會使懷孕初期嘔吐更為嚴重，甚至於容易水腫，或者是有高血壓的人具有危險性，容易導致陰道出血或流產。
- 人參性燥，實症、熱症忌服，長期服用易致血液不易凝固，血壓升高等副作用。

注意事項：

- 人參品種甚多，我國東北產者有遼東參、吉林參、邊光參、石柱參等；野生者名野山參、老山參；移植者名移山參、放山參等。尚有白參（晒參）、紅參（蒸製）之分，種參、秧參之別（韓國產者名高麗參，日

本產者名東洋參，歐美產名西洋參）。人參品質雖
多，主要以生長年齡之老嫩，以及生產地之氣候環境
而分良劣。

· 服用量：新鮮人參每日可服用 1 至 2 公克，標準萃取
物（含 4% Ginsenosides）每日 2 次，每次 100 毫克。

· 幼童最好不要服用含有人參的產品。

· 睡前不要服用人參，以免干擾睡眠或失眠。

· 人參皂貳 Rh2 的癌症療效目前正在進行細胞測試以及
動物實驗中。細胞及動物測試初步結果可看出，單一
Rh2 對人類數種不同癌細胞的生長，可能有相當抑制效
果。此外，藥品毒物實驗結果顯示 Rh2 幾乎不具任何
毒性，且可提高免疫力，故可先開發為一般保健品服
用。以上研究僅止於動物實驗，人參皂貳其餘人體的
抗癌效果尚未確切，癌症患者不妨將之看作輔助補充
品。

· 人參連續使用 15 至 20 天，接著停用兩週。避免長期
使用高量的人參。

· 全世界人參之交易值約百餘億美元，且有越來越多的
趨勢。以美國為例，近年來之草藥交易價值已高達十
五億美元，而人參即佔了 20%。

大麥苗（Barley）

學名：

Hordeum vulgare。

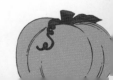

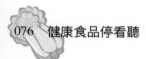

別名：

Barley Grass、Hordeum、Scotch Barley。

成分：

抗氧化氫酵素、2"-O-Glycosylisovitexin（2"-O-GIV）、葉綠素、維生素（C、B12）、礦物質（鈣、鐵）、胺基酸。

功能：

抗氧化，促進新陳代謝。適用症狀為過敏體質的改善、免疫力低經常感冒、高血脂症、高尿酸血症。

說明：

大麥苗是世界上最古老的食用植物之一，起源甚至可追溯到 9000 年前的埃及。隨著科學的進步，研究發現大麥苗對許多消化性疾病的功效，大麥苗是抗癌增強免疫力的體內環保尖兵，對過敏性體質、肝腎病變、糖尿病、痛風、口臭，甚至是降低膽固醇都有驚人的防治效果。《本草綱目》記載「麥苗，氣味辛、寒、無毒。主治消酒毒、暴熱、酒疸、目黃搗爛絞汁日飲之，解渴，退胸隔熱，利小腸，佐韭食，甚顏色。」

作用機轉：

- 大麥苗含豐富的抗氧化氫酵素（SOD）、過氧化氫酵素、麩胺超氧化酵素及多種消化酵素，可以有效的消除體內的自由基、促進新陳代謝、改善體質，不過 SOD 酵素進入胃部強酸環境時，大部分會被破壞，只有少部分的 SOD 可以透過口腔及消化道黏膜在未達胃部前被吸收。

- 大麥苗中生物黃酮素的抗氧化成分「2"-O-GIV」，其

對於紫外線的抗氧化效果幾乎是同劑量維生素E的 500 倍。含有豐富的維生素E、胡蘿蔔素及葉綠素等抗氧化成分，對於消除口臭、過敏體質的改善、降低膽固醇及抗潰瘍等都有不錯的效果。

· 葉綠素可經由抑制惡性細胞複製，來防止癌細胞腫瘤的成長；同時顯示出葉綠素衍生物對化學致癌物 3-Methylcholanthrene 的突變抑制效果有良好的表現。

· 慢性病患者，如高血壓、心臟病、糖尿病、肝病患者，補充大麥苗汁可以消除體內自由基，預防病情惡化。

· 促進新陳代謝，加速毒素的排除，對於改善體質有很好的效果，尤其是過敏體質及免疫力較差的人。

副作用：

· 大麥苗汁含有比較高的鉀離子，嚴重腎病變患者不宜長期飲用麥苗汁。

· 大麥苗含有少量的麩質（Gluten），有麩質過敏症（Celiac disease，又稱乳糜瀉）的人要小心服用。

· 理論上，富含纖維質的大麥苗會干擾藥品的吸收，服用大麥苗前後 2 小時內不要服用其他的藥品。

· 大麥苗具有降血糖的效果，所以，大量服用大麥苗可能會干擾胰島素及其他口服降血糖藥品的藥效。

· 糖尿病患者服用大麥苗，應留意其血糖濃度以免造成低血糖（Hypoglycemia），其症狀為冒冷汗、雙手顫抖、肚子餓、疲倦、噁心、心跳加速、神智不清，如

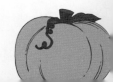

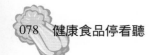

不救治則會失去知覺，甚至死亡。

- 大麥含有一種會興奮神經的成分－ Hordenine。因此，大麥如果與會興奮神經的藥品，如甲型腎上腺素阻斷劑（Alpha-adrenergic blockers，如 Doxazosin、Terazosin）、乙型腎上腺素阻斷劑（Beta-adrenergic blockers，如 Metoprolol、Propranolol）、氣喘藥（如 Albuterol、Metaproterenol）一起服用，則會有頭痛、噁心、失眠、暈眩、心跳加快、不安的風險。

- 有少數人會對大麥粉塵產生過敏反應或氣喘。

注意事項：

- 大麥苗汁一定要在空腹時飲用，一般濃縮粉末最好能夠先泡在冷開水或果汁中混合後再飲用，如此可以提高大麥苗中活性酵素的吸收率。活性酵素遇熱會變性而失去活性，因此不可與熱水或熱飲料混合。

- 除了自行栽培小麥苗榨汁，或購買現成的小麥草汁外，目前市面上也有很多相關的麥苗產品，其原料分小麥苗與大麥苗兩種。無論製成品是錠劑或粉末，因麥苗精中有許多珍貴的成分，如葉綠素與酵素等，在加工製造過程中很容易受到破壞，學界認為較能保存活性成分與有效物質的加工方式，則是先榨成汁之後，再利用低溫冷凍乾燥方式製成的產品。

- 麥苗產品的另一種製成方法，則是將麥苗直接乾燥磨成粉，但這種製作方法多會破壞麥苗的活性，加上其粗纖維並不容易助消化，對於腸胃不好的人來說，反

而會造成腸胃不適。

- 無論使用何種型式的麥苗產品，最好不要空腹，一定要先稀釋，或從少量開始攝取，然後慢慢增加。
- 麥苗汁應盡快喝完，以免氧化而失去其功效。
- 麩質過敏症是一種消化道疾病，主要起因於腸道對麩質的不良反應，導致腸道自體免疫反應。麩質過敏症不但造成腸胃不適，影響養分吸收，更可能引發下痢、便秘，甚至是貧血等症狀。麵粉搓揉之後、會產生具有拉力的麵團，這是因為其中的「小麥蛋白（Gluten）」形成「麵筋」的緣故。麵粉作成的食物特別好吃，就是因為麵筋的獨特口感有嚼勁。

大蒜（Garlic）

學名：

Allium sativum。

別名：

Allium。

成分：

蒜素（Allicin）、艾林（Alliin）、艾喬恩（Ajoen）。

功能：

降血脂、抗氧化、抗微生物。適用症狀：心血管疾病的預防、高血脂症、感冒、檢測出有幽門桿菌感染之胃十二指腸發炎或潰瘍、黴菌感染。

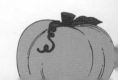

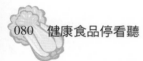

說明：

大蒜在烹調中一直扮演著重要的角色，除了常用作辛香調味料外，在醫療保健上的作用更受到重視，自古以來各種文化就相信大蒜能夠治療疾病，去寒驅邪，用途很廣，近來的研究也發現它含有許多有益心血管健康的物質，降低壞的膽固醇，甚至於抗癌防老。健康食品的市場上，大蒜一直有它的市場地位，有別於那些標榜速成速效的產品，大蒜製品長期服用能夠降血脂是很多人都知道的事實。大蒜的有效活性成分是一群含「硫」並具辛辣嗆鼻氣味的化合物，這群含硫化合物中又以俗稱「蒜素」（Allicin，又稱艾力辛）的成分最具生理保健作用，大蒜還含有鋅、硒、銅、鎂和鍺等物質。在日本，大蒜被認為可以增強精力，甚至有壯陽的效果。在美國，國家癌症研究中心將大蒜列為 40 多種可能具抗癌效果的食物中的第一個。大蒜具有殺菌、抗菌、強肝解毒、利尿、治下痢、胃腸潰瘍出血、降低血膽固醇、預防動脈硬化、減少中風、降低血糖、增加免疫功能、抗衰老等功效，並對風濕、神經衰弱、抗高血壓等也有極好的效果，可以增進人體內維生素的吸收和利用。在日本，大蒜被認為可以增強精力，甚至有壯陽的效果。

作用機轉：

- 大蒜中的含硫化合物會抑制肝臟中與膽固醇合成有關的酵素，進而使體內的膽固醇合成量下降。另外，大蒜中的含硫活性成分可藉由抑制血管內皮細胞中之腺酐酸去胺酵素、增加具血管鬆弛作用的一氧化氮（NO）在內皮細胞之濃度及阻斷鈣離子通道的多重效

果，來達到血管鬆弛以及降低血壓的作用。「蒜素」可抑制血栓形成，能預防心肌梗塞、動脈硬化及靜脈瘤的形成。

- 大蒜對含珠菌、細菌及病毒，尤其是疱疹病毒、鼻病毒等都有很好的殺滅及抑制作用。大蒜也具有抗氧化效果，可有效降低過氧化物如黃麴毒素等及輻射線，如鈷六十所產生的自由基細胞變性及致癌作用。

- 濃縮大蒜補充劑主要在抗微生物，對於如引發胃炎、胃潰瘍的幽門桿菌感染、感冒病毒，以及因抵抗力低下所造成的呼吸道細菌感染、念珠菌感染、黴菌感染等，皆有抑制作用，其次是降膽固醇作用。蒜素與深海魚油中的不飽和脂肪酸協同，可有效的改善輕中度高血脂症，降低心血管疾病的發生率。

副作用：

- 哺乳、懷孕、手術、患有血友病者不宜使用大蒜。

- 常見的副作用有過敏、暈眩、發疹、蕁麻疹、疲倦、頭痛、食慾不振、胃不舒適。

- 極少見的副作用是會引起全身性過敏反應（Anaphylaxis）。

- 大蒜可能會與抗血小板劑（如 Indomethacin、Dipyridamole、Aspirin）、Sulfonylurea（磺醯尿素）類的糖尿病藥品（包括 Glyburide、Glipizide、Chlorpropamide）、蛋白酵素抑制劑（用於愛滋病、如 Indinavir、Ritinavir、Saquinavir）、Statin 類降膽固醇藥（如

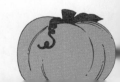

Atorvastatin、Pravastatin、Lovastatin）、血管收縮素轉化酵素抑制劑（Angiotensin Converting Enzyme inhibitor，ACE inhibit，用於降血壓，如 Enalapril、Captopril、Lisinopril）及 Warfarin（抗血液凝集藥）產生交互作用。

- 生嚼大蒜的問題是絕大部分的消化道黏膜是很難接受生大蒜中硫化物的刺激性，嚴重者還可能導致過敏反應及胃部燒灼不適感。
- 口服 25 毫升量的新鮮大蒜萃取液，會引起口腔、食道及胃部燒灼感、噁心、流汗及頭重感。
- 皮膚接觸壓碎的生大蒜，3 至 5 分鐘後會導致接觸性皮膚炎。
- 連續暴露於大蒜粉塵中可能導致氣喘。
- 大蒜粉塵過敏會引起咳嗽、喘息、呼吸困難、鼻塞或流鼻涕、噁心、眼睛癢或流淚。
- 長期服用會破壞紅血球造成貧血、本草綱目指出久食傷肝損目。

毒性：

- 急性毒性：大多來自大蒜的濃烈刺激性氣味，可能造成呼吸道和皮膚的刺激，也有文獻指出，過量的大蒜會造成胃部的刺激，如胃部灼熱感、反胃、嘔吐、胃脹，及心跳加快、頭痛、失眠、焦躁不安等不愉快感覺。

注意事項：

- 蒜素並不存在未被咬碎的整粒大蒜中，存在整粒大蒜中的成分是蒜素的前質「艾林」（Alliin），咬碎或切碎時，艾林才會與同時存在鮮蒜中的酵素作用，產生具活性的蒜素，蒜素是一種極不穩定的成分，一旦加熱超過攝氏五十六度，或與空氣和光接觸一下子後就會漸漸失去活性，因此，煮熟或浸漬於醬油中的大蒜幾乎都不含活性蒜素了。

- 想以大蒜來保健的人，不妨以品質優良、保留活性蒜素成分的大蒜錠來取代生嚼大蒜的不方便性。

- 大蒜又被稱為天然抗生素，對於病毒或黴菌感染，大蒜都有抑制作用，因此，正在感冒或有輕度病毒細菌感染問題的人，每天可以服用 1,000 至 2,000 毫克含活性蒜素的大蒜精來作為輔助療方。

- 目前將大蒜製成濃縮食品的形式較常見的有：油狀的軟膠囊、硬膠囊及錠狀三種。

- 艾喬恩（Ajoene），是蒜油製造過程中唯一不會被破壞的活性物質，但是艾喬恩也是由蒜素轉化而來的。

- 選擇大蒜精最重要的原則就是產品是否標示其中所含活性蒜素（Allicin）及會轉化為蒜素的前質－ Alliin（艾林）的劑量。

- 食用生大蒜引起口臭的解決方法：為大蒜和蛋白質豐富的食物一起吃。飯後立即刷牙漱口，或喝紅茶、檸檬、菊花茶及含人參片等方法加以改善。

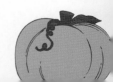

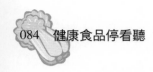

小紅莓（Cranberry）

學名：

Vaccinium macrocarpon。

別名：

蔓越橘、蔓越莓。

成分：

花青素、Quinic acid（有機酸）及維生素 C。

功能：

降低致病菌在泌尿道的吸附力、抗氧化。適用症狀為預防泌尿道感染、降低中風後遺症。

說明：

小紅莓是原產於北美的一種水果，其果汁很酸，味道不佳，大部分的人對這個鮮紅剔透，酸酸的小果子並不會太陌生，儘管很少人真正看過新鮮的小紅莓，但是，對它總有一種酸甜美味的印象，也鮮少人會把小紅莓當作對健康有什麼特別助益的保健食品來看，不過，小紅莓濃縮萃取物卻是歐美健康食品市場上很受女性歡迎的保健產品。

作用機轉：

- 小紅莓含有豐富的維生素 C 及抗氧化能力很強的花青素，小紅莓所含抗氧化物質，可以有效抑制體內低密度脂蛋白（LDL，俗稱壞的膽固醇）的氧化作用。
- 小紅莓會使引發泌尿道感染的細菌不容易沾黏在泌尿道的管壁上，此作用使致病菌很容易就會隨著尿液排

出體外。另外，小紅莓還會酸化泌尿道環境，使得泌尿道變得不適合細菌生長。

- 小紅莓可使中風對腦神經的傷害度下降 45% 左右。
- 更年期婦女、糖尿病患、孕婦及腸炎患者都是泌尿道感染的高危險群。由於女性的泌尿道與肛門的距離較近，這也使泌尿道遭受污染的機會明顯較高。對於容易罹患泌尿道感染的高危險群，平時應該多攝取小紅莓來降低泌尿道感染的機率，如果是服用小紅莓濃縮萃取物，記得要同時喝上一至兩大杯的開水或飲料，這樣才容易將致病菌排出體外，對於泌尿道的手術後，服用小紅莓對於術後預防感染也有很好的效果。

副作用：

- 對於腎結石（泌尿道結石）的患者，並不適合大量長期的補充小紅莓。由於小紅莓具有酸化尿液的作用，可能影響號已罹患有高尿酸血症患者的尿酸排泄量，有尿酸過高問題的人，也不宜長期高劑量服用。
- 大量攝食小紅莓（每天 3 至 4 公升小紅莓果汁）會引起腹瀉及腸胃症狀。
- 小紅莓含多量草酸，食用小紅莓濃縮錠可能引起草酸鈣尿道結石。
- 正在服用 Warfarin（口服抗凝血劑）的病人應避免或限制飲用小紅莓果汁。

注意事項：

- 對於泌尿道感染的高危險群，每天可以補充含相當於

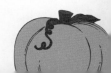

35 至 40 公克新鮮小紅莓的食品或濃縮萃取物來作為保養，如果是市售的小紅莓稀釋果汁，大概相當於 400 至 500 毫升的量，不過，糖尿病患者可千萬不要喝小紅莓稀釋果汁，因為其中大量的糖分可能對於健康上會造成更嚴重的負擔。

- 小紅莓濃縮萃取物通常是以 18：1 的濃縮比例所製成的，選擇以濃縮萃取物來預防泌尿道感染，每天大約需要補充 1,500 至 2,000 毫克濃縮萃取物劑型的保健食品，如密集感染的情況已獲得緩解，則每天可服用 600 至 1,000 毫克來作為維持性的保養。急性泌尿道感染時，不宜以小紅莓取代醫師處方的抗生素療程。

- 小紅莓是一種又酸又澀的水果，喝小紅莓汁可能是最容易被接受的方式，小紅莓果醬一樣含有驚人的糖分，對於怕胖、高血脂症或患有糖尿病的人都不適宜。

- 市售的小紅莓乾多添加可能引發過敏反應的二氧化硫保色劑，服用小紅莓濃縮萃取物是比較健康又有效率的方法。

- 小紅莓不能用於泌尿道感染的治療而取代抗生素的使用。

- 除了小紅莓，天然利尿劑尚有玉米鬚、紫花苜蓿、西瓜。

- 一顆 450 毫克的小紅莓濃縮錠，相當於 2,880 毫升的小紅莓果汁；而 500 毫升的小紅莓果汁，含有 22 毫克的

　　草酸鹽。

小麥草（Wheat grass）

學名：
Triticum aestivum。

別名：
Agropyron、Couchgrass。

成分：
維生素（A、B、C、E）、礦物質（鐵、鉀）、微量元素、蛋白質、胺基酸。

功能：
抗癌、增強免疫、降膽固醇。

說明：
　　小麥草是近來十分風行的生機飲食主角之一，不少人認為它可降血糖、降血脂、提升免疫力，是具有神奇療效的植物，其實在中國，小麥草早已被發現使用，甚至曾被當作淨血的藥品和補品。在唐代古籍中就記載著：「搗爛絞汁日飲之或煮汁濾服」，顯見中國很早就已經注意到小麥草的功效，時至今日，科學研究逐漸證實它的療效，並加以發揚光大。

作用機轉：
・小麥草所含維生素C（即抗壞血酸）為活性氧清除劑，而維生素E（即生育醇）也為自由基清除劑。小麥草裡有多種酚類、類黃酮化合物及葉綠素等，而這些物質已被證實在生物體內可以清除超氧化自由基，減少細

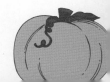

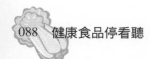

胞之氧化緊迫（Oxidative stress）的毒害。

- 小麥草含有半纖維素（Hemicellulose B），對老鼠有高度的抗癌作用；餵食小麥草粉的老鼠，在損傷鼠肝組織切片上有抑制脂肪肝病變的效果，顯示小麥草粉對四氯化碳誘發鼠肝損傷有保護的作用。
- 研究結果發現，小麥草粉對高膽固醇食物投食之老鼠有預防血脂升高的作用，可能與小麥草粉所含 18.97% 的粗纖維以及多量的膳食纖維有關。

副作用：

- 小麥草的副作用為噁心。
- 小麥草可能有微生物污染的情形。
- 小麥草可增強免疫，可能會與免疫抑制劑（Cyclosporine，用於器官移植）產生交互作用。

注意事項：

一般美、日地區所流行的麥苗產品主要是指大麥苗，東南亞之所以會流行種小麥苗是因為氣候使然，亞洲的天氣濕熱，不適合種植大麥，而小麥種植容易，只要淺根水盤，很容易生長。但是無論是大麥苗或小麥苗，都是含有豐富活性酵素及營養素的天然食品，不過，根據日本生化學界分析小麥與大麥苗成分的差異性，大麥苗無論是酵素、維生素、抗氧化成分或必需氨基酸的含量都遠比小麥苗高，只可惜炎熱及潮溼的地區並不適合種植大麥苗。

山桑子（Bilberry）

學名：
Vaccinium myrtillus。

別名：
越橘、覆盆子、歐洲藍莓、European blueberry。

成分：
前花青素（Oligomeric proanthocyanidins，簡稱 OPC）。

功能：
微細血管的保護作用、抗氧化。適用症狀為改善青光眼、假性近視的肌肉調節、乾眼症、眼睛分泌物過多、預防老年人視力減退及白內障。

說明：
山桑子是一種多年生的灌木，原產於北歐、美國的北方及加拿大。這種被稱為「歐洲藍莓」的紫黑色山桑子果實和「美國藍莓」類似，很容易被人們所混淆。二次大戰時英國皇家空軍飛行員在進行夜間轟炸飛行任務前，會配給含有山桑子果醬的飲食。研究顯示山桑子能夠加速「視紫質」再生的能力，以促進視覺敏銳度，這對於常需要目測飛行、視力要求十分嚴苛的飛行員來說是一大幫助。

作用機轉：
・山桑子所含的 OPC 具有很強的抗氧化作用，特別具有微細血管細胞的保護作用，這些微細血管就是眼睛細胞養分與氧氣的主要運輸供應系統。

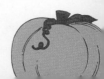

- 山桑子對於糖尿病最常見的眼底病變，具有很好的預防改善效果，可以降低糖尿病患者體內自由基破壞視網膜的機會，對於因為老化引發的白內障及黃斑性病變問題，也具有預防的效果。

副作用：

- 理論上山桑子所含的前花青素會抑制血液凝集，可能會增加出血的風險，這個理論雖然沒有科學上的證明，但是山桑子可能會與Warfarin（抗血液凝集藥）產生交互作用，要小心使用。
- 山桑子屬漿果類食物，大量食用會有輕瀉的作用，因此胃寒的人，建議飯後吃。
- 山桑子萃取物對孕婦或哺乳者亦無明顯副作用。
- 山桑子含有高量的單寧類化合物，可能會干擾鐵質的吸收。

注意事項：

- 以含25%OPC標準萃取物的山桑子萃取物來說，一般人的保養，每天約80毫克，當視力開始有衰退現象的中老年人，每天可以將劑量提升到160至240毫克左右。
- 選購產品時一定要盡量挑選清楚標示「萃取比率或OPC含量」及「劑量」的山桑子萃取物。
- 科學家發現「生物類黃酮」（Bioflavonoids）並非單一成分，而是集合了500種以上的化合物總稱，這些化合物就是形成蔬菜及水果的顏色來源。「花青素」則

是「生物類黃酮」這複雜大家庭中的一個小家庭，提供了高等植物中紅色、紫色、紫紅色與藍色所需的植物色素來源，是一些藍紅色的黃酮化合物。

· 除了山桑子之外，也可多吃其他富含花青素的食物，如紅、紫、紫紅、藍色等顏色的蔬菜、水果或漿果，例如紅甜菜、紅蕃茄、茄子、黑櫻桃、巨峰黑葡萄、加州李、油桃。

· 新鮮山桑子要防蟲咬及發黴。

· 2000 年 Muth 等研究顯示，15 位健康男性空軍飛行員服用山桑子 3 週後，與未服用山桑子之空白組對照，並未發現山桑子有增強視覺敏銳度或夜間視力的效果。

山楂（Hawthorn）

學名：

Crataegus oxyacantha、*Crataegus laevigata*、*Crataegus monogyna*。

別名：

紅果、山裏紅、Mayblossom、Mayflower、Haw。

成分：

果糖、鞣質、大量有機酸（山楂酸、枸櫞酸、琥珀酸、蘋果酸、咖啡酸、熊果酸、酒石酸等）、槲皮素、黃酮類、兒茶精，維生素（C、B1、B2）、胡蘿蔔素，礦物質（鐵、鈣、鉀、磷）。

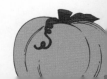

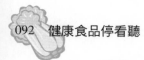

功能：

降血壓、降血脂、防癌抗癌、抗炎殺菌、促進消化、袪痰平喘。

說明：

山楂果呈圓形，皮色深紅光滑，營養豐富。每百克果實中含鐵和鈣18毫克，在各種果品中佔首位，含維生素C比蘋果多十七倍以上，不但可以鮮食，還可以加工成多種營養食品。山楂還有藥用價值，由於含有較高的果味酸，能助消化、增食慾、散瘀解毒、化痰醒腦。山楂屬薔薇科，中藥使用的山楂（*Crataegus pinnatifida*）或野山楂（*C. cuneata*）與保健品使用的山楂（*C. oxyacantha*）係屬同屬不同種植物。我國栽培山楂有悠久歷史，3000年前的《爾雅》一書中已有記載，而最早入藥的是《神農本草經集注》。

作用機轉：

- 山楂黃酮類能擴張周邊血管，具有緩慢而持久的降壓作用。山楂可使超氧化物歧化酵素（SOD）活性顯著提高，單胺氧化酵素（MAO）活性明顯降低，同時過氧化脂質和脂褐素亦顯著降低，並可消除冠狀動脈的脂質沈積、彈性纖維斷裂、缺損、潰瘍及血栓形成等。
- 山楂對痢疾桿菌有較強的抗菌作用；對綠膿桿菌、金黃色葡萄球菌、大腸桿菌、變形桿菌、炭疽桿菌、白喉桿菌、傷寒桿菌等，均有明顯的抑制作用。
- 山楂能增加胃中物質，促進消化；其所含脂肪亦能促進脂肪食物的消化。

- 山楂中含金絲桃、槲皮素等，有擴張血管、促進氣管纖毛運動、促進氣管排痰平喘的作用。
- 心血管作用，增加心肌收縮力，增加心輸出量，減慢心率，擴張冠狀動脈血管，降低心肌耗氧量，並可降低血壓和血脂。

副作用：
- 山楂的副作用很罕見，包括心悸、頭痛、噁心。
- 大量使用山楂粉劑、錠劑，可出現泛酸、胃痛、燒灼感等反應。
- 懷孕及哺乳婦女不建議使用山楂。
- 山楂不可與心臟病治療藥品（如Digitalis）、鎮靜安眠藥一起服用。
- 山楂不可與降血壓藥品一起服用，因為山楂理論上會加強這些藥的作用。
- 動物實驗研究發現：山楂酒精萃取物會與 Phenylephrine（血管收縮劑、去鼻充血）產生交互作用。
- 服用山楂期間，如果發生任何疼痛或心絞痛，應即刻停止服用山楂，並立即就醫。
- 山楂用於皮膚可能會導致發疹。
- 山楂味酸，胃酸過多者慎用，對胃中無積滯、脾虛胃弱、消化性潰瘍和有蛀牙者不宜食用。
- 山楂萃取物會影響磷酸雙酵素（Phosphodiesterase）的活性，增加細胞內 cyclic AMP 的濃度，會影響很多藥品的活性。

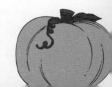

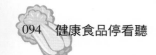

毒性：

山楂毒性較低，但其酒精萃取物和水浸液大量服用後，會引起中毒反應。給大鼠小鼠服用大劑量，先呈現鎮靜、繼而臥倒，呼吸抑制，直至麻痺而死亡。

注意事項：

山楂是纖維素、鐵、鉀和維生素 C 的上等來源。山楂中含有大量的維生素 C，每 100 克含 89 毫克，含量多於蘋果、桃子、櫻桃和梅子，僅次於大棗。由於山楂中維生素 C 能被其本身的酸性所保護，雖經加熱而不會被破壞，這是山楂的可貴之處。

巴西蘑菇（Agaricus）

學名：

Agaricus blazei。

別名：

姬松茸、小松菇、巴西茸、Sun mushroom、Agarikusu-take。

成分：

多醣（α-D-葡聚糖、β-D-葡聚糖、β-半乳糖葡聚糖、β-（1-6）-D-葡聚糖蛋白質複合體）、蛋白質、脂質、礦物質、維生素及食物纖維。

功能：

提高人體免疫力，用於高血壓、糖尿病、心臟病、風濕症。

說明：

巴西蘑菇原產地在南美巴西、祕魯等地，最早被發現在巴西聖保羅市郊皮耶達提高地，日本人稱之為姬松茸。巴西蘑菇含有多種抑制癌細胞擴散生長的多醣體及微量元素，而這些成分也與靈芝有許多類似之處。巴西蘑菇擁有比靈芝更好的抗癌效果，香菇的癌細胞抑制效果則只有巴西蘑菇的十分之一不到。

作用機轉：

- 巴西蘑菇中的多醣體可以提昇抵抗癌症的淋巴 T 細胞、輔助 T 細胞、干擾素和白細胞介素的生產能力，使得身體中的癌細胞相對地減少。
- 巴西蘑菇可能降低胰島素的抗性，並可能活化胰臟機能，另外糖尿病患者常有免疫力較低和多種併發症的發生，巴西蘑菇可以有效提高糖尿病患者的免疫能力。

副作用：

- 對巴西蘑菇有過敏反應者勿使用。
- 巴西蘑菇會活化免疫機能，因此會與各種免疫調節作用的藥品產生交互作用。

毒性：

巴西蘑菇在成長時容易吸附重金屬物質，消費者選用巴西蘑菇產品時，需注意重金屬含量。

注意事項：

- 一般人食用菌菇類，如入菜燉湯的食補方式，在營養

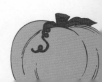

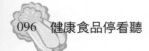

保健上，一樣具有其功效。

· 舉凡菇類，如香菇、草菇、金針菇、木耳、洋菇、杏鮑菇，也都富含多醣體、人體必須胺基酸、蛋白質、礦物質和豐富的維生素，營養價值極高，平日多加以攝取此類物美價廉的食物，也都具有防癌保健的功能。

· 菇類雖對健康有益，但是其普林（Purine）含量高，因此有高尿酸血症，即痛風的病患，需控制食用量。

· 巴西蘑菇β－D型葡聚醣含量越多越好，一般含量必須在 5%以上。

月見草油（Evening Primrose）

學名：
Oenothera biennis。

別名：
晚櫻花、Sun drop。

成分：
Gamma Linolenic Acid（伽瑪亞麻油酸，GLA）、Linolenic Acid（亞麻油酸）。

功能：
平衡荷爾蒙的分泌、抗發炎。適用症狀為緩解經前症候群、過敏性皮膚炎、過敏體質、預防動脈硬化。

說明：
月見草主要生長在北美洲東部的向陽處乾燥沙地，因它

在傍晚見月開花且天亮後即凋謝，故名為月見草。最早是由印第安人發現並使用。月見草種子含有豐富的必需脂肪酸「γ-次亞麻油酸」（Gamma-Linolenic Acid, GLA），在結構上分析是屬於特殊的ω-6系列必須脂肪酸，不同於一般植物油、大豆油、葵花油中所含的ω-6亞麻油酸，因此在體內扮演著許多重要的角色。然而人體並不能自行製造 GLA，因此必須從食物中攝取。月見草油含豐富的 GLA（大豆油、葵花油並不含 GLA），自然而然就成為一項熱門的營養補充品。GLA的ω-6多元不飽和脂肪酸，GLA 是人體的必需脂肪酸，缺乏必需脂肪酸如亞麻油酸或次亞麻油酸，最明顯的症狀便是皮膚極為乾燥甚至發炎，而引發痛癢的現象。

　作用機轉：

- GLA 會在人體內轉化為一種內生物質－前列腺素 E1（PGE1），PGE1 可以取代體內原來正常產生的PGE2之生理作用，卻比PGE2擁有較強的平滑肌鬆弛作用，有助於氣喘病情的緩解及血壓下降作用，PGE1 同時具有抗血栓作用，減少巨大細胞與平滑肌細胞的增生，能降低動脈血管硬化的發生率。

- 月見草油中所含的GLA 具有抑制引起發炎作用的前列腺素濃度升高的作用，減低經前症候群（PMS）的不適反應。針對經前症候群所引發之嚴重乳房漲痛，月見草油的作用與傳統攝取口服荷爾蒙製劑來治療乳房漲痛的緩解效果類似。

- 月見草油也具有減少骨質流失、預防骨質疏鬆症的效

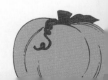

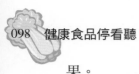

果。

副作用：

- 美國草藥產品協會（AHPA）將月見草油列為安全性很高的補充品，正常用量服用時副作用少且溫和，副作用包括噁心、胃痛、頭痛，高劑量時有胃痛及腹瀉的情形。
- 婦女懷孕時不可使用月見草油或 GLA，因為可能會傷害嬰兒及導致早產。
- 月見草油或GLA可能會與癌症化療藥品（如Doxorubicin、Cisplatin、Carboplatin、Idarubicin、Mitoxantrone、Tamoxifen、Vincrisyine、Vinblastine）產生交互作用，加強後者的作用。
- 月見草油或GLA可能會與Cephalosporin類抗生素（如Ceftazidime）產生交互作用，加強後者的作用。
- 在動物實驗，月見草油會與免疫抑制劑（Cyclosporine，用於器官移植）產生交互作用，對抗後者腎臟傷害的副作用。
- 月見草油或 GLA 可能會與非皮質類固醇類抗炎止痛藥（NSAID）如 Ibuprofen 產生交互作用，抵銷前者的作用。
- 可能會與 Phenothizine 類藥品（用於精神分裂症，如Chlorpromazine、Thioridazine、Fluphenazine）產生交互作用，增加癲癇發作的風險。

注意事項：

- 如攝取較多反式脂肪酸（存在人造奶油、高溫油炸的食物及變質的油脂中）會增加人體對必需脂肪酸的需求量。
- 月見草油具有緩解發炎的效果，對於自體免疫發炎的緩解，不妨可以合併用月見草油與深海魚油共同服用。
- 市面最常見的月見草油是每粒約 500 及 1,000 毫克的軟膠囊劑型，一般老年人及慢性病的保養時，每天約補充 2,000 毫克。對於伴隨發炎症狀的疾病患者，如自體免疫性疾病、過敏性疾病及關節炎患者，可與深海魚油合併服用。
- 月見草油一定要添加足量的維生素 E 才能確保品質的穩定，一般月見草油約含 10%的 GLA。
- 月見草油每日服用量不應超過 4 公克（含 GLA 300 至 360 毫克）。

木瓜酵素（Papain）

別名：

Papaya proteinase I、Papaya、Melon tree、Vegetable pepsin。

功能：

幫助消化、去除角質、軟化肉類。

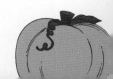

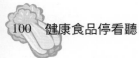

說明：

　　酵素，可說是人體消化吸收過程中最重要的催化劑，我們每天所攝取的各種食物，都必須藉由酵素的作用，才能將之分解成蛋白質、脂肪和礦物質等營養素，為人體細胞所吸收利用，因此，酵素可說是體內進行各種生理作用的最重要「推手」。酵素也可以由外來補充，部分酵素可以由口服吸收，但有些酵素會因為口服進入胃部強酸的環境而遭破壞，抗氧化酵素 SOD（超氧化岐酵素）就因口服會被胃酸破壞，而證實無法由口服補充。一般口服酵素主要為消化酵素類，如澱粉酵素、可以消化蛋白質的木瓜酵素、具消炎作用的鳳梨酵素、脂解酵素等補充酵素，主要的好處是在促進新陳代謝、幫助消化、促進毒素排除。人體內有超過 2700 種以上的酵素，每一種酵素都有特定的功能，如胃蛋白酵素能將蛋白質分解成人體所需的胺基酸，脂肪分解酵素則能將攝取的油脂分解成脂肪；換句話說，在消化系統中，酵素能將食物分離出養分，在細胞的構成與修補中，則能將分解出來的養分供給細胞吸收，可說人體內所有的活動皆與酵素有關：包括呼吸、消化、生長、血液、感覺組織的建構與修補等。

　　木瓜為番木瓜科植物番木瓜的果實。中藥用的木瓜則為薔薇科植物木瓜的果實，兩者原植物種類完全不同。番木瓜臺灣通稱木瓜，果實含豐富糖分、有機酸、蛋白質、脂肪、維生素 B、B1、B2、C 及鈣、鐵等營養成分。也含胡蘿蔔素。木瓜酵素是一種使蛋白質水解的酵素，是從青木瓜的莖與葉片中萃取得來的。它具有使肌膚平滑，柔軟的功效。

作用機轉：

- 木瓜酵素能幫助蛋白質消化，可用於慢性消化不良及胃炎等。
- 木瓜酵素水溶液可溶解小血塊，也能溶解黏稠的膿。
- 能分解並去除肌膚表面的老廢角質，經常添加在化妝保養品中。
- 木瓜酵素會誘發骨髓性白血病（白血球癌）細胞自殺。

副作用：

- 木瓜酵素具消化蛋白質的能力，所以，木瓜酵素會傷害皮膚或黏膜，特別是組織有潰瘍或傷口。口服木瓜酵素會導致發炎或口腔、食道、胃、小腸刺激。
- 木瓜酵素可能引起易過敏者嚴重的過敏反應，如腹瀉、流鼻水、發汗、打噴嚏、流淚。
- 木瓜酵素會增加凝血時間，所以不可與阿斯匹靈（Aspirin，止痛藥）、抗凝血藥品、抗血小板藥品一起服用。
- 每日食用木瓜，木瓜中的木瓜酵素具有類似避孕的作用，因為木瓜酵素會降低黃體素（Progesterone），而後者為懷孕所需。
- 木瓜酵素是一種抗原，無論吸入、內服、注射及局部應用均能發生過敏；靜脈注射可引起組織胺釋放，延長凝血時間，發生休克，靜脈注射毒性較大。

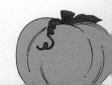

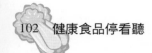

毒性：

· 1978 年有研究報告指出：木瓜酵素對老鼠有致畸胎及胚胎毒性。若干研究顯示懷孕時食用木瓜是安全的，而老鼠給予成熟木瓜也沒有任何不妥，然而給予未成熟或半熟木瓜，對懷孕期間的老鼠就會產生不安全。

· 木瓜種子及葉都含有番瓜鹼（Carpaine），番瓜鹼是一種有毒的生物鹼，吃多了具心臟毒性。

· 木瓜乳汁會造成口腔、食道、胃疼痛、嚴重的刺激、發泡、胃炎。

注意事項：

· 一般來說，純酵素產品，多是從蔬菜水果、豆類、本草植物、酵母或海藻中，經過加工、發酵、培養等過程製造出來，再添加維生素或礦物質等營養素來增加其產品的附加價值，包含可分解脂肪、澱粉、乳糖和蛋白質等酵素。其中最有名的就是能分解蛋白質、抗發炎的鳳梨酵素和木瓜酵素。目前有越來越多綜合營養補充品中，也都添加了酵素的成分，以幫助腸胃的消化吸收功能。

· 多數酵素在攝氏 70 度以上即會被破壞，在製造過程中，環境和品質的掌控相當重要，選購時最好選擇信譽良好的廠商。

· 除非有特殊用途或情況，一般酵素產品應於飯後使用。

· 馬鈴薯中的成分會阻斷木瓜酵素分解蛋白質的能力，

因此，木瓜酵素與馬鈴薯同服會失去作用。

仙人掌（Nopal）

學名：

Opuntia ficus。

別名：

胭脂仙人掌、Prickly Pear Cactus、Opuntia。

成分：

可溶和不溶纖維素、維生素、礦物質、胺基酸。

功能：

治療第二型糖尿病、宿醉、前列腺肥大、前列腺炎引起的尿頻尿急、降低膽固醇。

說明：

胭脂仙人掌是仙人掌的一種，美洲印第安人把它當作一種蔬菜來食用，又被視為聖藥，墨西哥的土著那瓦特人中運用尤為廣泛。仙人掌的葉、莖、花及果實都可使用。

作用機轉：

‧仙人掌所含的果膠及纖維素，可在腸道內吸附醣類、脂肪、膽固醇，排便時可以排出這些物質，因之降低血糖和血脂肪。

‧可以降低血漿中低密度脂蛋白，增加肝臟對低密度脂蛋白（LDL）的轉化，及影響膽固醇的平衡。

‧仙人掌果實中的色素有良好的抗氧化能力，動物實驗中利用餵食高脂質飼料的大白鼠也可以發現能降低由

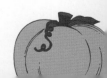

高脂質飲食引起的高血脂以及脂肪肝現象。

· 有些研究者認為仙人掌可殺死體內的病毒，增強免疫力、抵抗力。

副作用：

· 仙人掌短期使用對大部分人是安全的，其副作用包括輕微腹瀉、噁心、腹脹、頭痛、增加糞便量及排便次數。

· 孕婦及哺乳婦女不宜食用仙人掌。

· 正服用降血糖藥物（如 Glimepiride、Glyburide、Insulin、Pioglitazone、Rosiglitazone、Chlorpropamide、Glipizide、Tolbutamide）者如同時使用仙人掌，恐使血糖濃度過低。

注意事項：

· 由於現在生活品質的提升，使得飲食習慣改變，導致心血管疾病增加，動脈粥狀硬化則為其主要的危險因子。而低密度脂蛋白（LDL）的氧化修飾以及巨噬細胞所受到的脂質過氧化作用皆在動脈粥狀硬化的過程中扮演了重要的角色。另外，由高脂質飲食所導致的高血脂症以及脂肪肝現象，也被認為和動脈粥狀硬化的形成有關。

· 喝酒前服用仙人掌才可減少喝酒引起的宿醉。

· 預計 2 星期內動手術者不宜服用仙人掌。

· 用於糖尿病，每日 100 至 500 公克，分三次服用。用於宿醉，在飲酒前 5 小時服用 1600IU。

冬蟲夏草（Cordyceps）

學名：

Cordyceps sinensis、*Sphaeria sinensis*。

別名：

夏草冬蟲、蟲草、Vegetable caterpillar、Chinese caterpillar fungus。

成分：

多醣體、核甘酸、甘露糖及植物性荷爾蒙。

功能：

強化心肌功能、提高免疫力、改善性功能障礙、促進肝腎功能健康。適用症狀：心肺疾病者、心衰竭、體質虛弱容易過敏及慢性支氣管炎毛病。冬蟲夏草又稱蟲草，抗感染、抗氧化及抗癌方面有不錯的效果。

說明：

冬蟲夏草，曾經是王宮貴族專屬的高貴滋補藥草，充滿大自然奧妙的冬蟲夏草，向人們展示了自然界的奇蹟。一開始，冬蟲夏草真菌寄生於鱗翅目幼蟲體中，由蟲體獲取成長所需的養份並開始發芽，漸漸地被寄居的蟲體會因養份耗盡終至死亡。而菌絲在此時繼續順利生長，當成熟後便破壞了蟲體殘留的組織，向外延伸、生長。也就是說冬蟲夏草菌的生長過程，其實就是植物與昆蟲的寄生關係。冬蟲夏草味甘、性溫，有補益肺腎器官、安定咳喘現象、協助腎臟功能等功效。通常用於：肺腎不足、咳嗽氣喘、癆咳痰血、腎虛陽痿、遺精盜

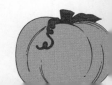

汗、腰膝酸痛、病後虛損、畏寒盜汗、久嗽咳血的病人。

作用機轉：

- 冬蟲夏草具有調節人體免疫系統機能的功用，藉由增強人體殺手細胞（killer T cells）的活動力，有效提昇人體對疾病與濾過性病毒的抵抗能力。

- 冬蟲夏草對呼吸系統而言，具有清潔氣管、減少痰產生的作用。並藉由協助擴張支氣管，使更多的氧氣進入人體的方式，有效解決氣喘、呼吸不順與帶氧不足的問題。

- 具有抗癌活性。多項研究顯示，冬蟲夏草可以提昇體內天然抗氧化劑的含量，以避免細胞遭受自由基的摧殘破壞、產生癌化細胞。並且藉由殺手細胞的活化作用，打擊癌細胞的生存，進而達到抗癌的效果。

副作用：

- 對真菌類過敏的人、服用MAO抑制劑、抗凝血劑的病人，宜徵詢醫生的意見。

- 體內時常會發生無故性出血或凝血機制有問題者，不宜食用。

- 冬蟲夏草具有降血糖作用，會與降血糖藥品或胰島素（Insulin）產生交互作用。

注意事項：

- 氣虛、老年人，尤其是有心肺疾病者、心衰竭病人（可合併輔酵素 CoQ10），體質虛弱容易有過敏及慢性支氣管炎毛病者，是最適合服用的族群。

- 在其他人體機能的改善保養上，如心血管、免疫系統、肝腎功能的維持及保護、呼吸系統、性功能障礙等方面，冬蟲夏草算是一種滋補成分，主要在於長期服用後的體質改善，就養生角度來說，屬於比較廣泛的調整體質。

- 一般來說，以含多醣體 15% 的冬蟲夏草標準萃取物來說，每天服用 600 毫克是最基本的保養劑量，對於大病癒後、體質虛弱者或老年人而言，每天可以服用 1,200 毫克的冬蟲夏草標準萃取物。

- 最佳服用時間為早上空腹。冬蟲夏草萃取物與大多數的保健食品及藥品多無交互作用。冬蟲夏草並非疾病治療藥品，一般慢性病患需要耐心服用 1～2 個月後，才能慢慢看出其改善體質的效果。

- 以 Cs-4 菌株製成的冬蟲夏草成品多為膠囊型態，成分為純天然植物性成分。

- 有些不肖業者甚至以大量的糙米粉加少量菌絲體粉混合來充填膠囊，而實際含活性成分極低。

- 目前市場上亦有許多經人工培育而成的冬蟲夏草，價格雖較為便宜，但因冬蟲夏草的菌種和成分十分複雜，因此品質與功效差異頗大。

- 冬蟲夏草屬於高貴藥材，一直都有仿冒品，有人會插鉛條、銅絲、竹籤來偷斤減兩，也有用地蠶來魚目混珠，有時在中藥店發現一束一束用紅線紮起來的冬蟲夏草中，摻有地蠶。

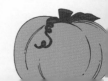

- 近年來食品科技發達，有業者改以人工培養液代替蟲蛹所提供的養分，讓純種冬蟲夏草的菌絲在發酵槽中大量繁殖；然後研磨成粉製成膠囊，或萃取出其生物活性成分濃縮成藥丸，或製成機能性飲料販售。分析人工培養菌絲的化學成分，其實與天然蟲草的成分有相同也有不同。但是其中胺基酸的種類、含量與微量元素的含量則有差異；究其原因，可能在於蟲草菌絲在人工培養液生長所產生的活性成分，與天然的蟲蛹不盡相同。也因此，人工培養的冬蟲夏草製品，其對維護健康的功能也有待進一步的釐清了。

- 冬蟲夏草原產地為高海拔青康藏高原與四川，過去由於其特殊的生長條件與取得的困難，因此身價高昂，市售每斤價錢可達萬餘元新臺幣。不過消費者應注意，冬蟲夏草為一寄生型菌類，菌種的生長取決於不同的寄主和環境因素，因此品質上難以確認。

- 冬蟲夏草的化學分析發現，其成份有一半以上由蛋白質與醣類構成，並含有蟲草素、多醣類、胺基酸、微量元素及少量核甘、維生素、與多胺類等等。上述物質經過消化道，或在肝臟、腎臟，甚至在血液中均會被代謝成不同的代謝物，而這些代謝物則不見得有任何療效；至於所謂蟲草精、蟲草蜜等，則是混合複雜的天然物，其化學成分難以分析；整體來說，雖然近年來針對冬蟲夏草藥理特性的研究不斷，但它在臨床上的療效還是難以確定。

北美升麻（Black Cohosh）

學名：
Cimifuga racemosa。

別名：
黑升麻、總狀升麻、Bugbane、Cohosh negro、Black snakeroot。

成分：
Genistein（異黃酮）。

功能：
舒緩風濕症引起的腫痛、幫助身心鬆弛、解除肌肉痙攣、減輕神經痛、鎮咳、幫助支氣管放鬆、幫助生產過程順利。適用病症為更年期、骨質疏鬆症、月經疼痛、子宮痙攣。

說明：
北美升麻是一種灌木，在北美洲東部的落葉性森林中自然地生長排列成行，北美升麻與中藥使用的升麻為近親植物，但是效果卻不盡相同。十九世紀的美國科學家用北美升麻於發燒、經痛、關節炎及不眠症的治療。北美印地安人利用這種藥草來治療風濕症腫痛發炎，以及各種婦科毛病；以前的人一向用它來催經、舒緩經痛，並幫助生產順利。

作用機轉：
具有調節與雌激素有關的生理作用，可緩解婦女停經期前後及停經期所造成的潮熱、頭痛、易怒與憂鬱等身心症狀。

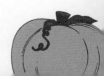

副作用：

- 北美升麻常見的副作用為腸胃不適症狀。
- 過量服用北美升麻會致毒與腹部疼痛、噁心、嘔吐、腹瀉、關節疼痛、頭痛、頭昏眼花。
- 孕婦在生產前禁用，而且在分娩時須有醫生指導才能使用。
- 懷孕及哺乳婦女避免服用北美升麻。
- 有高血壓、肝、腎疾病的人應先請教醫師再服用。
- 有乳癌病史或屬高危險群的女性（母親或姐妹曾罹患乳癌），不要使用北美升麻。
- 北美升麻具有雌激素作用因此會干擾荷爾蒙治療或口服避孕藥。

毒性：

北美升麻具有肝毒性，1998 年首例傳出因服用北美升麻而造成肝臟疾病。肝毒性的作用機轉未明，但是可能與免疫反應有關。

注意事項：

- 連續服用不要超過 6 個月。
- 美國婦產科醫學會針對北美升麻、大豆、山藥、維生素 E、當歸、人參、紅花苜蓿、小連翹等植物。研究的結論是：植物性荷爾蒙既不是人體荷爾蒙，當然不會有人類荷爾蒙的副作用；但同理也無法治療因缺乏人類荷爾蒙的疾病，這些植物荷爾蒙的成效都未超過安慰劑，效果與荷爾蒙療法迥異。

卡瓦根（Kava Kava）

學名：

Piper methysticum。

別名：

卡瓦椒、卡法椒、Kava。

成分：

卡瓦酮（Kavalactones）。

功能：

鎮靜作用、利尿作用。適用症狀為改善過度緊張的情緒。

說明：

卡瓦根原產於南太平洋熱帶島嶼。卡瓦根是 1999 年美國市場上最暢銷的 10 種植物保健食品中排名第六。南太平洋熱帶島嶼的原住民在特殊慶典活動時，會將卡瓦根研磨後與椰奶等成分混合成飲料，就好像文明社會的香檳酒一樣，飲用了卡瓦根所製作的飲料後，會讓人們有放鬆愉悅的心情，讓慶典的氣氛更融洽盡興。和酒精飲料不同的是，卡瓦根所製作的飲料不會讓人容易亂發脾氣、失去理智及自我控制的能力。

作用機轉：

- 卡瓦酮的主要生理活性是與神經 GABA 接受體的作用，卡瓦酮與 Benzodiazepines 類藥品一樣，同時具有肌肉鬆弛及輕微的止痛作用。除了鎮靜作用外，卡瓦根同時具有利尿利用。

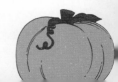

- 卡瓦根萃取物能有效改善過度緊張的情緒及睡眠品質，對於更年期婦女所產生的情緒不穩定及緊張現象的改善，明顯的比單純只有補充荷爾蒙製劑的效果好，合併荷爾蒙補充治療（HRT），可以讓更年期的情緒更穩定愉快。

副作用：

- 常見的副作用有過敏、暈眩、嘔吐、皮炎、疲倦、胃痛、不安、食慾不振、肝障礙、關節痛、昏昏欲睡、顫抖。
- 另有報告會引起嗜睡、皮膚起疹子或是口、舌、肢體不自主亂動。
- 嗜酒、哺乳、懷孕、肝功能不佳、手術後者不宜使用卡瓦根。
- 可能會與 Levodopa（帕金森氏症治療藥）、中樞神經抑制劑（如安眠藥、抗憂鬱劑）及抗精神病藥品（用於治療精神分裂症）產生交互作用。
- 卡瓦根也可能和麻醉藥品產生交互作用，開刀前二到三天內必須停止使用卡瓦根萃取物，孕婦及哺乳期的女性也不宜服用卡瓦根，以免影響嬰兒的腦部發育。
- 針對肝臟機能不佳者，不建議使用含卡瓦根成分的補充劑。
- 卡瓦根可能和金絲桃草產生交互作用。
- 由於卡瓦根具有鎮靜作用，與一些鎮靜劑（如Alprazo-lam、Barbiturates）、酒精併用會加強鎮靜作用。另外

有報告指出卡瓦根會減少抗巴金森氏症藥品 Levodopa 的療效。

- 長時間使用是不被建議的，因為會影響身體健康情形，如體重下降、肥臉、皮膚起魚鱗疹。
- 卡瓦根會加強抗癲癇藥品治療癲癇性發作（Seizure）的功效。
- 小劑量卡瓦根有鬆弛作用，大劑量則會中毒。卡瓦根並有引起嗜睡、嘔吐、肌肉無力和視覺模糊之作用，長期使用會造成皮膚變黃，這是因植物本身色素積蓄的關係。
- 使用卡瓦根不可併用酒精或中樞神經抑制劑（如 Benzodiazepine、Barbiturate）等藥，開車前亦不可使用。
- 大量服用會引起類似糙皮病（Pellagra）的剝落性皮膚紅疹，而且菸鹼酸（Niacin）無法改善這個症狀。
- 卡瓦根所含成分 Flavokawain 具有毒性，卡瓦根產品通常會將其除去（一般含量在 0.3%以下）。
- 使用卡瓦根可能引起視調節（Visual accommodation）混亂，而造成視力模糊。

毒性：

可能具有肝毒性。英國根據國內的許多臨床案例研究，發現卡瓦根可能引起肝臟衰竭後，英國禁止含有卡瓦根的產品。英國『CURRENT PROBLEMS in Pharmacovigilance』期刊 2003 年 9 月報導：全世界有 75 例服用卡瓦根引起肝毒性

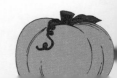

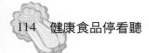

副作用，導致 8 人肝臟移植，4 人死亡。

注意事項：

- 卡瓦根主要是被運用在焦慮緊張情緒的改善，建議在「需要時」再服用卡瓦根。

- 卡瓦根萃取物的服用劑量是以卡瓦酮來定量的，在焦慮緊張情緒的改善上，每次服用 45 至 90 毫克卡瓦酮的卡瓦根萃取物，每天三次。如果是運用在改善睡眠方面，每晚睡前半個小時，服用含卡瓦酮 150 至 270 毫克之卡瓦根萃取物。卡瓦根萃取物產生成癮性的機率較低，呼吸抑制的副作用也比較不明顯，但是每天服用卡瓦酮的總劑量應保持在 300 毫克以下，超出建議劑量，可能產生肝臟及消化系統功能異常、皮膚乾燥及脫屑等副作用。

- 如果本身已有服用處方的鎮定劑或其他情緒改善作用藥品，併用卡瓦根可能產生不可預期的加成作用，應該盡量避免合併使用。

- 市售卡瓦根補充劑包括茶包、膠囊錠劑及液體滴劑，一般卡瓦根補充劑的產品標示上的毫克（mg）數是指「卡瓦根萃取物」的劑量，非卡瓦酮劑量，標準萃取物含 30% 的卡瓦酮。

- 加拿大在 2002 年已將卡瓦根列為藥品管理，一般食品及健康食品皆不得含卡瓦根成分。澳洲、法國與德國已對卡瓦根採取行動，包括撤架、發布警告等。美國食品藥物管理局也對消費者發出警告。

瓜拿納（Guarana）

學名：

Paulinia cupana。

別名：

Guarana paste、Guarana gum、Brazilian cocoa。

成分：

咖啡因、胺基酸，多種礦物質（鉀、鈣、鐵、磷、鋅、銅、鈦），維生素（B1、B2、B6、B12），單寧酸、生物鹼、植物皂素、酵素。

功能：

中樞神經興奮、抑制食慾、增強性能力、利尿，用於疲勞。

說明：

巴西印第安土著使用瓜拿納果的歷史已超過數個世紀，人們亦稱它為巴西可可。印第安人每日均食用此植物，他們深信瓜拿納是賜予他們青春、美麗和健康，是印第安人視瓜拿納為稀世珍寶的原因。瓜拿納果可促進體能，是豐富的咖啡因來源。因所含的咖啡因屬於強力抗氧化劑，引起生化科學家的重視。市面上的各類健康食品、減重產品、代餐、瘦身霜、瘦身膠幾乎都含有這個成分。

作用機轉：

・瓜拿納因富含溫和性咖啡因，能把儲藏在身體脂肪轉化成能量，供肌肉與肝臟使用，防止疲倦及從緊張的

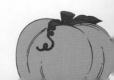

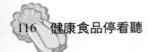

　　肌肉化解過量的乳酸。

・瓜拿納含有多種礦物質、維生素及豐富氨基酸，能減少疲勞感、養顏美容、延年益壽、令人精神旺盛，能補充素食者缺乏的胺基酸。

・瓜拿納能生津止渴、幫助消化、使排便順暢、小便順暢、預防中暑、使口氣芬芳。

副作用：

・瓜拿納副作用為多尿、神經質、失眠、頭痛、噁心、嘔吐、腹瀉、焦慮、不安、顫抖、易怒。

・懷孕及哺乳婦女避免使用。

・對咖啡因會過敏的人服用瓜拿納要小心，減重複方草藥也要小心。

・瓜拿納含有高量的單寧酸，服用過量會增加罹患口咽癌的風險。

・瓜拿納如與單胺氧化酵素抑制劑（MAOI，如 Phenelzine、Isocarboxazid）一起使用，會增加高血壓的危險。

・瓜拿納可能會與 Adenosine（抗心律不整藥品）、Clozapine（抗精神病藥）產生交互作用。

・瓜拿納會降低 Benzodiazepine 類安眠藥品的作用。

・咖啡因會增加阿斯匹靈的吸收和藥效。

・咖啡因會降低鋰鹽（用於躁鬱症）的血中濃度。

・麻黃素（Ephedrine）會加強咖啡因的興奮作用

注意事項：

瓜拿納所含的咖啡因濃度比咖啡、茶、可可和可樂都還要高。在南美洲，尤其是巴西，瓜拿納汽水是極為常見的飲料，而且愈來愈多的能量飲料開始含有這種興奮劑。

甘蔗原素（Policosanol）

功能：

保護肝臟、增進基礎代謝、減少血栓發生、降低膽固醇。

說明：

在臺灣每年有超過三萬人死於心血管疾病，而心血管疾病又與高脂血症有密切關連。甘蔗原素最早是古巴研發出來的產品，甘蔗原素是經由甘蔗表皮的白色臘質，以及甘蔗葉所提煉出來的高分子量脂肪醇類混合物，它包含八種不同的成份，最主要的成分是 Octacosanol。

作用機轉：

- 甘蔗原素在許多動物實驗和人體實驗都表現出可以明顯降低白脂質的功效，甘蔗原素最主要作用，在於預防低密度脂蛋白膽固醇（LDL-Cholesterol）之受氧化和抑制膽固醇之合成，或增加低密度脂蛋白膽固醇之分解代謝，以及調控低密度脂蛋白膽固醇之接受體（Receptor）。也具有降低小腸吸收脂質的作用。
- 使用甘蔗原素對於高脂血症患者，其主要的作用機制與 Statin 類藥品作用，在於經由抑制 HMG-CoA 還原

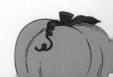

酶而達到降低膽固醇的合成，同時可以降低心臟病及腦中風發生的機率。

・能加強抗氧化作用，並且可以防止動脈粥狀硬化和減少血栓的形成。

副作用：

・常見的副作用為體重減輕（1.8%）、多尿（0.7%）、頭痛（0.6%）。其他極少見的副作用為失眠、貪吃症、神經質、困倦、暈眩、低血壓、皮膚發疹、腹瀉、便秘、易激動、噁心、高血壓。

・懷孕及哺乳婦女不建議使用甘蔗原素。

・甘蔗原素具有抗凝血作用，因此與 Warfarin（抗凝血劑）、阿斯匹靈及非類固醇類消炎止痛藥服用應小心。

・理論上會對食品或蜂螫產生過敏者，服用甘蔗原素要小心過敏。

注意事項：

・甘蔗原素不是我們平常所啃削過皮的甘蔗就可以獲得的。

・每天晚餐後 1 至 2 顆。

生物素（Biotin）

別名：

維生素 H、維生素 B7、輔酶 R、Vitamin H。

功能：

用於皮膚炎、粉刺、溼疹、腳痙攣、禿頭。

說明：

生物素是水溶性維生素 B 群的一種，這種維生素必須經由食物攝取，無法由人工合成而得。攝取不足時會有頭皮屑多、易掉髮及少年白髮、膚色暗沉、臉色發青、皮膚炎、憂鬱、鬱悶、失眠、容易打瞌睡等神經症狀、易感疲倦、慵懶無力及肌肉酸痛。

作用機轉：

・生物素為代謝脂肪及蛋白質不可或缺的重要物質，同時也是維持正常成長發育及健康必要的營養素。

・生物素有緩和肌肉疼痛、有益於嚴重失眠及憂鬱症、預防落髮及白髮，有助於治療禿頭，並減少頭皮屑生成、維持皮膚正常功能、促進皮膚及毛髮的正常生長及運作。

副作用：

・香菸會造成生物素的流失與不足。

・長期服用抗癲癇藥物（如 Carbamazepine、Phenobarbital、Phenytoin、Primidone）會使體內的生物素含量降低，而且可能會干擾其吸收並且加速生物素排除。

・長期服用抗生素會使體內的生物素含量降低。

注意事項：

・生物素與維生素 A、維生素 B2、維生素 B6 及菸鹼酸合併的話使用效果更佳。

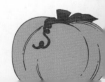

- 生物素的補充劑如果是錠劑或膠囊，應整顆和水吞服，不可咬碎，並儘量避免空腹服用，以減少對腸胃的刺激。
- 少年白髮或是容易掉髮者、長期感到憂鬱、精神不濟、失眠者、毛髮稀疏，已有禿頭跡象者、吸菸者、孕婦及服用抗生素者，是比較需要生物素的族群。
- 動物肝臟、腎臟、雞肉、豬肉、牛奶、蛋黃等動物性食物及水果、糙米、小麥胚芽、酵母菌、啤酒酵母、堅果、黃豆、花生等植物性食物是生物素的重要來源。
- 生蛋白會影響蛋黃中生物素的活性，蛋類最好煮熟之後再食用。
- 妊娠期間生物素會顯著流失，是否需要額外補充，應請教醫師。
- 生物素補充劑，一般 18 歲以上成人的劑量為 30 微克，哺乳婦女的劑量為 35 微克。

甲殼素（Chitosan）

學名：
Deacetylated chitin bipolymer。
別名：
幾丁多醣、幾丁聚醣、Kitosan。
功能：
吸收油脂。適用症狀為肥胖者、高血脂症。

說明：

蝦蟹殼主要是由幾丁質（Chitin，又稱甲殼質）、蛋白質與礦物質三種成分結合而成，重量大約各占三分之一，其中礦物質的主要成分是鈣鹽（碳酸鈣）。目前大量生產幾丁質的方式，主要是以蝦蟹的外殼或烏賊的軟骨為原料。幾丁質是廣泛存在於自然界的一種含氮多醣類生物性高分子，主要的來源為蝦、蟹、昆蟲等甲殼類動物的外殼與軟體動物的器官（例如烏賊的軟骨），以及真菌類的細胞壁等。幾丁質經過去乙醯化反應（也就是將乙醯基去掉，形成胺基）後，即可得到幾丁聚醣（又稱甲殼素）。

作用機轉：

- 甲殼素和一般纖維素有著類似結構的甲殼素（Chitosan），卻可以吸收本身體積 4 至 6 倍的油脂。
- 甲殼素可以吸收本身體積數倍的脂肪，而且帶正電的甲殼素會獨鍾帶負電的脂質，當甲殼素與混合脂質、蛋白質、澱粉質等成分的食物接觸時，甲殼素會特別選擇性的與其中的脂質結合。
- 幾丁質與甲殼素具有良好的保濕性、增黏性、成膜性、分散性、防靜電、減少摩擦等特性，所以在化妝品工業中大量用於髮型定型劑、護髮劑、護膚劑、潤濕劑、香皂等。

副作用：

- 幾丁聚醣（甲殼素）會造成生長遲緩、體重減輕、怠惰無力等情形。

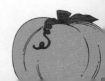

- 幾丁質或甲殼素會在腸道中形成膠狀物，阻斷小腸對膽固醇及脂肪的吸收，而造成輕微的營養吸收障礙的症狀。因此，幾丁質或甲殼素的服用，應考慮食用者的體質及年齡等因素。
- 甲殼素理論上會阻斷脂溶性維生素 A、D、E、K 的吸收，因此應在服用甲殼素前或後 1 小時服用這類維生素。
- 一般甲殼素是提煉自蝦蟹外殼，對海鮮過敏的人最好避免服用，或服用時能以最低劑量開始，如無過敏反應後再將劑量提高。
- 懷孕或哺乳婦女、14 歲以下孩童不建議服用甲殼素。

毒性：

甲殼素在動物實驗中，會影響其鈣的代謝；甲殼素的毒性反應端賴其產品的化學組成。

注意事項：

- 每餐飯前只補充約 300 至 1,000 毫克（約為市售產品 2 至 3 粒），這樣的劑量大概僅能吸收相當於 10 至 50 大卡熱量的油脂，如果每天的劑量能夠提升到 4,000 至 6,000 毫克，那麼補充甲殼素大概可以減少約 150 至 250 大卡來自脂肪的熱量。如果能再配合運動，那麼減肥者很容易在 1 個月內減少約 2 公斤的體重。
- 脂質不是熱量的唯一來源，當然也就不是造成肥胖的唯一兇手。釐清本身肥胖原因是否單純是飲食中過多油脂所造成，補充甲殼素才能發揮預期的效果。

- 什麼都吃的熱量過多型肥胖體質者，則可選擇合併甲殼素和澱粉酵素阻斷劑的產品。
- 甲殼素也被運用在高血脂症或體重過重型的脂肪肝之改善。
- 足夠的劑量是很重要的，一般選擇於午晚兩餐或是油脂攝取量較高時，餐前補充 2,000 至 3,000 毫克的甲殼素，補充甲殼素一定要同時飲用約 200 至 250 毫升的水分，服用時間最好能在用餐前 15 至 30 分鐘，讓充分釋出的甲殼素可以更有效的吸收食物內的脂質。
- 甲殼素與維生素 C 一起服用，可以提高甲殼素吸附脂肪的效果。
- 服用甲殼素時，盡量避免服用脂溶性營養補充及綜合維生素。
- 根據英國愛塞特大學在一篇 1999 年 5 月發表於歐洲臨床營養雜誌的論文中發現：幾丁聚醣對減肥是無效的。
- 諸多天然食物中所富含的膳食纖維也同樣具有這些功效。它們不僅含有膳食纖維，更含有數以千計的植物性化合物（Phytochemicals），可以協同膳食纖維，為人體進行體內環保工程。

白花蛇舌草（Spreading hedyotis herb）

學名：

Oldenlandia diffusa。

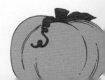

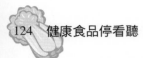

別名：

蛇舌草、珠仔草。

成分：

熊果酸、齊墩果酸、香豆酸、甾醇、黃酮類及白花蛇舌草素。

功能：

有抗菌、消炎、抗癌、抗病毒、增強免疫功能。用於各種癌症、闌尾炎、肝炎、泌尿系統感染、支氣管炎、扁桃體炎、咽喉炎、跌打損傷、乳腺炎、瘡癤腫毒、毒蛇咬傷。

說明：

白花蛇舌草為茜草科植物，原產於東亞，常見於中國、臺灣、日本等地，生長於曠野田間、路旁、溝邊、草地。中醫認為，白花蛇舌草味甘、微苦，性寒，有清熱解毒、利尿消腫、活血止痛等功能。

作用機轉：

・抗菌作用：高濃度水煎劑能抑制綠膿桿菌、傷寒桿菌、變形桿菌的生長。

・白花蛇舌草能增強人的血液中白血球對金黃色葡萄球菌的吞噬功能。

・增強腎上腺皮質功能：小鼠胸腺萎縮法，腹腔注射白花蛇舌草，能明顯降低胸腺重量。

・抗腫瘤作用：白花蛇舌草可使癌細胞的核分裂像，尤其是有絲分裂像顯著受到抑制。在體外（相當生藥 6g/ml）對急性淋巴細胞型、粒細胞型、單核細胞型以及

慢性粒細胞型的腫瘤細胞有較強抑制作用。

副作用：

· 白花蛇舌草為寒性藥物，因此孕婦宜慎用，陰疽（骨與關節結核）及脾胃虛寒者忌用。

· 極少的例子會發生上肢發紅、癢、不適感等過敏反應，也可能導致呼吸困難。

注意事項：

· 白花蛇舌草鮮用或曬乾備用。

· 內服 10 至 30 公克，大劑量可用至 60 公克，開始時小劑量（10 公克），再慢慢增加至 30 至 60 公克。外用則搗敷。

· 如發生過敏反應，可以 Chlorpheniramine 4 毫克口服，一日三次來緩解症狀。

共軛亞麻油酸（Conjugated linoleic acid）

學名：

cis-9,trans-11 Conjugated linoleic acid、trans-10,cis-12 Conjugated linoleic acid。

別名：

CLA。

功能：

降低體脂肪組織的比例。適用症狀為體脂肪比例過高、過胖者、合併肥胖症的糖尿病患者。

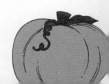

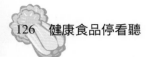

說明：

CLA 生理效應卻和廣泛存在植物性食用油中的亞麻油酸及次亞麻油酸完全不同；CLA 可以有效的降低體脂肪相對於體瘦肉的比例。CLA 的減肥作用，對於飲食控制效果不佳的肥胖者效果特別明顯。CLA 會置換體脂肪與瘦肉的比率，如果能加上適度的運動，CLA 並不具有減「重」效果，CLA 對於體重的改變效果並不大。

作用機轉：

- CLA 本身不是一個抗氧化劑，但是它卻具有提升細胞抵禦自由基侵害能力的作用，因而具有降低細胞變性及癌變的發生率。

- CLA 可以增加免疫內生物質 IL-2 的分泌量及增加 T 細胞活性的免疫增強作用，可以抑制上皮細胞瘤、乳腺瘤、皮膚、大腸及胃癌細胞的增長，以乳癌的抑制效果特別明顯。乳癌的發生與脂肪的攝取有密切關係。CLA 還具有降血脂、預防動脈硬化的卓越效果。CLA 可以有效降低血液中的三酸甘油脂，及與引起動脈硬化關係密切的低密度脂蛋白（俗稱壞的膽固醇，LDL）及非常低密度脂蛋白（VLDL）濃度，卻不會降低高密度脂蛋白 HDL 的濃度。

- CLA 的體脂肪下降作用，有利於提高合併肥伴問題的第二型糖尿病患者細胞對胰島素的敏感度。

副作用：

- CLA 會增加胰島素的耐受性，導致血糖濃度居高不

下。

- CLA 會影響膽固醇，降低肌酐酸（Creatinine）、膽紅素（Bilirubin）、肌肉酵素（Creatine phosphokinase）。

注意事項：

- CLA 劑量介於 3 至 4 公克，劑量不足及服用時間過短（至少三個月以上），將無法表現出 CLA 的保健效果。
- 目前市面上的 CLA 產品主要是由天然亞麻油酸含量豐富的葵花油或紅花籽油轉化製成。
- Blankson 報導，60 位 BMI 介於 25 至 35 的志願者，隨意分為五組，每日分別服用 1.7、3.4、5.1 及 6.8 公克的 CLA 或 9 公克安慰劑 12 星期，結果體脂肪有明顯的降低，服用量高於 3.4 公克 CLA 的效果沒有特別的不同，淨體重及血脂肪也沒有改善。

有機硫化物（Sulfur）

成分：

Methyl sulfonyl methane（MSM）、Dimethyl sulfoxide（DMSO）。

功能：

補充韌帶、軟骨組織、頭髮及指甲營養素、降低重金屬毒素、降低過敏反應。適用症狀為運動傷害、關節炎、重金屬中毒、過敏症。

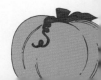

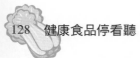

說明：

硫是若干胺基酸的關鍵成分，如甲硫胺酸（Methionine）及胱胺酸（Cystine）等就是含硫的胺基酸。毛髮、軟骨、肌腱、胰島素、紅血球等器官組織都含有這些重要的胺基酸。一些含硫的有機化合物也被認為有抗菌、防癌、降低膽固醇與協助肝臟解毒的功能，如大蒜、洋蔥、甘藍、蛋、奶、魚、瘦肉等食物都含有硫。在人體中的硫元素有85％都是以MSM結構形式存在的。MSM是一個有機硫化物，有別於一般可能引發過敏反應的硫化合物或硫元素。「硫」元素是構成人體結構第八大的重要礦物元素，在指甲、頭髮、皮膚、內臟器官及結締軟組織等，都可以找到；大蒜、洋蔥、韭菜、高麗菜、綠花椰菜等都是補充硫化物的食物，也對健康有特別的幫助。DMSO在1960至1970年即被研究，而MSM的研究則是最近的事，MSM是由DMSO經過反應而得。

作用機轉：

- MSM能夠明顯的改善指甲薄軟易裂及頭髮韌度不佳的狀況。有降低組織胺分泌的作用，能夠緩解過敏反應的發生，可以與重金屬等有毒物質產生置換及結合作用，能與人體內的有毒物質或重金屬結合，降低有毒物質對人體健康的威脅。

- MSM也是合成神經傳導物的主要成分，補充MSM可能有助於降低壓力及穩定神經系統的功能。MSM是結締組織及黏膜組織的重要成分，因此，對於肺臟、眼睛等黏膜及微血管組織較密集的器官，也有保護作

用。

- MSM 可提供硫基（Sulfonyl），作為膠原蛋白合成時必需的硫基供應。

副作用：

- MSM 及 DMSO 的副作用包括噁心、頭痛、發疹。
- 懷孕時不要服用硫化物。
- 對含硫藥品（如磺胺藥）或亞硫酸鹽（防腐劑）過敏者，避免服用硫化物。
- 亞硫酸鹽會誘發氣喘、蕁麻疹、其他過敏反應，副作用尚包括胃痛、噁心、腹瀉，甚至癲癇發作。

注意事項：

- 軟組織脫水是退化引發關節炎時，補充關節液主要成分的葡萄糖胺及軟骨素，是一般人比較會採取的方式，補充 MSM 卻能夠強化韌帶細胞、增加潤滑黏液的分泌量及強化軟組織的結構。
- 過度碎切、泡水烹煮加熱，很容易使得硫化物大量揮發流失。
- 有運動傷害、關節炎等問題的患者，每天的建議劑量為 2,000 至 3,000 毫克左右，MSM 與葡萄糖胺（Glucosamin）及軟骨素（Chondroitin）在關節炎的改善上具有加成協同的作用。
- 關節炎可口服 MSM 劑量為 500 至 1,000 毫克，或外用 60% 至 90%DMSO，每天 1 至 3 次。

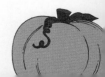

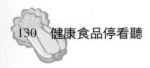

肉桂（Cassia cinnamon）

學名：
Cinnamomum cassia。

別名：
桂皮、官桂、Cinnamon、Cinnamoni Cortex、Rou Gui。

成分：
含揮發油（桂皮油），油中的主要成分為桂皮醛（cinna-maldehyde）、次為桂皮酸、丁香酚、乙酸桂皮酯、乙酸苯丙酯等，還含鞣質。

功能：
治糖尿病、脾胃虛寒冷痛、脹氣、風濕性關節炎、腰膝冷痛、促進食慾。

說明：
肉桂既是常用的中藥材，也可用來做為食品、飲料、調味香料、香辛料（是五香粉的成份之一）、製作糕餅、麵包、甜點。早在西元前 2800 年就有肉桂的記載，《聖經》中也曾提到肉桂，是最早使用的香料之一。肉桂因含有揮發油而香氣馥鬱，可使肉類菜餚祛腥解膩、芳香可口，令人食慾大增。中醫認為，肉桂性味辛熱、有小毒，有曖胃祛寒、活血舒筋、散寒止痛、溫經通脈和止瀉的功效。適合食慾不振、平時畏寒怕冷、手腳冰冷、風濕性關節炎、腰膝冷痛、婦女產後腹痛、經期小腹冷痛者食用。

作用機轉：
- 肉桂精油是一種殺菌消毒劑，亦是收斂劑，有促進血液循環的效果，適合油性肌膚使用。
- 肉桂有中樞性和末梢性血管擴張作用，能增強血液循環。而所含的揮發油，有緩和的刺激作用，能增強消化機能，排除消化道積氣，緩和胃腸痙攣性疼痛。
- 肉桂含苯丙烯酸類化合物，對前列腺肥大有治療作用，而且能增加前列腺組織的血流量，改善局部組織血液循環。
- 肉桂能夠重新啟動脂肪細胞對胰島素的反應能力，並加快葡萄糖的新陳代謝，有助於預防或延緩因年老而引起的第二型糖尿病。

副作用：
- 夏季天氣炎熱，或內熱較重、火氣偏盛或陰虛火旺者，劑量宜酌量減輕。
- 肉桂有活血的作用，孕婦少食。
- 各種炎性感染、紅斑性狼瘡、痔瘡、發燒、大便乾燥、目赤腫痛者勿食肉桂。
- 某些易過敏的人，食用大量的肉桂可能會產生嚴重的副作用。
- 肉桂外用，有時會使皮膚過敏、不適及疼痛。
- 孕婦、哺乳婦女、對肉桂過敏者、肝病患者及預定 2 星期後手術者不要服用肉桂。
- 大量的肉桂有肝毒性，所以，不要與同樣有肝毒性的

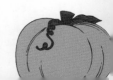

　　藥物一起服用，如 Acetaminophen、Amiodarone、Carbamazepine、Isoniazid (INH)、Methotrexate、Methyldopa、Fluconazole、Itraconazole、Erythromycin、Phenytoin、Lovastatin、Pravastatin、Simvastatin。

- 肉桂有降血糖功能，糖尿病人如同時服用肉桂和降血糖藥物（如 Tolbutamide、Acetohexamide、Glipizide），恐怕會使血糖過度降低，造成危險。

毒性：

　　肉桂常含高量的香豆素（Coumarin），對某些易過敏的人，肉桂會造成肝疾或惡化肝疾，所以切勿長期大量食用肉桂。有肝疾的人也要避免食用肉桂或含肉桂的產品。

注意事項：

- 購買肉桂藥材時，以藥材呈筒狀塊片、質硬、棕色，以香氣濃厚、身乾者精油含量高、黏性少為佳。
- 受潮發黴的肉桂不可食用。
- 臺灣栽種的品種為土肉桂及楊蘭肉桂。土肉桂（*Cinnamomoum osmophloeum*）又稱假肉桂，土肉桂的樹皮嚼之有辛辣的肉桂香味，可代替肉桂，其葉也含精油，能預防痛風、腎結石。

色胺酸（L-Tryptophan）

別名：

L-Trypt。

成分：

L-2-Amino-3-(indole-3-yl) propionic acid。

功能：

失眠、抑鬱、憂鬱、帕金森等疾病的輔助治療，用於經前不悅症（經前症候群）、戒菸。

說明：

色胺酸是一種必需胺基酸，也就是人體無法自己製造的胺基酸，必須由食物來獲得。色胺酸被稱為「天然的安眠藥」，色胺酸是大腦製造血清素（Serotonin）的原料，血清素是一種可以減緩神經活動、讓人放鬆、引發睡意的神經傳導物質。

作用機轉：

色胺酸在肝臟會轉化為菸鹼酸（Niacin），而菸鹼酸可以在體內產生血清素，血清素是一種可以減緩神經活動的神經傳導物質。

副作用：

・同時服用色胺酸和抗憂鬱藥（特別是 Slective serotinin-reuptake inhibitors，如百憂解）或單胺氧化酵素抑制劑（MAOI）時，會增加這些藥物的效果和毒性。

・孕婦及哺乳婦女不宜食用。

・有腎臟、肝臟及白血球（嗜伊紅性白血球過多症，Eosinophilia）疾病者不宜食用。

・色胺酸會增加腦內血清素，不可與同樣會增加腦內血清素的抗憂鬱藥物、MAOI、Meperidine（鎮痛劑）、

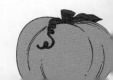

Dextromethorphan（非麻醉性鎮咳劑）一起服用，以免血清素過多，造成包括心臟毛病、顫抖、焦慮等嚴重副作用，抗憂鬱藥物如 Fluoxetine（Prozac，百憂解）、Paroxetine、Sertraline、Amitriptyline、Clomipramine、Imipramine；MAOI　如　Phenelzine、Tranylcypromine。

- 色胺酸會導致睡意，所以不可與中樞神經抑制劑（如 Clonazepam、Lorazepam、Phenobarbital、Zolpidem）一起服用，以免睡過多。

- 色胺酸不可與同樣會增加腦內血清素的 Tramadol（鎮痛劑）一起服用，以免產生混亂（讓人不知所措）、顫抖、肌肉僵硬等副作用。

毒性：

懷孕第一期勿用。

注意事項：

- L-Tryptophan 2.5g/day 可以降低服用 L-dopa 帕金森氏症患者的精神病有關的副作用。憂鬱：4 至 6g/day 早晚各 1 至 2 公克。失眠時睡前空腹服用色胺酸 1,000 至 2,000 毫克。

- 含有色胺酸的食物，有全麥製品如燕麥雜糧、大豆、香蕉、優酪乳、牛奶等。平日攝取充足鈣質，像小魚乾等，可抑制神經興奮，具穩定作用。

- 慢性酒精中毒者會防礙色胺酸進入腦部，而影響色胺酸在腦部的運輸。

- 在入睡前 1 至 2 小時或晚餐 2 至 3 小時後，吃些低蛋白質而富含色氨酸的食物，可幫助色氨酸進入腦部促進睡眠，合成褪黑激素或血清素。
- 人體腦神經有四種主要物質來控制其運轉，乙醯膽鹼（Accetylcholine）、新腎上腺素（Norepinephrine）、多巴胺（Dopamine）及血清素。新腎上腺素、多巴胺興奮神經傳導系統，會造成腦神經功能亢奮，有利於用腦。血清素是有利於腦細胞休息，有利於睡眠。

西洋參（American Ginseng）

學名：

Panax quinquefolium。

別名：

Canadian Ginseng、Shi Yang Seng、花旗參。

成分：

人參皂甙類、人參多醣、揮發油、微量元素。

功能：

治療糖尿病、增強免疫、抗衰老、降血脂、保肝、壯陽。中醫認為，西洋參味苦微甘、性寒，功能補氣養陰、清火生津、滋補強壯、養血生津、寧神益智。

說明：

西洋參為五加科植物西洋參的乾燥根，主產於美國、加拿大及法國，西洋參和人參屬於同科同屬但不同種的植物，不僅在外型、效果功能上不盡相同，服用與進補的方法也有所差

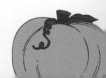

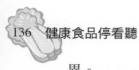

異。

作用機轉：

- 西洋參能提高血清和組織中的超氧化物歧化酵素（SOD），降低過氧化脂質（LPO）和氧自由基，延緩衰老的速度。
- 西洋參能增強自然殺傷細胞活性，增強免疫活性，可用於腫瘤及愛滋病患者的保健。
- 抗血小板凝集作用，防止血栓形成。
- 西洋參能促進胰島素的分泌，可降血糖，用於第二型糖尿病的治療。

副作用：

- 若出現面色蒼白、四肢浮腫、畏寒怕冷、心跳緩慢、食慾不振、噁心嘔吐、腹痛腹脹，或感冒咳嗽有痰、口水多或有水腫等現象時，都應避免服用西洋參，以免加重病情。
- 西洋參的副作用包括腹瀉、失眠、頭痛、搔癢、焦躁。少數人可能會有心悸、血壓升高、乳房觸痛、婦女陰道出血。極少數的人會有嚴重的全身皮膚多形性紅斑（Stevens-Johnson syndrome）、肝損傷、嚴重過敏症。
- 孕婦及哺乳婦女不宜食用西洋參。
- 失眠、高血壓、乳癌、卵巢癌、子宮癌、子宮內膜異位症、子宮肌瘤（Uterine Fibroid）、精神分裂症患者不宜食用西洋參。

- 正服用降血糖藥物（如 Glimepiride、Glyburide、Insulin、Pioglitazone、Rosiglitazone、Chlorpropamide、Glipizide、Tolbutamide）者如同時使用西洋參，恐使血糖濃度過低。
- 西洋參不宜與 Warfarin（抗凝血藥）一起服用，以免血流不止。
- 西洋參有興奮作用，抗憂鬱藥物（MAOI，如 Phenelzine、Tranylcypromine）也有興奮作用，一起服用會有焦慮、頭痛、失眠、不安等副作用。

注意事項：

- 選購西洋參藥材時以條勻、質硬、表面橫紋緊密、氣清香、味濃者為佳。
- 西洋參用量一至三錢。

卵磷脂（Lethicin）

學名：

Phosphatidylcholine。

別名：

腦磷脂、肌醇磷脂混合物、Yolk Lecithin、Vegetable Lecithin。

成分：

磷脂質（Phospholipids）、醣脂質（Glycolipids）、碳水化合物及其他中性脂肪（三酸甘油脂）。

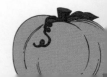

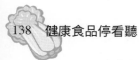

功能：

有助於體內脂肪代謝與利用。適用症狀為穩定細胞膜、保護細胞、補腦、肝臟的守護神、降血脂。

說明：

卵磷脂的英文「Lethicin」意謂「來自蛋黃中含磷質的脂肪」，大豆是目前市面上卵磷脂的主要來源，是最主要的磷脂質之一（一種脂質），也是構成各種動植物細胞之細胞膜、神經細胞與腦細胞的重要物質，其成分包括有甘油、脂肪酸、磷酸與膽鹼，天然食物中含卵磷脂最多的是蛋黃和大豆脂質。卵磷脂是一個複合天然物，是天然的乳化劑，能將脂溶性和水溶性的成分結合；在肝臟中，膦脂質能夠讓人類所攝取的脂質乳化、代謝，使之被吸收或進入消化道中而隨糞便排出體外。

作用機轉：

- 卵磷脂具有促進腦細胞膜的流動性、安定腦細胞膜以抵抗老化引起的自由基攻擊腦細胞作用，單獨萃取出的卵磷脂，運用在改善腦細胞退化及預防老年癡呆症。
- 天然未經加工精煉的卵磷脂約含 50%的磷脂質，穩定細胞膜、保護細胞、強化細胞抵抗自由基侵害的能力、促進腦細胞膜的流動性以預防腦細胞退化、促進胎兒腦細胞的正常發育、促進肝臟中脂肪的代謝以及預防及改善脂肪肝。
- 卵磷脂中所含的肌醇（Inositol）、膽鹼（Choline）與

甲硫胺酸（Methionine）統稱為解脂劑，解脂劑可以有效的幫助肝臟中的脂質乳化。

副作用：

・卵磷脂不宜過量攝取，否則有發胖之虞。

・卵磷脂服用過量之副作用為噁心、嘔吐、腹瀉、脹氣、發汗；服用超高量（每天 10 公克以上），則身體會發出魚腥味，或心律異常。

・發育中或年輕女孩子則不建議使用，以免破壞體內荷爾蒙分泌系統平衡。

注意事項：

・粉狀的卵磷脂可以添加在牛奶、沙拉或任何烹煮食物中，它不會因烹煮而失去保健意義。最適合經常補充卵磷脂的族群包括脂肪肝患者、孕婦、授乳期婦女、兒童及老人。

・卵磷脂大部分都是脂肪成分，熱量幾近油脂的每公克 9 大卡，如果吃多了，還是一樣會胖，並不是真能幫助減肥的成分。

・天然卵磷脂粉末適合一般兒童、孕婦（未過胖者）及病中、病後身體較虛弱者服用，每天 1 至 2 大匙，可與食物拌和共服，也可添加在烘焙食物或一般烹調中食用。

・每天服用卵磷脂 300 毫克及銀杏葉萃取物 120 毫克，對於缺氧所造成的癡呆症、阿茲海莫氏症及短期記憶力降低等，都具有顯著的改善效果。

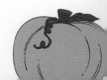

- 清楚標示所含磷脂質（Phosphatides）的百分比含量，為品質比較好的濃縮卵磷脂。天然卵磷脂中所含的腦磷脂含量極低。
- 卵磷脂是一種脂質，從日常飲食生活中的豆類製品、牛奶、麵包、五穀胚芽或巧克力等食物中都能攝取到。
- 卵磷脂產品在保存上，應儲存在密閉不透光的容器內，儲存溫度在攝氏 25 度下為佳，以防光、熱或濕氣所造成的變質。
- 在服用劑量上，每日以 500 至 1000 毫克為佳。

乳鐵蛋白（Lactoferrin）

別名：
Bovin lactoferrin、Human lactoferrin

成分：
與鐵結合的醣蛋白（glycoprotein）。

功能：
抗菌、抗病毒、提昇免疫力、抗氧化及抗發炎。適用於免疫力差容易感染體質、病毒感染性疾病的支持性療法、癌症患者的免疫力提昇、治療 C 型肝炎。

說明：
現代人由於環境污染、飲食精緻化及不均衡、體內自由基的不斷提高等，導致免疫力的不斷衰減。一般的鮮奶中，每公升約含有 150 毫克的乳鐵蛋白，牛初乳的含量則為 1,000 毫

克，人類初乳的乳鐵蛋白更高達每公升 2,000 毫克。

作用機轉：

- 乳鐵蛋白是存在乳清蛋白中的醣蛋白，由於與鐵結合的特性，使它具有抗菌及抗病毒的特性，乳鐵蛋白同時也被證實具有促進免疫 T 細胞、吞噬細胞、殺手細胞、腫瘤破壞因子（THF-alpha）及介白質（Interleukin-6）的活性，對腸病毒感染具有保護作用。

- 乳鐵蛋白的抗氧化作用也是另一個強化免疫系統的機轉，可消除體內過多的自由基，使得乳鐵蛋白同時具有抗發炎的作用。

- 乳鐵蛋白被運用在病毒感染時的支持性療法。病毒感染性疾病並不像細菌性感染，有抗生素可以有效控制病情，臨床上針對病毒感染性疾病，多使用提升病人本身的免疫力來對抗病毒，給予病人足夠的營養、充分的休息及各種可以提高免疫力的食品。

- 乳鐵蛋白具有提高免疫力、降低因為化療致使免疫力下降而遭受細菌感染的機會。在腸感冒流行季節時補充乳鐵蛋白也可以提升體內對抗病毒的免疫力，預防感冒所引起的嚴重併發症。

副作用：

- 乳鐵蛋白有引起腹瀉的副作用。

- 高量服用會有皮膚起疹子、寒顫、疲倦、便秘、無食慾等症狀。

- 孕婦及哺乳婦女不宜食用乳鐵蛋白。

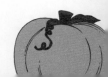

注意事項：

- 一般性的補充，每天應補充 250 毫克的「純」乳鐵蛋白。
- 乳鐵蛋白經常被添加在奶粉或乳酸飲料中，一般來說，食品中所添加的乳鐵蛋白劑量都沒有清楚的標示出來。
- 治療 C 型肝炎可每日服用 1.8 至 3.6 公克乳鐵蛋白。

兒茶素（Catechin）

別名：

Polyphenol catechin。

成分：

Gallocatechin（GC）、Epigallocatechin（EGC）、Epicatechin（EC）、Epigallocatechin gallate（EGCG）。

功能：

抗氧化、抗菌、抗腫瘤、抗病毒、消臭、抑制低密度脂蛋白與血糖上升。

說明：

茶葉是一種傳統的藥食同源的植物，主要成分「兒茶素（Catechins）」，經實驗證明具有抗氧化作用，為當前最流行的健康食品。兒茶素類又稱黃烷醇類，是茶葉中最主要的多元酚類成分，約佔茶中多元酚類成分總含量的 75 至 80%。佔茶菁的 12 至 26%。茶中的兒茶素類屬於一種混合物，是茶湯中苦、澀味的主要來源，也是決定茶葉品質優劣的重要因子之

一。兒茶素類屬於多元酚類（Polyphenol）中的一種，茶葉中的兒茶素類可以分為三種游離型態：Catechin、Epicatiechin以及Epigallocatechin，與兩種酯化的沒食子酸：Epicatechin gallate（ECG）及 Epigallocatechin gallate（EGCG），而以後者（ECG 及 EGCG）的含量較多。基本上，多攝取綠茶中的多酚類（Tea polyphenol）物質能提高生理功能，增進人體健康。而 EGCG 是被認為最有保護性的成分。

作用機轉：

- 清除自由基，兒茶素是天然的油脂抗氧化劑，抗氧化活性甚至比維生素 E 還高。並且可以清除人體產生的自由基，以保護細胞膜。
- 延緩老化。
- 預防蛀牙，兒茶素可以明顯地減少牙菌斑以及減緩牙周病。
- 改變腸道微生物的分佈：兒茶素類可以抑制人體致病菌，同時又不傷害有益菌（如乳酸菌）的繁衍，所以有整腸的功能。
- 除臭，兒茶素可以除去甲硫醇的臭味。

副作用：（參見綠茶 p.273）

注意事項：

- 兒茶素類總含量以夏茶最高、次為春茶、秋茶，冬茶最低。
- 在腸胃道的吸收卻不佳，而且會被體內和腸道細菌的酵素代謝掉。茶的生物作用可能是經由咖啡因或多酚

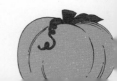

的細菌代謝物來產生。

- 綠茶於製作過程中，完全未經過發酵的處理，故兒茶素含量較烏龍茶與紅茶等為高。

刺五加（Siberian Ginseng）

學名：

Eleutherococcus senticosus、*Acanthopanax Senticosus*。

別名：

南五加皮、五加、刺拐棒、西伯利亞人參、Eleutherococcus、Eleuthero、Devil's shrub、touch-me-not。

成分：

刺五加甙 A（Eleutheroside A，即β-谷甾醇葡萄糖甙），刺五加甙 B（紫丁香甙，Syringin）、超氧化歧化酵素（SOD）複合物、維生素、礦物質、刺五加多糖、芝麻素、甾醇、香豆精、黃酮、半乳糖、胡蘿蔔素。

功能：

抗疲勞、調節內分泌、使紅血球、白血球作用正常、穩定血壓。可以擴張血管、增加冠脈流量以及降低血壓的作用。

說明：

刺五加生產於俄國西伯利亞、中國黑龍江省及日本北海道，是一種耐寒植物。刺五加與人參同屬於五加科，植物親緣關係接近，含有的化學成份與人參相類似。「寧得一把五加，不要金玉滿車」，這是人們對刺五加作用的最佳評價。《桂香室雜記》也有「白髮童顏叟，山前逐騶驊，問翁何所得，常

服五加茶」的記載，說明刺五加有強筋健骨、益氣耐勞、抗衰延年的功效。

作用機轉：

- 增加氧吸收量，已有研究證實，服用刺五加可以增加人體的氧氣吸收量，並且提高細胞氧氣交換的能力。
- 抗氧化作用，刺五加含超氧化歧化酵素（SOD）複合物。SOD 具有良好的抗氧化功能，可以增強人體免疫以及抵抗自由基攻擊的效果，所以可以預防老化。刺五加的抗氧化效果是維生素 E 的 5 倍，有良好的抗氧化作用。
- 抗炎作用，會抑制大白鼠關節炎作用；而此作用與腎上腺有密切關係。
- 鎮痛作用，注射於小白鼠腹腔，會出現呈現鎮痛作用。
- 祛濕止痛，可以強筋壯骨利濕消腫。
- 運動方面，可以提升最大耗氧量、增加最大換氣量、增加運動持續時間。

副作用：

- 刺五加的副作用、禁忌及注意事項均與人參相似。
- 刺五加常見的副作用為高血壓、嘔吐、頭痛、失眠、慌亂、流鼻血、心律不正常、困倦。
- 美國草藥產品協會（AHPA）認為刺五加安全性相當高，然而阻塞性睡眠窒息症（Obstructive sleep apnea）、嗜睡症（Narcolepsy）或懷孕、哺乳婦女不要

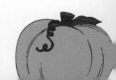

使用刺五加。

- 曾有一個病例報告有位婦女，在哺乳期間因服用摻有刺五加或有刺五加污染之補充品，而使嬰兒發生陰部過度長毛之情形。
- 刺五加可能增加 Digoxin（強心藥）的血中濃度，因而增加其引起副作用的風險。
- 刺五加與安眠藥（巴比妥類藥品，Phenobarbital）同時服用要小心。
- 患有高血壓、肝、腎疾病者，不要使用刺五加。
- 刺五加避免與其他具有中樞神經興奮作用之藥草、植物或成分混合使用，如咖啡、茶、麻黃、瓜拿納。急性發炎時也不要服用刺五加。
- 刺五加可能會增強口服降血糖藥品的作用。
- 刺五加對女性有雌激素活性。

注意事項：

- 刺五加最好在下午 3 時前服用以避免失眠。
- 刺五加可以連服 3 個月，而後需停 2 至 3 週。
- 服用刺五加時，避開酒精、性行為、辛辣食品。

明日葉（Ashita-Ba）

學名：

Angelica keiskei。

別名：

鹹草、返陽草、珍立草。

成分：

有機鍺，維生素群、葉綠素、鈣、鉀、鎂等多種礦物質、胡蘿蔔素、類黃酮素。

功能：

增強體力、旺盛精神、補給營養。

說明：

如果今天摘取這種野草的葉，則明天又可見到新葉長出，此即「明日葉」名稱由來。不過依實際觀點，摘葉後，約自第四日才長出新葉。由於這種草的生命力極強，所以，有些藥草書籍即把明日葉當作長生不老的植物來介紹。也有傳說「秦始皇將明日葉視之為長生不老的靈草，因而派人到處找尋此種藥草。」明日葉的效用，即能促進新陳代謝的機能，並含有各種有效成分。一般的植物幾乎不含維他命B12，明日葉卻含有豐富的維他命B12。明日葉含有能夠抗癌的物質—鍺，因而受到科學家的矚目。

作用機轉：

- 有機鍺具有半導體的特性，易與血中酸性物質結合，排出體外，淨化血液而改善體質；鍺可將膽固醇排出體外，預防動脈硬化暢通血管；鍺可使體內的氧供應活潑，具有誘發干擾素的功能，可增強免疫力及抗癌。
- 葉綠素與人類血紅素構造相似具補血功能，亦可增進肉芽形成幫助傷口癒合，及具抗菌作用可抑制口臭體臭。

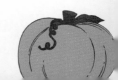

・維生素 B12 為造血原料可降低貧血，並可讓腦細胞活化，增加集中注意力增強記憶；維生素 B12 亦可促進成長和增進食慾，誘發生長荷爾蒙。

副作用：

・服用明日葉如有嘔吐、腹瀉、過敏症狀，應立即停止使用。

・懷孕或哺乳婦女不建議服用明日葉。

・明日葉可能會與抗凝血劑、荷爾蒙及口服避孕藥產生交互作用。

果寡糖（FOS）

別名：

Oligofructose。

成分：

Fructo-oligosaccharides（FOS）。

功能：

作為膳食纖維，促進腸道蠕動，促進 Bifidus（比菲得氏菌）生長。

說明：

寡糖類食品的利用，主要在使人類或動物體內有益菌大量增生，可壓抑無益菌的繁殖，提高動物或人類疾病的防止效果。或者利用寡糖來吸附病原菌，使其不能發生為害動物或人體。寡糖由 2 至 10 個單糖單位組成的糖類總稱為寡糖，故雙糖是寡糖之一種。除了動物能消化利用的單糖與雙糖外，其他

的寡糖類在自然界中存在量不多。果寡糖是寡糖的一類，它是以蔗糖（蔗糖是由果糖及葡萄糖兩個分子所組成）作為原料經酵素加工而成，生理效果與其他種類的寡糖類似。例如含果寡糖豐富的蔬果有香蕉、胡蘿蔔、蘆筍、洋蔥等，在大豆中亦含有部分寡糖。

作用機轉：

- 調整腸道有益菌叢生態，果寡糖可作為體內雙叉桿菌—比菲德氏（Bifidus）菌等有益菌生長繁殖的營養成份，而壓抑有害菌種的生存空間，促成腸道有益菌叢生態健全。如此可增加營養的吸收效率，並減少腸道有害毒素的產出，而維持免疫機能、減少腸道發生惡性腫瘤的危險、延緩老化。故果寡糖和乳酸菌、膳食纖維等物質一樣，都是整腸、體內環保、促進正常排便的好幫手。

- 降低血脂肪含量，許多研究都指出果寡糖對血膽固醇與中性脂肪的下降有幫助，果寡糖和膳食纖維一樣，也有助於血中膽固醇的控制，其生理機制與膳食纖維類似，也是能與膽酸、膽鹽結合而將其排除於體外，防止再吸收，體內就會促進膽固醇在肝臟進行氧化作用產生膽酸，降低血膽固醇濃度。

- 提高礦物質的吸收率，當使用膳食纖維減肥時，其缺點是抑制礦物質的吸收，因纖維質會與礦物質結合成一混合物，但寡糖無此現象外，還可促進礦物質的吸收。因為果寡糖經腸道細菌發酵後，可以形成有利於

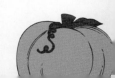

礦物質吸收的腸道環境，尤其是鈣、鎂等礦物質。果
寡糖有乳酸菌的保健效益，卻比乳酸菌更能突破胃酸
的破壞，進入腸道中受細菌所利用；故果寡糖有膳食
纖維的生理功用，卻沒有膳食纖維會抑制礦物質吸收
的缺點。

副作用：

・果寡糖對某些人來說，和乳酸菌、膳食纖維一樣，會
造成脹氣。
・初次服用果寡糖可能會有胃痙攣、脹氣等情形。

注意事項：

・果寡糖是一種不被人體吸收利用的糖類，它是腸內益
菌的主食。每天補充約 15 公克的果寡糖，可使腸內益
菌，尤其是比菲德氏菌生長良好。
・服用果寡糖，一開始要少量食用。

松樹皮萃取物（Pine Bark Extract）

學名：
Pinus maritima。

別名：
Pycnogenol。

成分：
黃酮素（Flavonids）、前花青素、兒茶酚、生物鹼。

功能：
抗氧化、保護血管。適用症狀為心血管疾病、動脈硬化

的預防；消除體內自由基，預防與自由基相關的慢性病。

說明：

可提煉松樹皮萃出物的樹齡需成長 20 年以上，而且每 1 公斤僅能萃取出 1 公克的松樹皮萃出物，產量有限，也因而格外珍貴。研究後發現它含有豐富的生物類黃酮。松樹皮萃出物屬水溶性的生物黃酮精華，含有多類有機酸，包括兒茶酸、Procyanidis、Taxifolins 及 Phenolic acids，是天然的強力抗氧化劑，能對抗破壞細胞的自由基。並不是只有一個單方的化學成分，花青素、兒茶酚、生物鹼和存在松樹皮中特有的石炭酸等多酚類化合物，都是構成松樹皮具生理活性的元素。

作用機轉：

· 含有豐富具抗氧化生理活性的水溶性黃酮素可以降低低密度脂蛋白（LDL）氧化作用所造成的動脈硬化機會、降低紫外線對皮膚的傷害、強化體內對過氧化物的清除效果，同時能促進體內抗氧化酵素：過氧化氫酵素及超氧化物歧化酵素（SOD）等的形成及活性的提高等抗氧化效果。

· 一氧化氮（NO）在人體內扮演著血管擴張作用的生理活性，松樹皮萃取物卻不會提高血管壁的NO濃度，而能達到與NO類似的血管擴張及血壓下降作用，可以降低血脂肪在血管壁的氧化沈積，進而降低血管硬化所產生的血管彈性下降問題，松樹皮萃取物是最具血管保護作用的抗氧化植物成分。

· 松樹皮萃取物有與阿斯匹靈接近的抗血栓效果，卻沒

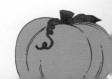

　　有如阿斯匹靈一樣延長出血時間的副作用，可以降低
因血小板凝集所產生的循環性疾病，並且具有促進微
血管血循的作用。
・罹患阿茲海默氏症的患者，其腦部都有比較高濃度的
一種名為 Amyloid-beta 的蛋白質沈積，會造成腦部承
受氧化壓力增加，進而破壞腦細胞的正常運作。松樹
皮萃取物可以改善因為老化產生的記憶力退化現象，
可以有效降低 Amyloid-beta 對腦細胞所產生的損害有
關。

副作用：

・松樹皮萃取物常見的副作用是輕微的腸胃不適，例如
噁心、胃不適。
・松樹皮萃取物含有強抗氧化作用，會干擾化療藥品及
放射線治療的效果。
・對松樹皮萃取物會過敏者要慎用。
・松樹皮萃取物可能與化療藥品、免疫抑制劑（如 Cyc-
losporine、Tacrolimus）產生交互作用。
・松樹皮萃取物不要與類固醇（如 Prednisolone、Dexa-
methasone）同時服用。
・患有自體免疫疾病的人，如牛皮癬（Psoriasis）、類風
濕性關節炎（Rheumatoid arthritis）、克隆氏病（Cro-
hn's disease）、多發性硬化症（Multiple sclerosis）、
全身性紅斑性狼瘡（Systemic Lupus Erythematosus）、
第二型糖尿病（Type 2 diabetes）皆不要服用松樹皮萃

取物。

・懷孕、哺乳婦女及幼童不建議使用松樹皮萃取物。

注意事項：

・每公斤體重每天劑量為 15 至 30 毫克。若想要更有效率的補充抗氧化劑，不妨合併多種抗氧化劑，如維生素 E、茄紅素、各種具抗氧化效果的黃酮素及類黃酮素一起服用。

・市面上的松樹皮萃取物分為商標產品和同名產品兩種。所謂商標產品就是採用原開發廠原料的「Pycnogenol」商標的松樹皮萃取物。

芝麻素（Sesamin）

功能：

保護肝臟、抑制高血壓，減輕心血管肥大和腎臟損傷。

說明：

提到芝麻，一般都會想到添加在料理中粒狀的芝麻，也是餐桌上不可或缺的食品。芝麻素是一種存在芝麻油中非脂肪性的成分。天然的芝麻及芝麻油中都含有芝麻素。芝麻素會提高體內維生素 E 的濃度，降低維生素 E 氧化的作用，提高體內抗氧化的能力。

作用機轉：

・芝麻素目前最廣為研究的功能，就在於肝功能的提升。肝臟功能主要是轉換食物中的能量、合成細胞的成分、處理有毒物質及代謝廢物，是體內相當重要的

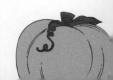

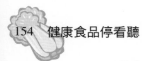

器官。肝臟一旦發生疾病，上述機能就會開始衰退，嚴重影響人體健康。而芝麻素具備超強抗氧化能力。

- 芝麻素（Sesamin）已被科學證實能在體內發揮強力的抗氧化作用，降低血中膽固醇及血壓，強化肝臟機能。
- 芝麻素在動物實驗中發現，它可以舒張血管的活性，也可以抑制高血壓的發展，原有心室肥大及血管肥大的現象都被抑制了。在進一步人體實驗中也出現類似結果，而且可以清除體內自由基，效果比維生素 E 更強。

副作用：

芝麻具有清腸作用，腹瀉者不宜多吃。

注意事項：

- 一般人平時可以多吃芝麻、芝麻油等來獲取芝麻素，除了芝麻之外，刺五加也含有豐富的芝麻素。
- 每天能適當攝取芝麻（從營養學角度來看，每天攝取 2 公克，大約 2 大匙的芝麻）是最理想的，如此可達增進健康、預防疾病的功效。但值得注意的是，芝麻的外皮堅硬，若整粒食用，消化吸收性會很差。
- 芝麻素好處雖多，但若想從吃芝麻中來獲取芝麻素，可能會因此而吃下過多的油脂及熱量。不妨多從蔬菜、水果中下手，蔬果裡富含維生素 C、E、β胡蘿蔔素、多醣類或類黃酮素等，一樣可以達到抗氧化的效果。

芹菜子（Celery seed）

學名：

Apium graveolens。

別名：

Celery、Garden celery。

成分：

揮發油、黃酮素、Limonene、礦物質、香豆素。

功能：

鎮定、降血壓、膽固醇，治關節炎、神經質、頭痛、痛風。

說明：

芹菜在一般人的想法裡只是一種蔬菜而已，但研究顯示，芹菜的根莖葉與種子都能提供健康用途，芹菜子含有豐富維生素 A、C、B1、B2 外，並含大量的鐵和鈣質，還可降低血壓，對關節及肝疾病有頗佳的療效，且可當抗氧化劑及鎮靜劑，而它所含的鐵質也是造血、補血的重要元素，貧血或皮膚乾燥者可食用芹菜或飲用生汁。對於風濕症、風濕關節炎、痛風、高尿酸症等，芹菜子具有舒解作用，它也是極佳的利尿劑；對於中樞神經系統亦有鎮定的作用，能安神、舒解脹氣及消化不良的症狀。

作用機轉：

・芹菜子具有降低血壓的作用，並能減輕肌肉痙攣，對關節炎及肝病患者是種極佳的食物，並可當作抗氧化

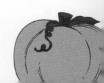

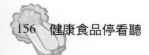

劑及鎮靜劑。

- 關節風濕症患者，其血清內球蛋白增加，會同時出現風濕性因子的抗體，而芹菜子正具有降低血清中球蛋白的作用，能有效達到治療並紓解關節風濕症的效果。
- 痛風患者，97%有高尿酸症，其尿酸為細胞新陳代謝所產生，若積存在關節、腎等組織裡，會造成關節特別疼痛，甚至心、腦血管損傷而威脅到生命，而芹菜子具有降低尿酸的作用。
- 芹菜子具有利尿作用，有助於排除尿酸。芹菜子具中樞神經鎮定作用，有安定及抗驚厥和抽搐的作用。

副作用：

- 男性不宜食用過多芹菜子，因為它會減低精子的數量，因而降低生育能力。
- 芹菜是感光食物之一，長期食用又經常接受日光曝曬，會使皮膚易生黑斑，愛美的女性也應該要注意。
- 芹菜會聚積大量硝酸鹽，在消化過程中會轉成亞硝酸鹽，與體內酵素作用會形成亞硝酸胺（致癌物質），煮熟則可以減少硝酸鹽，應避免大量生食。
- 懷孕婦女勿用芹菜子，因為芹菜子會引起子宮出血及子宮肌肉收縮。
- 腎臟發炎的病人不要服用芹菜子。
- 雖然罕見，但是有人會對芹菜子有過敏反應。
- 芹菜子具有利尿作用，所以可能與利尿劑（如 Furos-

emide、Hydrochlorothiazide）產生交互作用。

・芹菜子具抗凝血作用，所以可能與抗凝血劑（如阿斯匹靈、Warfarin）產生交互作用。

注意事項：

・一般說來，最能保持芹菜營養的調理方法，莫過於油炒或生吃。不過，若是打汁食用時則必須注意，由於芹菜生汁中含有硫，是相當高效能的腸胃清潔劑，最好能混合上胡蘿蔔、萵苣、菠菜等蔬菜，以減緩它強勁的清潔效果，適度且正確的食用芹菜，具有通便、消除便秘的效果。

・切勿使用園藝用的芹菜子，因為這類來源的種子通常都會經過化學物質處理。

花粉（Bee Pollen）

別名：

Pine pollen、Buckwheat pollen。

成分：

蛋白質、多種維生素、礦物質、芸香甙（Rutinoside）、Cernilton。

功能：

營養補充、體力強化。適用症狀為虛弱體質者的營養補充、微血管收縮及保護血管韌性、保護及預防前列腺（攝護腺）肥大。

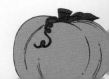

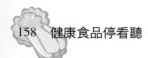

說明：

人類使用花粉已有將近五千年的歷史，最早可以追溯到西元前 2735 年。花粉是花朵雄蕊所含有的粉狀物質，能與雌蕊結合授精，是植物的雄性因子。植物藉由花粉才能傳宗接代，所謂的「蜜蜂花粉」（bee pollen）是指工蜂從花朵上採集後，再混合少許蜂蜜和唾液分泌物而成的物質。花粉的種類主要根據從不同植物來區分，每種花粉都有獨特的香味及顏色，許多野生植物也會產生花粉，較常被使用的花粉種類有裸麥、松樹、牧草。花粉的營養價值很高，而且含量均衡，可以為人體完全消化吸收，一向被視為大自然最完美的食物。花粉的蛋白成分非常高，比同重要的牛肉還多 50%以上，其中又有一半為游離型胺基酸，能夠輕易地為人體所吸收，也適合作為素食者吸收蛋白質的來源。花粉含有多種天然荷爾蒙、豐富的蛋白質、礦物質和維生素，是一種營養比例完美均衡的營養補充品；其所含的特殊物質，能促進腺核苷三磷酸（ATP）的合成，加速消化食物、攝取營養的代謝過程，迅速供給身體活動時所需的熱量。花粉適合一般體質較虛弱、病中病後者補充體力之用。

作用機轉：

- 芸香苷（Rutinoside），具有微血管收縮及保護血管韌性的作用，cernilton 具有保護及預防前列腺肥大的功能。
- 花粉含適量的三酸甘油脂及豐富的卵磷脂。對腦部、血管及肝臟具有很好的保健效益，能促進脂肪的代謝

與利用，有助於消化作用。

副作用：

・對花粉過敏或容易對食物產生過敏者，食用後會引起不同程度的過敏反應。

・花粉的副作用為因過敏反應所引起之搔癢、頭痛、腫脹、打噴涕、全身性過敏、嗜伊紅球增多症（Hypere-osinophilia）、腹痛、腹瀉。

・全身性過敏反應（Anaphylaxis）是一種內科急症，包括了全身性急症過敏反應，發生於以前曾暴露於相同過敏原者。有位 46 歲男性曾患有季節的過敏性鼻炎（Seasonal allergic rhinitis），服用一茶匙花粉，15 分鐘後大打噴涕，30 分鐘後出現全身性血管性水腫、搔癢、呼吸困難及頭重感，經急救後才好轉。

・有婦女服用花粉超過三週後出現嗜伊紅球增多症、神經及腸胃症狀。

注意事項：

・對花粉產生過敏的花粉熱（Hay Fever），多半是由吸入而引發的，有少數體質較敏感的人，在食用花粉後會發生過敏反應，嚴重者甚至會產生休克現象，這也是有過敏體質的人應特別小心使用的。

・選購花粉一定要選擇有破殼（破壁處理）且最好是磨成細粉的產品，才較能夠為人體所吸收利用。

・花粉服用的數量，粉末每日以 2 湯匙為佳，錠劑或膠囊則 1 至 2 粒為宜。

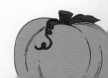

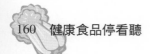

- 大瓶裝的花粉原粒在開瓶使用後，應放入冰箱冰藏。
- 服用花粉的時間適合在早餐前及午餐前空腹服用比較容易吸收。
- 對花粉過敏，或從未服用過花粉的人，最好先做過敏測試，方法是將少量的細粒狀花粉放入舌下，經過一段時間後，觀察是否有不舒服的反應，包括會癢、打噴嚏、起疹子等。
- 必須從少量（大約半湯匙）開始服用，經過幾天之後，才能增加至正常的服用量。

初乳蛋白（Colostrum）

別名：
Bovine Colostrum、Bovine Immunoglobulin。

成分：
Immunoglobulins 免疫球蛋白（主要為 IgG）、Iactoferrin 乳鐵蛋白、Growth factors (IGF-1、IGF-2、EGF、TGFbeta)。

功能：
提高免疫力、抗菌、預防胃腸道感染性疾病。適用於免疫力低下的族群，AIDS 患者腸胃道感染的治療。

說明：
初乳含有一般乳汁 4 至 5 倍的蛋白質含量，其中更含有可直接對抗致病微生物及抵禦自由基對細胞侵害的免疫球蛋白、乳鐵蛋白等。主要萃取濃縮自牛初乳，少數來自羊初乳，初乳補充劑保留了可以提高免疫力的免疫球蛋白、乳鐵蛋白及

類荷爾蒙成長因子，其中所含的高濃度蛋白質大多已不存在。

作用機轉：

補充初乳來提高免疫力就如同一種被動免疫，存在初乳中的活性免疫球蛋白，主要是IgG，還有少量可以刺激免疫力提升及本身具有抗微生物作用的物質，如乳鐵蛋白、脯胺酸（Proline）等。

副作用：

- 初乳蛋白對多數人而言安全無虞，但是可能對 AIDS（HIV+）患者有噁心、嘔吐、肝功能檢查不正常、降低紅血球數。
- 懷孕、哺乳婦女及對牛奶或乳製品有過敏者避免使用。

毒性：

根據世界衛生組織的說法，牛奶的傳染狂牛症的可能性極低，並不會造成感染，但是仍應避免食用狂牛症疫區生產的初乳蛋白。

注意事項：

- 由於初乳中所含的促生長因子，並不適合同時也是癌症高危險群的老年族群，對於一般免疫力較差的成年人，不妨以補充由初乳中萃取出的乳鐵蛋白來取代。
- 市面上的初乳蛋白有直接噴霧乾燥和濃縮萃取免疫球蛋白這兩種不同形式的產品。濃縮萃取免疫球蛋白的初乳產品會標示其中Immunoglobulins免疫球蛋白的含量百分比，最好還是能選購有清楚標示免疫球蛋白百

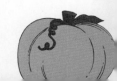

分比的濃縮初乳萃取物，才能清楚定義品質的等級。

· 感染性腹瀉，每日服用 10 至 20 公克初乳蛋白連續 10 天。

· 要以初乳蛋白來達到提高免疫力的作用，需要服用極高的劑量才能達到效果。

金絲桃草（St. John's Wort）

學名：
Hypericum perforatum。

別名：
聖約翰草、貫葉連翹。

成分：
Hypericin（蒽醌類化合物）、揮發油、黃酮素。

功能：
調整神經傳導物血清素的正常濃度。適用症狀為憂鬱症、焦慮症、改善睡眠品質。

說明：
金絲桃草也叫聖約翰草，事實上人類使用金絲桃草已有 2000 年以上。最早被使用於局部燒燙傷及其他外傷傷口、皮膚發炎、神經痛等。直到最近十幾年來，陸續有研究指出它為一種天然的抗憂鬱草藥，且最近它被製做成錠劑、膠囊、茶包等商品，在歐美市場廣泛使用中。金絲桃草在歐洲大陸被用以治療焦慮症和憂鬱症患者，這是一種在歐洲廣泛使用，並用於治療輕度至中度抑鬱症的草藥，近幾年來一直名列美國草藥市

場銷售量前五名。

作用機轉：
- 金絲桃草所含的活性生理成分 Hypericin，明顯的具有調整神經傳導物—血清素（Serotonin）的正常濃度，能改善輕度至中度憂鬱症的臨床症狀。
- Hypericin 會提高體內神經傳導物 Serotonin 的血中濃度，作用與傳統使用三環抗憂鬱藥、百憂解的作用機轉類似，相對於傳統的抗憂鬱治療藥，在治療效果相當使用劑量下，金絲桃草萃取物的副作用卻遠低於傳統抗憂鬱藥品。

副作用：
- 常見的副作用有過敏、暈眩、發疹、蕁麻疹、疲倦、頭痛、不安、胃不舒適、日光過敏。
- 哺乳、懷孕、手術後者不宜使用金絲桃草。
- 金絲桃草萃取物的有效成分類似單胺氧化酵素抑制劑（MAOI）的作用，因此只要可能會和MAOI產生交互作用的藥品食物都不得與金絲桃草一起使用，乳酪也會加強 MAOI 的作用，產生不可預期的副作用。
- 金絲桃草可能會與抗憂鬱劑、Digoxin（心臟病藥）、免疫抑制劑（用於癌症、器官移植）、口服避孕藥、Loperamide（止瀉藥）、Reserpine（降血壓藥）、Theophylline（茶鹼，用於氣喘、肺氣腫、慢性支氣管炎）及 Warfarin（抗血液凝集藥）產生交互作用。
- 美國食品藥物管理局（FDA）發佈了一份警告指出，

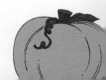

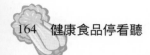

金絲桃草可能會影響許多處方藥的代謝途徑，其中包括治療心臟病、憂鬱症和愛滋病（HIV 病毒感染）等一系列疾病的藥品。

· 金絲桃草可能會加強某些麻醉藥的作用。

· 英國「新科學家期刊」報告指出，服用金絲桃草後，在照射強光或陽光下，可能導致白內障。服用了這種藥草後，須避免接觸強光，以防眼睛造成傷害。

· 金絲桃草減低Digoxin吸收（大約25%的血漿濃度），很有可能是因誘發內臟中的P-Glycoprotein。P-Glycoprotein能幫助除去腸及腎內的藥品，其作用為將藥品移至細胞外，然後進入腸或腎小管等，以便排出。

· 在服用金絲桃草萃取物後，應避免長時間曝曬在強烈的日光底下，因為會因皮膚長時間接觸強烈的紫外線，而產生具神經系統刺激性物質，對於某些體質較特殊者可能導致皮膚刺痛、眼睛對於強光的耐受度的降低，平時有在服用金絲桃草萃取物者應盡量避免日光浴或是長時間日照，出門最好能夠配戴太陽眼鏡。

· 金絲桃草所含的揮發油有刺激性。

· 女性同時服用金絲桃草及口服避孕藥會有不正常出血的情形。

· 驟然停止服用金絲桃草萃取物可能產生禁斷現象，如果覺得精神壓力漸輕，想要停止使用金絲桃草萃取物時，也應以漸進式，慢慢減低使用劑量來達到停止使用的目的。

注意事項：

- 整體來說，並沒有如同藥品一般的嚴格品管，加上使用金絲桃草萃取物，多半是自覺性的憂鬱症患者，缺乏醫師的臨床監控。金絲桃草並不適合作為症狀嚴重的憂鬱症治療。

- 金絲桃草的活性成分會與單胺酶抑制劑（MAOI）、抗凝血劑、進行手術時的麻醉藥品等產生交互作用，因此有服用這類藥品或是即將進行手術前，應禁止服用金絲桃草萃取物。

- 標準的金絲桃草萃取物是含 0.3% Hypericin 活性成分的萃取物。輕度憂鬱症患者，一般自然療法的建議用量為每天 900 毫克；對於中度憂鬱症患者，自然療法醫師多會將劑量提高到 1,200 至 1,500 毫克之間。

- 無論是自覺性的憂鬱症患者或是周圍親朋留意到的憂鬱症傾向，最好能夠尋求專科醫師的診斷與治療。

- 金絲桃草也可以運用在因為壓力引起的失眠改善，一般可以在自然療法醫師或精神科醫師的建議下合併具安眠成分的本草或藥品作為輔助治療之用。

非洲刺李（Pygeum）

學名：

Pygeum Africanum。

別名：

African plum tree、PAE。

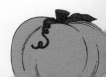

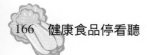

成分：

植物甾醇類、五環三萜和阿魏酸脂類。

功能：

對於因前列腺增生及前列腺炎而導致的膀胱和尿道功能紊亂特別有效，能顯著緩解頻尿、尿痛、排尿困難、會陰沉墜感、膀胱痛及尿滯留等症狀。

說明：

非洲刺李是一種取自非洲長綠樹樹皮的藥草，傳統上以其樹皮來治療男性的前列腺（攝護腺）腫大。前列腺狀小如核桃，位於直腸上方。男性年老的時候，它會腫大，引起良性前列腺肥大症（Benign prostatic hyperplasia，簡稱 BPH）。如果腫得太厲害，就會壓迫到尿道並阻礙排尿。良性前列腺肥大症的常見症狀就是排尿困難且頻尿，在夜間尤然。10%的男性，前列腺肥大的情況會嚴重到需要開刀矯治。非洲刺李不僅能有效治療良性前列腺肥大，而且還可防止早期症狀變本加厲。服用包含非洲刺李的綜合藥草劑來預防前列腺出現毛病。深受前列腺肥大症狀之苦的男性聲稱非洲刺李可以減少夜尿以及排尿中斷的情況。

作用機轉：

- 非洲刺李的萃取物：14%Triterpenes 及β-Sitosterol 及0.5%N-Docosanol 在人類臨床及動物試驗中證實對 BPH 有療效，作用與鋸櫚莓的作用機轉相似。
- 抗炎作用對減少前列腺組織紅腫非常有效，且有助維持前列腺的健康。

· 可有效地抑制鹼性成纖維細胞生長因數（bFGF）誘導
  的 T3 成纖細胞的增殖活動，對不完全性梗阻造成的膀
  胱功能損害具有保護作用。

副作用：

· 非洲刺李的副作用為腸胃刺激、不舒適，如噁心、胃
  痛。

· 極特別的人可能會有頭痛發生。

· 不宜用於前列腺癌的病人，服用非洲刺李後有過敏史
  者慎用。

· 兒童禁用非洲刺李。

· 哺乳婦女不建議使用非洲刺李。

注意事項：

· 每粒含非洲刺李的親脂萃取物 50 毫克，通常口服每次
  50 毫克，每天兩次，連續服用不少於 30 天。

· 非洲刺李與鋸櫚莓合用可達更佳療效。

· 除了非洲刺李與鋸櫚莓外，平時可食用含鋅食物及南
  瓜子，也可預防前列腺肥大的發生。

· BPH 有何治療方法？
  良性前列腺肥大患者一般傳統西醫治療方式可分為下
  列兩種：

  1. 藥品治療：Proscar 此一由 Merck 藥廠出品的藥可以
     抑制 5a-還原酶（5α-Reductase）活動減少雙氧睪固
     酮的合成（5α-Reductase，把睪固酮轉化為雙氧睪固
     酮），而另一藥 Hytrin 則可局部擴張尿道，緩解排

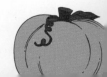

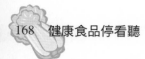

尿不順現象。

2.外科手術：若藥品無效，則需要施行手術以開刀或內視雷射方式切除肥大部分。然而以上兩種治療方式都有其缺點，前者化學藥品治療有副作用，而手術治療也多有不便之處。

枸杞子（Lycium）

學名：

Lycium barbarum、*Lycium chinense*。

別名：

Goji、Lycii Berries。

成分：

甜菜鹼（Betaine）、玉米黃質、酸漿紅素、枸杞多醣、胡蘿蔔素、核黃素、菸鹼酸、維生素 C。

功能：

降膽固醇、增強免疫、防治癌症、抗衰老，治療高血壓、糖尿病。

說明：

枸杞子為茄科枸杞的乾燥成熟果實，枸杞子能滋補肝腎、益精明目，藥食兩用。枸杞有「藥樹」的美稱，嫩莖和葉作蔬菜，而以枸杞果實（枸杞子）、根皮（地骨皮）入藥。中醫認為，枸杞子味甘性平，有補腎、滋陰、養肝、明目、益氣等功效。適用於腎虧遺精、腰膝酸軟、頭暈目眩、兩眼昏花、內熱消渴等症。

作用機轉：

- 枸杞子水提取物對家兔可有中樞性及末梢性的副交感神經興奮作用，心臟抑制，血壓下降。甜菜鹼可擴張血管，對豚鼠離體腸管有收縮作用。
- 枸杞子多醣對長期物理刺激和四氯化碳所致的小鼠肝脂質過氧化損傷均有保護作用。
- 枸杞多醣能增加巨噬細胞 C3b 和 Fc 受體的數量和活力，有免疫調節作用。
- 枸杞子有降膽固醇作用，有輕微抗拒家兔實驗性動脈粥樣硬化形成的作用。

副作用：

- 噁心、嘔吐是常見的副作用。
- 中醫認為，枸杞子食用過量可能會有拉肚子、肝火上升的症狀。
- 孕婦及哺乳婦女、低血壓者不宜食用。
- 正服用降血糖藥物（如 Glimepiride、Glyburide、Insulin、Pioglitazone、Rosiglitazone、Chlorpropamide、Glipizide、Tolbutamide）者如同時使用枸杞子，恐使血糖濃度過低。
- 枸杞子不宜與降血壓藥物（Captopril、Enalapril、Losartan、Valsartan、Diltiazem、Amlodipine、Hydrochlorothiazide、Furosemide）一起服用，以免血壓過低。
- 枸杞子不宜與Warfarin（抗凝血藥）一起服用，以免血

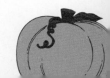

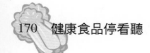

流不止。

- 細胞色素P450（Cytochrome P450）為許多藥物、環境汙染物或致癌物在肝臟代謝的最主要酵素。枸杞子具有抑制細胞色素P450的作用，而使某些需經由細胞色素P450代謝的藥物在肝臟的破壞減慢，進而使這些藥物在體內的濃度增加，且在體內滯留比較久的時間，因而產生過強的作用或產生讓人不適的副作用。這些藥物包括：鈣離子阻斷劑（Norvasc、Adalat）、某些長效性的抗組織胺（Terfenadine、Astemizole）、某些降血脂藥物（Lovastatin）、某些鎮靜劑（Triazo-lam）、某些腸胃藥（Cisapride）、某些免疫抑制劑（Cyclosporine）。

注意事項：

健康的成年人每天吃20公克左右的枸杞子較合適，最好不要超過30公克。

活性碳（Activated Charcoal）

別名：

Activated Carbon、Vegetable Charcoal。

成分：

主要成分為碳，並摻有少量的氫、氧、氮、硫等化合物而成。

功能：

脫色、脫臭、水淨化、空氣淨化。主要用於吸附干擾腸

胃道的細菌毒素、消化性毒素和有機性廢物，解除腸內滯留氣體等症狀，如藥物中毒或農藥中毒。

說明：

活性碳是一種多孔材料，用緻密的木質材料，經乾餾製成。因其多孔的特性，常被用來當作吸附劑。活性碳更被大量用於廢水及廢氣的處理，尤其是環保法規較為嚴苛的國家，活性碳的用量也越大。

作用機轉：

活性碳是一種多孔性的含碳物質，是一種優良的吸附劑，每公克活性碳的吸附面積相當於八個網球場之多，而其吸附作用是藉由物理性吸附力與化學性吸附力達成。

副作用：

・活性碳短期使用對大部分成年人是安全的，其副作用包括便秘、黑便。

・較嚴重但很少發生的副作用是減緩或阻塞腸道蠕動、脫水、反胃流入肺臟。

・腸道阻塞者不宜使用活性碳。

・活性碳不宜與酒類（酒精）一起食用，因為酒類（酒精）會降低活性碳吸附毒素的能力。

・活性碳不宜與口服藥物一起服用，因為活性碳會影響口服藥物的吸收和作用。為了避免這種交互作用，可間隔 1 小時服用。

注意事項：

・市售活性碳產品功效其實有限，成分與品質也良莠不

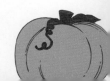

齊。

- 活性碳只能吸附腸胃道中的一些廢物，對於肝臟細胞的修復沒有幫助。
- 活性碳強大的吸附力，固然可以將一些廢物吸附，但因為活性碳沒有選擇性，會連身體裡面正常的酵素都被吸附，而影響身體正常的代謝功能。
- 懷孕及哺乳婦女短期使用活性碳應該是安全的。
- 用於藥物過量或中毒，開始時可口服活性碳 50 至 100 公克，之後 2 至 4 小時口服 12.5 公克/小時。
- 活性碳無法降低血膽固醇。

紅花苜蓿（Red clover）

學名：

Trifolium pretense。

別名：

Cow clover、Wild clover、Purple clover、Meadow clover。

成分：

Genistein、Daidzein、Biochanin A、Formononetin（異黃酮）、揮發性精油。

功能：

鎮咳、清除胸腔積痰，對付皮膚發炎、幫助身體放鬆、減少上腹部之痙攣、治療消化不良、抑制食慾、幫助抵抗癌腫瘤的發展。

說明：

　　紅花苜蓿是一種四季生長的植物，主要生長於歐洲、亞洲中部和北非，現在有很多地區都有種植，紅花苜蓿提取物含有很多揮發性精油和異黃酮。紅花苜蓿含有天然的植物性雌激素，一般植物僅含 1 至 2 種的異黃酮，多種的天然植物性異黃酮能調節生理機能可幫助身體平衡荷爾蒙，此種機制可協助因受雌激素支配所引起的許多疾病，近年來的研究報告也指出，紅花苜蓿含有抗微生物的化合物，可以抵抗許多細菌、病毒、黴類所引起的傳染病，它也可以被當作一種血液淨化劑，促進毒素經由皮膚、腎臟、及胃排出。

作用機轉：

· 天然的紅花苜蓿與其它常見的雌激素補充劑一樣，長期使用對於女性的心血管疾病具有預防的正面效果。在 177 位停經期女性受試者中，每天補充紅花苜蓿植物激素，在雙盲的試驗中雖然受試者並沒有降低膽固醇與血壓的效果發生，但是對於降低三酸甘油脂與 Apo-E 脂蛋白，具有非常明顯的效果，顯示長期補充紅花苜蓿對於女性的心血管健康可能具有正面的效果。

· 紅花苜蓿的萃取物可以幫助健康或是停經期後的婦女恢復陰道的濕潤，減少因陰道乾燥而造成的痛楚。共有 29 名婦女服用紅花苜蓿補充劑長達八個星期；在這項研究中，50%的受試女性服用紅花苜蓿、其它50%服用安慰劑，在二個星期的前試驗期之後，再進入一段為期 8 週的治療期。研究人員發現，當這些受試婦女

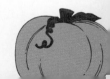

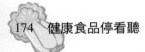

服用紅花苜蓿時，她們的陰道較沒有乾燥的問題出現。

副作用：

- 對異黃酮有過敏者（起紅疹反應）不宜食用。
- 異黃酮會干擾荷爾蒙治療，因此，紅花苜蓿不可與口服避孕藥、雌激素或黃體素（Progesterone）一起服用。
- 有乳癌病史者避免服用紅花苜蓿。有研究顯示天然或合成的雌激素會增加罹患乳癌的風險。
- 紅花苜蓿會增加凝血時間，所以不可與阿斯匹靈、抗凝血藥品、抗血小板藥品一起服用。
- 懷孕及哺乳婦女不要服用紅花苜蓿。

毒性：

放牧動物食用紅花苜蓿後，因雌激素協同作用而使動物不孕及生長障礙。羊吃了紅花苜蓿會導致「苜蓿症（Clover disease）」，而出現不孕、不正常泌乳、肌張力不全症（Dystonia）、子宮脫出（Prolapsed uterus）。

注意事項：

- 標準化的紅花苜蓿萃取物（含 8% Isoflavones）。
- 山藥、大豆異黃酮、紅花苜蓿異黃酮、北美生麻等係用於更年期的健康食品，但是有學者提出這些補充品沒有什麼功效。

　　1.山藥製劑：對更年期症狀沒有幫助，所以很多使用者用了一陣子以後都不再使用。

2.大豆異黃酮素：只有少數報告認為短期間內會有效果，但是大部分報告認為幫助不大。

3.紅花苜蓿異黃酮：沒有臨床效果。

4.北美升麻：歐洲使用最多的更年期草藥，過去許多報告認為對更年期症狀會有幫忙，但是更大規模的研究卻發現效果不明顯。

紅景天（Rhodiola）

學名：

Rhodiola Rosea。

別名：

Arctic root、Golden root、Rose root、Hong Jian Tian。

成分：

紅景天甙（Salidroside）及其甙元，Rosavin、鞣質、有機酸、黃酮類化合物及微量元素（鐵、鉛、鋅、銀、鈷、鈦、鉬、錳等）。

功能：

主要有中樞抑制作用、抗疲勞作用、強心作用、抗炎作用、抑制血糖升高作用、抗過氧化作用、抗微波輻射作用。

說明：

紅景天，藏語「蘇羅瑪布」，是最近幾十年才被重視的東方民間草藥，它是繼人參、刺五加之後所發展的又一種重要保健藥源植物。紅景天多分佈在北半球的高寒地帶，生長在海拔 3500 至 5000 公尺左右的高山流石或灌木叢林下。李時珍

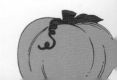

在《本草綱目》草部第二十卷中「景天」類目下注明紅景天為本草上品，主要功用為扶正固本。紅景天由於對人體機能特殊的調節補益作用，而被中國古代皇室奉為至寶，而在紅景天的產區，民間則將其作為補品並用於治療疾病。在我國東北，民間常用紅景天作為補品來防治疾病，用它煎水或泡酒來消除重體力勞動帶來的疲勞和抵抗高寒山區的冬季寒冷。在西藏，一千多年前，藏族人民就知道用紅景天來健身壯體，抵抗和適應嚴酷的自然環境，在藏醫學文獻上均有關於紅景天的藥用記載。《晶珠本草》上記載：紅景天性涼、味澀、功效為養肺、消熱、滋補元氣、去口臭等。近年來，西藏人民稱之為「高原人參」，並用其防治多種疾病，如治療高原缺氧和高原心臟病等。

作用機轉：

- 紅景天對人體具有雙向調節作用，其功能是針對人體神經和內分泌系統的良性刺激，使人體潛在機能啟動，產生和維持正常的識別、回饋功能，進而使衰退和亢進的人體神經和內分泌系統進行自我調節，達到保護、維持人體健康的目的。
- 紅景天及其甙元活躍了結合著磷酸化作用和以碳水化合物、脂質作為氧化基質的氧化過程。因而紅景天具有促進機體能量代謝，刺激神經興奮，調節內分泌功能及抗毒解毒等生物效應。

副作用：

- 紅景天的副作用為興奮、失眠。人體臨床試驗為經給

予 1.5 至 2.0 公克的紅景天萃取物（約經標準化 2%的 Rosavin 量），會造成使用者好幾天發生躁動及失眠的情況。

- 對於懷孕期間的孕婦是否應該或可以使用的安全性報告目前仍未知，因此孕婦不建議使用，哺乳時也不建議使用。

- 紅景天可能會與人參產生交互作用。

- 紅景天具有興奮作用，因此，躁鬱及憂鬱症患者避免使用。

注意事項：

- 劑量因標準化的程度而有所差異。若需要長期使用，每天建議劑量為 360 至 600 毫克經標準化成 1% Rosavin 的紅景天萃取物，或 180 至 300 毫克的經標準化 2% Rosavin 萃取物，或 100 至 170 毫克經標準化 3.6% Rosavin 萃取物。

- 服用紅景天不要超過 4 個月。

紅麴萃取物（Red yeast rice）

別名：
Hung-chu、Monascus

成分：
Lovastatin。

功能：
降低血膽固醇及三酸甘油。適用症狀為高血脂症、動脈

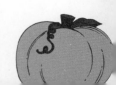

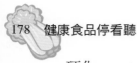

硬化。

說明：

　　紅糟主要是紅米經過麴菌（黴菌類）發酵而來，紅糟又稱為紅麴（Red yeast 或 Red rice yeast）。紅麴的利用在中國已有相當歷史，舉凡釀酒、釀醋、紅糟肉、紅豆腐乳、乃至於醫療用途，顯示紅麴具有很高的經濟價值。紅麴是我國古老的加工品之一，它甘溫無毒，消食活血，健胃燥脾，可用來治療下痢、治女人血氣痛、及產後惡血不盡。紅麴的菌株所產生的代謝物，能抑制 HMG-CoA 還原素的活性，這種強力的天然代謝物對於血液的運行及脂質的代謝有很好的幫助。

作用機轉：

- Lovastatin 對於降低膽固醇的機轉是抑制體內膽固醇形成過程中的一個酵素－ HMG-CoA 還原酶的活性，這是一個很有效的降血脂機轉，而且副作用很低。
- 長期的高血脂症直接反應出來的疾病就是高血壓、動脈硬化，進而惡化為心肌梗塞、腦中風等嚴重的致命問題。HMG-CoA 還原酶阻斷劑（如 Lovastatin）除了具有明顯的降血脂作用外，並可以加速血管表皮內細胞一氧化氮（NO）的再生作用，使血管鬆弛，直接具有促進血壓下降的作用，它還能降低非胰島素依賴型糖尿病患尿液中白蛋白的排除率，這些作用都具有延緩糖尿病患的腎臟功能衰退作用。

副作用：

- 紅麴可能會與 Statin 類降血脂藥品（如 Atorvastatin、

Pravastatin、Lovastatin）產生交互作用。

- 葡萄柚會干擾 Lovastatin 等 Statin 類降血脂藥品在肝臟的代謝反應，加強藥效及提高副作用的發生率，紅麴也可能因為葡萄柚的作用，而產生不良反應。
- 哺乳、懷孕、兒童不宜使用紅麴。
- 常見的副作用有暈眩、頭痛、脹氣、胃不舒適、胃食道逆流。
- 使用 Erythromycin 抗生素（紅黴素）、維生素 B3（Niacin）者不要使用紅麴。

毒性：

紅麴發酵不當會產生 Citrinin（枯霉素或紅麴毒素）的污染，過去一致認為 Citrinin 有殺菌功能，後來發現對人體有害。肝腎功能不佳者避免使用。

注意事項：

- 最普遍的「標準萃取物」濃度則是含 0.4% 的 Lovastatin。
- 未滿 20 歲的人最好不要使用紅麴萃取物。
- 紅糟肉中的紅麴成分具有降低膽固醇的效用，但並不代表可以多吃紅糟肉。在使用紅麴產品前，應先檢查自己的血液總膽固醇值。
- 紅麴這類產品由於含有蛋白質，除了要避免食用過量，以免造成腎臟負擔外，對於原料來源、製造過程等也要多加比較注意，若發現有過敏或不適現象，就應立即停止使用。

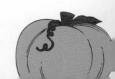

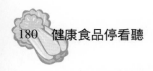

胎盤素（Placentin）

別名：

Placenta extract。

成分：

胺基酸、蛋白質、礦物質、維他命。

功能：

促進肝臟細胞再生、強化機能、解毒作用。刺激造血組織、調整自律神經、使荷爾蒙分泌恢復正常。促進乳腺發育，使乳汁分泌旺盛。

說明：

胎盤素為健康動物體的胎盤萃取物，等同於中藥材—紫河車中所含的營養素。除了豐富的蛋白質、核酸外，被認為是最具有養生價值的就是其中所含的豐富荷爾蒙及生長因子。胎盤是為了一次生產而臨時設置的臟器。它是哺乳動物在出生前，胎兒從母體取得充分營養和氧而獲得健康發育成長的搖籃。胎盤的形成大約自受體後第十三周完成。卵子與精子相遇，形成受精卵，在子宮內壁著床。受精卵著床後，表面出現無數的絨毛，接著，著床面的絨毛成長與母親的子宮內壁結合形成平坦、圓盤狀的臟器，這就是胎盤。所以胎盤被冠予「生命之母」及「生命搖籃」的稱號。《本草綱目》中也提出：胎盤（紫河車）在臨床上補益價值甚高，對於不孕症、生理不順、流產、早產的防止也都有效。平常服用，則能夠耳聰目明，白髮、白鬍鬚變黑，並且延年益壽。胎盤素中含胎盤球蛋

白、多種抗體及許多未知的活性因子和營養素，胎盤療法在日本經過多年研究開發所得到的精心結果。目前胎盤素的原料，主要來自於牛羊胎盤。皮膚保養品中也有添加胎盤素的使用方式。

作用機轉：

- 胎盤所含有的抗凝血蛋白成份具有保護的功效。研究結果顯示，胎盤的抗凝血成份在胎盤組織中扮演抗凝血及防衛機能的角色，有助於新生胎兒的生存；而抗凝血成份的免疫調節作用，能夠促進白血球吞噬病原菌的作用，因此可以減少動物體感染疾病的機率、降低動物體創傷部位的發炎程度、有效提升動物體的抵抗力。

- 胎盤活性生理因子：蛋白質、凝血因子、紅血球生成素、多醣體、卵磷脂、荷爾蒙（生長因子、細胞動素、神經胜、腦垂體荷爾蒙、性腺荷爾蒙、類下視丘荷爾蒙）。

- 美白、幫助細胞新生、減少肌膚皺紋、增強肌膚免疫機能。在日本「胎盤素」可透過肌肉注射、口服、靜脈注射、塗布、點滴或是植入皮下，最新的突破則是結合穴道、痛點及硬膜外腔注射，適用症相當廣泛，諸如更年期障礙、慢性肝炎、過敏體質、經痛、自律神經失調、異位性皮膚炎、白斑、五十肩、風濕性關節炎、退化性膝關節炎、氣喘等。臨床上目前以退化性膝關節炎運用得最多。

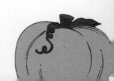

- 胎盤有助於提高人的各種生理機能，尤其對於改善早衰病人的血壓跟耗氧量，提高卵磷酯與膽固醇的比值，增加性機能。胎盤可補精、強壯，對性激素的分泌有促進的效果，可治療陰莖不能勃起或勃起不堅；對生殖器發育遲緩也有療效。胎盤提取液在治療老年人視力及記憶力減退，改善衰老外貌和步態，增加紅血球的生存和活動性，促使凝血酶原和血葡萄糖值正常，提高腎小球濾過率等方面也有正性效應。
- 胎盤素本身可吸收部份紫外線外，亦具有抑制乾酪胺酸的作用，可以防止黑色素沉著，同時它亦能活化肌膚，促使黑色素浮出表皮，逐漸淡化，達到嫩白的效果。
- 胎盤的提取物能促進受抑制的心臟恢復功能。胎盤中含有腎素樣升壓物質，有調節血液循環的作用。另外，胎盤素對高血壓症極其有效之原因，就是胎盤素會緩解腦脊髓之興奮。

副作用：

- 胎盤素裡面含有豐富的荷爾蒙與油脂，也是需要經過肝臟的代謝，長期服用對肝臟多少會造成負擔，並且由於近年來的醫學研究紛紛指向高油脂食物與荷爾蒙的不當使用是造成乳癌發生率提高的原因。
- 目前的胎盤素多半取自牛或羊的胎盤，用於人體若是注射的話，恐怕會有排斥的危險。
- 體質不合，容易產生抗體、過敏，尤其過多的荷爾蒙

進入體內，造成內分泌與免疫系統的混亂。
- 曾罹患過乳癌的病人，補充時就應特別小心，還有膽固醇、三酸甘油酯過高者也不適合。
- 胎盤素注射在臺灣並不合法，有病毒感染，甚至有致癌的風險。
- 日本一名人注射胎盤美容素後肝臟嚴重受損，成為注射該種胎盤素而出現嚴重副作用的首宗個案。
- 孕婦、嬰幼兒、癌症患者、慢性病患、需長期服用藥品者、體質虛弱或剛動完手術者服用胎盤素應謹慎

注意事項：
- 胃酸可能破壞大部分活性酵素及荷爾蒙的活性，口服採製牛羊胎盤製品，可能也要留意狂牛症的威脅。
- 需要注意的應該是那些取自牛身上，含有腺體（Glandular）物質的產品，如：腦、脊椎、腎上腺等，因為在其中可能含有引起庫賈氏症（Creutzfeldt-Jakob disease）的一種蛋白質感染素 Prion，Prion 具有感染力，會導致患者心智能力降低、癱瘓，甚至死亡。使用這些產品，務必要確實辨認產品上的標示內容，以策安全。
- 中藥的紫河車主要取自婦女生產後的胎盤；胎盤素，則多是以牛、羊等動物的胎盤所萃取而成。
- 在國內，目前尚未有核准的胎盤素針劑，坊間也有名為營養針、甘冒違法之險的胎盤素針劑販售，民眾最好不要輕言嘗試，衛生署僅核定萃取自牛、羊等動物

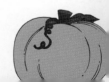

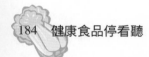

的胎盤素，才在食品的範圍內。

- 胎盤素的來源較有爭議，無論是取自動物或人體胎盤，都有道德與衛生的問題，是否帶有傳染性疾病，如愛滋病、肝炎或狂牛病等，其功效至今在醫學界仍是相當分歧的。

- 胎盤素的使用功效也是因人而異，非人人皆合適，也有人服用後反而刺激麥拉寧色素的分泌，而使皮膚變得更黑。和荷爾蒙療法一樣，荷爾蒙補充劑一旦使用，就必須持續使用，否則會加速老化。

- 若在身體荷爾蒙正常分泌的情況下貿然使用胎盤素，如發育中或年輕女性，也極可能使身體的荷爾蒙分泌受到干擾，甚至停止分泌。

苦薊（Milk Thistle）

學名：

Silybum marianum。

別名：

水飛薊、大薊、牛奶薊、乳薊、Holy thistle、lady's thistle。

成分：

Silymarin水飛薊素黃酮類（Silybin、Silydianin 及 Silychristin）。

功能：

肝細胞的修護功能、促進膽汁的分泌、抗氧化。適用症

狀為肝指數（GOT、GPT）上升、藥物性、酒精性、病毒性肝炎及肝硬化的保養、抗癌。

說明：

苦薊源自於印度和巴基斯坦的喀什米爾山區。苦薊的莖枝和葉片被切開時會流出乳白色的汁液，所以歐美人士將其命名為 Milk Thistle（乳汁樹）。自古以來常被用來治療多種疾病的藥草。苦薊含有活性水飛薊素，是屬於類黃酮，具有保護細胞防止自由基損害的抗氧化能力，特別有益於預防肝臟疾病。存在苦薊中的有效成分為 Silymarin，Silymarin 其實是存在苦薊萃取物中多種黃酮素的總稱，其中最主要的三種成分為 Silybin、Silydianin 及 Silychristin。

作用機轉：

- Silymarin 是屬於很強的抗氧化黃酮素，具有抑制體內 5-Lipoxyenase（一種加速體內氧化作用的酵素）的作用，增加肝臟細胞分泌（抗氧化酵素）的濃度及穩定細胞膜（主要是肝細胞）的作用。

- Silymarin 會與肝細胞結合後，增加肝細胞的解毒及對抗有毒物質侵害的功能，其本身的抗氧化作用就會具有解毒功效，降低抵銷侵犯肝細胞有毒物質的傷害性。肝細胞的修護及再生的促進作用，Silymarin 並不會增加不正常的肝細胞，如肝癌細胞的生成作用，Silymarin 可以抑制腫瘤細胞的增生，抑制癌細胞的分化及生長。

- Silymarin 是酒精性肝炎及肝硬化最常用的保養產品，

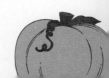

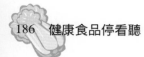

不過恢復的程度仍視破壞的嚴重度而有不同。無法使
纖維化的肝細胞還原,最多只能減慢肝纖維化的進行
速度而已。

· Silymarin 具有抑制致癌因子的效果,不僅止於肝癌細
胞方面,同時具有前列腺癌、乳癌及子宮頸癌細胞生
長及分化抑制作用。苦薊萃取物的生理效果還包括提
高膽汁的分泌量、促進膽結石的排出、降低膽固醇的
形成及改善大腸炎的作用,Silymarin 主要的生理效應
多來自它的強抗氧化作用。

副作用:

· 大部分的人對 Silymarin 有良好的耐受性,目前常見的
副作用為腹瀉、胃痛、脹氣、噁心嘔吐、食慾減低、
頭痛、關節疼痛等,若是有出現過敏的現象(癢、紅
疹、呼吸困難、舌頭、嘴唇、或喉嚨腫脹)時應立即
返診告知醫師。

· 過敏、哺乳、懷孕、正接受化療者不宜使用苦薊。

· 苦薊可能會與 Aspirin(阿斯匹靈,用於止痛解熱)及
化療製劑(用於癌症)產生交互作用。

· 苦薊可能會降低 Indinavir(治療愛滋病藥)的藥效,所
以不能同時服用。

注意事項:

· 對於輕中度或是暫時性肝指數(GOT、GPT)的上
升,苦薊通常有很好的效果,一般可以配合維生素 B
群使用。

- 在病毒性肝炎方面，急性發作期使用 Silymarin 有助於肝細胞的康復及抗體的形成。合併 Silymarin 及硫辛酸（Alphalipoic acid），有意義的提高 C 型肝炎的復原率，至於慢性帶原者，如果肝機能指數有長期偏高者，以補充苦薊萃取物來作為保養，將有助於降低肝細胞受損率及癌變的保健作用。

- 對於患有肝硬化、肝腫瘤或肝指數超過標準兩倍以上的肝疾病患者，一般的建議量為每天 600 毫克，相當於 silymarin 約 450 至 480 毫克；如果是輕微的肝指數過高或是經常需要喝酒應酬者，每天大約服用 400 毫克（相當於 320 毫克的 Silymarin），整體的保養上，至少需要連續服用 6 至 8 週。長期服用 silymarin，並不會有任何不良的副作用。

- 一般標準苦薊萃取物含 80%的 Silymarin，即使標示出 Milk Thistle 為 150 毫克，並不代表含 Silymarin 的劑量。

- Silymarin 目前在臺灣是一種處方用藥，必須經由醫師診斷、開立處方後才能服用，主要是作為肝功能失調病人之治療用藥。Silymarin 的建議服用劑量約為一天 200 至 400 毫克的總量，分成三至四次於飯前服用。

- 由於 Silymarin 是一種溫和的保肝治療劑，必須長期服用才看得出成效，但服用過量時會發生頭痛、心情煩躁、腸胃不適等副作用，因此服用 Silymarin 時，千萬要從最小有效劑量開始，讓身體逐漸習慣之後，再增

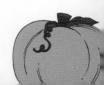

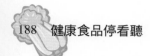

加劑量。

- 治療肝炎沒有特效藥。對肝炎病人來說，臥床休息、戒酒戒菸、及多吃營養食品是最主要的治療方法。但是若能在肝炎病人修養期間持續服用低劑量的 Silymarin，不但能夠加速肝炎的復原，病人的體力及營養吸收也能夠恢復的比較好。

- Silymarin 壓制肝炎的效果已有一些文獻支持，只是臨床上亦可觀察到並非每位病毒性肝炎患者皆一定受益，故病毒性肝炎患者是否需要長期使用這些藥品應該遵照醫生的指示。

- 臺灣地區 40 歲以上國人，約有 90% 曾受到 B 型肝炎病毒感染，而其中約 15 至 20%，於感染後病毒繼續存留於體內，經血清檢驗帶 B 型肝炎病毒表面抗原，稱之為「帶原」，目前估計約 300 萬人。一般人千萬不要自己診斷及治療肝臟方面的疾病，以免延誤治療時機。

茄紅素（Lycopene）

學名：

ψ, ψ-carotene。

功能：

抗氧化、抗腫瘤的保養及癌變的預防。適用症狀為心血管疾病的高危險群、中年男性的保養、前列線肥大、前列腺癌癒後。

說明：

茄紅素是屬於類胡蘿蔔素（Carotenoids）的一種天然脂溶性色素，也同時存在於西瓜、木瓜、粉紅葡萄柚及紅番石榴中。茄紅素含量最豐富的食品，莫過於紅番茄加工的蕃茄醬，其實存在新鮮番茄中的茄紅素是屬於反式茄紅素（All-trans-lycopene），但是順式（Cis）茄紅素卻是人體比較能夠吸收利用的形式，透過烹煮加溫後，便能轉化為順式茄紅素，這也是為什麼新鮮的番茄反而不若加工煮熟的蕃茄有益健康的原因。

作用機轉：

- 最主要的作用機轉就是抗氧化，茄紅素對於肺癌、口腔癌、胃癌、前列腺等癌細胞皆具有抑制作用，尤其在前列腺肥大及癌變預防上的作用特別顯著。
- 茄紅素具有提高肝臟代謝酵素P450的活性，P450關係著藥品、多種化學毒素及致癌原的代謝反應，強化P450的活性，也能間接的降低化學物質引發的癌變。
- 具有降血脂及降低動脈硬化的機會，除了本身的抗氧化作用外，茄紅素還具有輕微抑制與膽固醇合成密切關係的 HMG-CoA 還原酵素的活性，因此可以降低血膽固醇，尤其是俗稱壞的膽固醇的低密度脂蛋白 LDL 的濃度。

副作用：

大量攝取含有茄紅素的食物，會使皮膚顏色變成橘色，但是這對健康毫無影響。

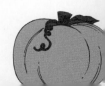

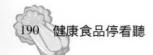

注意事項：

- 補充茄紅素對於更年期女性心血管疾病發生率有明顯下降的作用。對於已有前列腺肥大問題的男性，每天更應該服用比較高劑量的茄紅素來預防癌變的機會。
- 不建議以吃新鮮番茄來獲取茄紅素，每天可以補充膠囊狀的茄紅素濃縮產品。一般補充劑量為每天 10 毫克（mg）的茄紅素；有前列腺肥大或癌症癒後的患者，每天則建議服用 20 毫克。
- 蕃茄汁中添加鹽分，這對於有心血管疾病問題的老年人並不適合，以油脂為基底的「軟膠囊」是比較好的濃縮茄紅素食品劑型。
- 「蕃茄萃取物」並不等於「茄紅素」，番茄標準萃取物的茄紅素含量大約為 5%至 6%。
- 飲酒可能會影響維生素 A 的化學預防性質，使其功能失效。
- 根據國外的研究，茄紅素產品的實際含量與標示的含量，有極大的差異，消費者要仔細選擇茄紅素產品。
- 一項有關前列腺癌患者經過前列腺切除後服用 15 毫克茄紅素的研究，發現茄紅素對細胞生長、腫瘤病理、血漿中前列腺特異抗原（PSA）及類胰島素生長因子（IGF-1），顯示沒有特別的變化。

苜蓿（Alfalfa）

別名：

Medicago sativa。

成分：

維生素（A、B1、B2、C、D、E、K 等）、礦物質、植物皂素、黃鹼素、異黃鹼素、固醇類、香豆素衍生物。

功能：

治療消化不良、減輕貧血症狀、促進食慾、對付膀胱炎、減輕體內水分滯留的現象。

說明：

苜蓿被稱為「藥草之王」，原產於亞洲西部及地中海東區，屬於乾燥耐旱的植物，古代阿拉伯人稱紫花苜蓿為「食物之父」。苜蓿為礦物質含量最多的一種食物，苜蓿的產品是液體狀，且很適合禁食的時候使用。

作用機轉：

- 促進體內滯留水分的排除，具有排水利尿的功能，用於女性生理期水腫、痛風患者的尿酸排除，其中的鉀可協助人體排除過多鈉的蓄積，而達到排水利尿的功能。

- 植物皂素對膽固醇有極大的親合力，可以作油脂乳化劑，它與膽固醇會結合成一種不可溶的複合物，使身體無法吸收。如此一來，可降低源自於飲食中膽固醇的攝取量，間接降低血液和組織中的膽固醇含量。

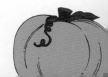

- 含有比橙汁更豐富的維生素 C，而維生素 B2 可以舒緩孕婦晨吐，高量的β-胡蘿蔔素可以增強免疫系統、皮膚及黏膜健康。

副作用：

- 根據美國懷孕協會的資料顯示，理論上服用苜蓿是安全的，然而，目前並無大型實驗證實苜蓿的安全性。
- 有些苜蓿芽常因不乾淨，而容易有沙門桿菌的感染，這在孕婦來說是不安全的。
- 苜蓿含有維生素 K，具有抗凝血作用，服用抗凝血劑（如 Warfarin）時請勿食用。
- 苜蓿具有免疫增強作用，因此，理論上會干擾免疫抑制劑（如類固醇、Cyclosporine）的藥效。

毒性：

- 在臨床研究中發現：苜蓿中富含的一種天然成分「刀豆胺酸（Canavanine）」，會取代蛋白質中的精氨酸。缺乏精氨酸會使免疫系統防禦功能下降，對於患有紅斑性狼瘡（Systemic lupus erythematosus, SLE），或其他自體免疫失調症的人來說，苜蓿容易產生過敏反應、加重病情。
- 有一病例報告：一位男性每天服用 160 公克苜蓿種子用以降低膽固醇，結果導致可逆無症狀的全血球減少症（Pancytopenia，指所有的血球都減少），血漿中膽固醇濃度由 218 ml/dL 降至 130 ml/dL，造成原因可能與刀豆胺酸（Canavanine）有關。

- 苜蓿種子及苜蓿芽可能污染致病菌，如沙門氏菌及大腸桿菌。

注意事項：

- 含有葉綠素的苜蓿、小麥草、大麥、螺旋藻，已被發現有助於治療小腸潰瘍、胃炎、肝臟毛病、痔瘡、高血壓、便秘、癌症。
- 苜蓿是豆科植物中最小的一種，自己栽培也非常容易，惟一須注意氣溫不要過熱。選用新鮮優良種子，洗淨泡於三倍苜蓿種子量的水中 6 至 8 小時，夏天時間短，冬天較長，再將已長出小芽的苜蓿種子平舖淺盤上，每日早晚均勻澆水，待長到適當長度時就可以採收。

桑椹（Black Mulberry）

學名：

Morus nigra。

別名：

桑果、Purple Mulberry。

成分：

活性蛋白、維生素、β-胡蘿蔔素、鞣質、有機酸、花青素。

功能：

治療糖尿病、貧血、高血壓、高血脂、冠心病、神經衰弱。

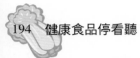

說明：

　　桑椹又被稱為「民間聖果」，原產於亞洲西部、中國、日本。桑椹是桑樹的聚合果，成熟後的果實呈現紫黑色。早在 2000 多年前，桑椹已是中國皇帝御用的補品。臺灣以往栽桑養蠶，至今僅剩東部有栽培了，大致在三至四月可以買得到新鮮的桑椹，桑椹可生食或加工成果醬、蜜餞、飲料。中醫認為，桑椹性味甘寒，具有補肝益腎、生津潤腸、烏髮明目的功效。用於治肝腎陰虧、消渴、便秘、目眩、耳鳴、瘰癧（淋巴結腫大）、關節不利、鬚髮早白等病症。

作用機轉：

- 桑椹有改善皮膚（包括頭皮）血液供應，營養肌膚、使皮膚白嫩及髮色變黑等作用，並能延緩衰老。
- 桑椹是中老年人健體美顏、抗衰老的佳果與良藥。
- 桑椹含胡蘿蔔素、花青素，可以明目，緩解眼睛疲勞乾澀的症狀。
- 桑椹含果膠，有瀉下作用，可助排便。

副作用：

- 兒童不宜多吃，因為桑椹內含有較多的鞣酸，會影響人體對鐵、鈣、鋅等物質的吸收。
- 脾虛便溏者不宜吃桑椹。
- 孕婦及哺乳婦女不宜食用桑椹。
- 正服用降血糖藥物（如 Glimepiride、Glyburide、Insulin、Pioglitazone、Rosiglitazone、Chlorpropamide、Glipizide、Tolbutamide）者若同時使用桑椹，恐使血

糖濃度過低。

毒性：

因桑椹中含有溶血性過敏物質，過量食用後容易發生溶血性腸炎。

注意事項：

・熬製桑椹果醬時忌用鐵器。

・預計兩星期內動手術者不宜服用桑椹。

・桑椹會降血糖，糖尿病患者使用時應密切注意血糖濃度。

琉璃苣（Borage）

學名：

Borago officinalis。

別名：

Starflower、Bee plant、borage seed oil。

成分：

鈣、鉀和礦物質，琉璃苣種子油、Omega-6 多元不飽和脂肪酸、GLA。

功能：

改善女性的經前症候群，月經前脹痛、減少更年症狀，以及改善動脈粥狀硬化心臟病、糖尿病、溼疹、關節發炎疼痛、呼吸道發炎等。抗老化、減少皺紋、抗發炎、保護心血管健康。

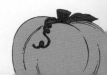

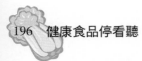

說明：

琉璃苣原產於地中海沿岸的歐洲。除了藥用外，更做為蔬菜煮食或生吃，許多年來，民間一直流傳著琉璃苣的多種治療功效，直到最近，才從研究中發現其種子內含有高量的γ-亞麻脂酸，而γ-亞麻脂酸被證實可以治療多種疾病。GLA 成分除了具有強烈防止血液凝集作用，也被證實對罹患高血壓的動物有降低血壓的功能。

作用機轉：

・琉璃苣內含豐富的 GLA，給人體供應製造 PGE1 的原料。前列腺素PGE1 對人體的功能在循環系統方面，抑制血小板的結塊，能減少血液凝結的危險性；幫助血管擴張，保證適當的血流進出心臟，也幫助改變動脈硬化造成的阻塞影響；幫助減低體內在肝臟中產生的膽固醇。

・免疫系統方面，控制了淋巴因子的釋放，減少免疫細胞的增殖，以免打擊體內其他細胞（這情形基本上發生在自體免疫的疾病，像風濕性關節炎），也減低組織胺的分泌，幫助阻止廣泛的敏感反應；它也減輕疼痛，對抗發炎。

・分泌系統，它刺激在甲狀腺、腎上腺和松果腺的主要荷爾蒙的製造和分泌，包括人類生長激素。

副作用：

・琉璃苣地上部位的副作用為便秘。

・琉璃苣油的副作用為脹氣、打嗝、軟便。

- 初步的研究顯示琉璃苣油有致畸胎（Teratogenic）作用，且其 PGE1 協同作用可能導致早產。
- 琉璃苣油所含 GLA 會降低癲癇發作的閾值，會與 Phenothiazine（精神病治療藥）、三環抗憂鬱劑產生交互作用。
- 琉璃苣油會與非類固醇類消炎止痛藥（NSAID）產生交互作用，非類固醇類消炎止痛藥會干擾 PGE1 的合成。
- GLA 具有增加血液凝集作用，不可與抗血液凝集藥（如 Warfarin、Heparin）、阿斯匹靈及抗血小板藥（如 Plavix）同時服用。
- 哺乳婦女不建議使用琉璃苣。
- 肝功能障礙者或孕婦不宜使用琉璃苣。

毒性：

琉璃苣的花、葉、種子及莖含 Pyrrolizidine 類生物鹼，具有肝毒性會導致肝傷害，這種肝傷害會持續數年且不具任何徵狀或症狀。

注意事項：

琉璃苣所含的 GLA 濃度最高，約為一般月見草油的 2 至 2.5 倍（琉璃苣油含有 20 至 26% 的 GLA；月見草油的 GLA 含量只有 7 至 9%）。

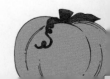

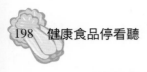

益菌（Probiotic）

別名：
Prebiotic。

功能：
體內細菌生態的平衡、抑制壞菌的滋長、提高免疫力、改善腸胃機能。適用症狀為一般人保健、消化不良、習慣性便祕或腹瀉、免疫力低下、改善虛弱體質、長期服用抗生素病患。

說明：
人體內其實是各種益菌與壞菌共存的環境，所謂「腸內革命」，就是人體內益菌和壞菌的戰爭；而益菌的主要功能，就是能夠平衡腸道環境，有效抑制對人體有害的細菌，以防止這些壞菌對腸胃系統的破壞，造成長期腹瀉、脹氣或疼痛等，影響消化吸收。益菌也能和寡醣、纖維質等「合作」，營造一個不利壞菌生存的環境，使腸道保持酸性，刺激腸壁蠕動，防止便秘並加速有毒物質的排除。人體內生態平衡的菌叢之間，有一種「制衡」的作用，好菌會因勢力較龐大而使壞菌無法猖獗起來，加上人體本身免疫系統的噬菌作用，會將大部分對人體產生威脅的菌消滅掉。體內處於平衡狀態的細菌生態卻會因體內免疫功能下降、偏食、服用抗生素、代謝性疾病、胃腸功能失常、體內酸鹼值的劇變或嚴重感染等因素而導致失衡，最明顯的症狀莫過於不正常的產氣（放屁）、便祕或腹瀉、消化功能下降、念珠菌感染、口舌生瘡、喉嚨發炎等。

Probiotics是活的微生物，通常是一群Lactobacillus、Bifidoba-cterium、和一些胃腸道菌種。人們使用probiotics當補充物，可攝取自優酪乳或其他發酵的日常食品。這些菌可抑制有害細菌的過度生長，同時幫助分解消化碳水化合物及刺激免疫力。

作用機轉：

- 益生菌主要是在人體腸道內活躍的，嗜酸性乳酸桿菌會增加糞便中的膽汁夾帶而出的膽固醇濃度上升，益生菌會使肝臟中的膽固醇濃度下降約 36% 至 44%，其中 LDL、HDL 及三酸甘油酯，則較不受影響。
- 益生菌最有價值的保護價值在於它能抑制致病菌的生長，嗜酸性乳酸桿菌與比菲德氏菌能分泌乳酸、降低腸內的 pH 值以及釋出適量的過氧化氫，對於沙門氏菌、大腸菌、葡萄球菌及念珠菌等皆有明顯的抑制及殺滅作用。
- 習慣性腸瀉或便祕，服用益菌都能發揮改善的效果，
- 補充益生菌製劑可降低胃及十二指腸潰瘍的發生率，對於已有潰瘍的部位，也可抑制細菌的滋長、加速傷口的痊癒。

副作用：

- 如有胃潰瘍、十二指腸潰瘍或胃酸過多的毛病，最好只有在飯後酌量飲用。
- 尿酸過高或痛風之病患，在攝食發酵乳製品時，應注意不能飲用過量。
- 每天服用 10 至 20 億以上乳酸菌可能會有腸胃不適的

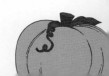

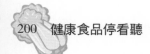

症狀。

- 乳酸菌可能會與 Sulfasalazine（抗風濕藥品）產生交互作用，乳酸菌會加速這個藥品的代謝。
- 某些抗黴菌劑會攻擊益菌，因此，如要使用益菌補充品應與醫師討論。
- 酒精會使益菌去活化，因此，不能喝酒或飲用含酒精飲料。

注意事項：

- 對於經常引發嚴重食物中毒事件的大腸桿菌O-157，在益生菌存在下，其威脅性也會大幅降低，抗生素不只殺了壞菌，就連益菌也會一併殺得精光，結果，胃腸道內反而會被一些具抗生素抗藥性的「惡菌」大量繁殖，病人多半會在連續服用抗生素超過一週後開始出現腹瀉現象，虛弱、食慾下降等症狀也會隨之發生。
- 乳酸桿菌是女性陰道內的主要強勢菌叢，一般致病菌在乳酸菌存在下是無法在陰道內順利繁殖的，當免疫功能下降（癌症或愛滋病人）、長期服用抗生素及孕婦等，會因為陰道酸鹼值產生變化，而導致念珠菌族群超越乳酸菌而大量繁殖，患者會有惱人的白色分泌物及陰部搔癢問題，持續補充足夠的乳酸菌製劑，可以有效改善體質，降低感染及復發的機會。益生菌在腸胃中具有抑制致癌原轉化為活性致癌源的作用，對於喜歡吃燒烤、醃製及加食工品的人，不妨多補充活益菌，可以降低罹患癌症的機會。

- 直接吃優格（Yogurt）或益菌補充劑是補充益菌最簡單的兩個方式，不過市面上的優格產品多含有對健康有負擔的糖分、色素、香料及濃稠添加物，擔心肥胖或有腎病變的患者都不宜直接吃優格來補充活益菌。

- 若是購買新鮮優格，盡量選擇以低脂或脫脂乳為原料，且低糖及不含太多香料色素的原味產品；益菌補充劑則最好能夠選購較新鮮的產品，同時應於冰箱中保存，以確保活性。

- 發酵乳、優酪乳、優格，養樂多等，這類產品所指的就是嗜乳酸桿菌（*Lactobacillus acidophilus*，又稱 A 菌）、比菲德氏菌（Bifidus，又稱 B 菌或雙歧桿菌、雙叉桿菌）、保加利亞乳酸桿菌（*Lactobacillus bulgaricus*）和嗜熱鏈球菌（*Streptocouus thermophilus*）等在人體內能健胃整腸、幫助消化吸收的益菌。這些有益菌數量繁多，其中又以乳酸菌為數最多，因此，一般人所稱「腸中益菌」多是指乳酸菌。

- 購買時除了要注意製造日期和保存日期外，由於活菌會因高溫、日照或潮濕而變質，因此包裝上應選擇具阻光、防潮、材質較厚的為佳。

- 益菌是一種活菌，僅能在腸道中存活 3 至 5 天，因此，經常補充以及供給這類益菌充足的能源與環境，才能使益菌在體內發揮最大的效用。

- 依我國國家標準對醱酵乳的規定，每公克產品需含的活性乳酸菌量，為一千萬個以上（凝態者）；或一百

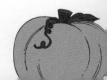

萬個以上（稀釋發酵乳）。至於經過加熱殺菌的保久發酵乳，則不含活性乳酸菌。

· 消費者在購買活性乳酸菌的優酪乳時，一定要注意兩個星期的保存期限，並且妥善冷藏，以保持品質。

· 每天以獲取 10 億到 60 億個乳酸菌為宜。比照市面上的優酪乳，每天若能飲用 100 到 600 毫升，應就能獲得足夠的乳酸菌。

· 一般優酪乳的熱量頗高，肥胖或糖尿病就應考慮熱量並配合飲食計劃，適時減量飲用。

秘魯人參（Maca）

學名：
Lepidium meyennii、*Lepidium apetalum*。

別名：
瑪卡、馬卡、Maca Force、Peruvian ginseng。

成分：
生物鹼、必需脂肪酸、胺基酸、維生素、礦物質、甾醇、Evomonoside（強心配醣體，見於 Lepidium apetalum）。

功能：
壯陽、治療更年期症候群、增強活力、耐力。

說明：
秘魯人參生長在秘魯安第斯山脈 4000～5000 公尺的高地上。美國探索頻道 Discovery 譽其為「天然的偉哥」，近來研究發現，秘魯人參之所以備受青睞，乃源於其催情及壯陽作

用,它具有增強體質、延長性交時間等功效,並且能幫助婦女調經,以及在絕經期或患慢性疲勞綜合症時,幫助平衡荷爾蒙的分泌;此外,它也具有在競賽中增強運動員的活力、耐力及醒腦等傳統作用。

作用機轉:

- 秘魯人參含豐富的礦物質及維生素,對精力增強,疲勞恢復有見效。
- 秘魯人參對受孕能力及刺激受精效果有促進能力。
- 秘魯人參對性慾、精蟲增加及更年期有刺激激素效果。

副作用:

- 大量服用秘魯人參可能導致脹氣。
- 懷孕或哺乳婦女不宜使用秘魯人參。
- 糖尿病、低血糖、高血壓、心血管疾病患者不宜使用秘魯人參。

毒性:

秘魯人參含強心成分,有造成心臟毒性的風險。

注意事項:

- 有很多含秘魯人參的健康食品也含咖啡因,後者會提升血壓及造成失眠。
- 服用單胺氧化酵素抑制劑(MAOI)、選擇性血清素再吸收抑制劑(SSRI)、非固醇類止痛劑、類固醇等藥物的患者不宜使用秘魯人參。
- 秘魯人參並未證明可以減肥。

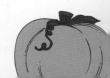

- 極少研究證實秘魯人參可以平衡荷爾蒙的分泌。
- 男性用於壯陽，每日 1.5 至 3 公克，分 3 次服用。
- 很多市售含秘魯人參（Maca）並宣稱具有增強性功能（壯陽）的食品，被驗出壯陽類西藥成分，購買這類食品不可不慎！

納豆激酶（Nattokinase）

別名：
Natto Extract。

功能：
治療及預防心血管疾病、中風與癡呆症狀。預防旅客血栓症（即所謂經濟艙症候群）的功效。

說明：
根據統計，男性比女性更容易罹患心血管疾病，65 歲以上男性，每五人就有一個有心血管、血管栓塞問題，而血栓的形成與膽固醇含量有關。納豆是大豆經發酵製成，納豆是日本的傳統食品，納豆在發酵過程中產生了納豆激酶、維生素 K、異黃酮等。

作用機轉：
納豆激酶是一種酵素（溶纖維蛋白酶），在體內會進行三種溶血的機制，直接分解纖維蛋白（Fibrin）、活化尿激酶原（Prourokinase）為尿激酶（Urokinase）及增加組織型胞漿素原活化素（Tissue Plasminogen Activator，t-PA）可催化胞漿素原（Plasminogen）變為胞漿素（Plasmin），可溶解血栓

或凝血。

　　副作用：

・孕婦及哺乳婦女不宜食用。

・納豆激酶會降低血液凝集，所以不可與同樣會降低血液凝集的藥物一起服用，如 Aspirin、Clopidogrel、Diclofenac、Ibuprofen、Naproxen、Dalteparin、Enoxaparin、Heparin、Warfarin。

　　注意事項：

・納豆激酶則是以其血栓纖維蛋白溶解率FU（Fibrinolytic Units）來作為其活性之單位，選購納豆激酶時，應留意的是標示中每單位（每粒膠囊、錠劑或粉狀一次服用量）的「FU」數而非毫克數。

・納豆除了含有納豆激酶之外，還含有皂素、卵磷脂、葉酸、食物纖維、鈣、鐵、鉀、維生素及多種氨基酸與礦物質。

・手術前2星期不要服用納豆激酶，以避免流血的風險。

啤酒酵母（Brewer's yeast）

　　成分：

β-葡萄聚醣、維生素 B 群、鉻、硒、肌醇、核酸、胺基酸。

　　功能：

營養補充、體力強化、增強免疫力。適用症狀為虛弱體質及減肥者之營養補充。

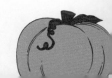

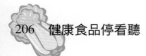

說明：

啤酒酵母是發酵啤酒時所使用的酵母種（*Saccharomyces cervisiae*），補充啤酒酵母主要是取其所含豐富的營養素，因此並非活菌株。啤酒酵母雖與活益菌同屬於單細胞的微生物體，但與一般補充活益菌的保健作用是完全不同的。

啤酒酵母是營養濃度很高的食品，含有重量50%左右的蛋白質（胺基酸），是體質虛弱及素食者很好的營養補充品，含有豐富的維生素 B 群（B1、B2、B3、B6 等）、核酸（Nucleic acids）、對胺基苯甲酸（PABA）、肌醇、微量元素：鉻、硒等。在歐美和日本，啤酒酵母是醫師和營養師最常推薦的產前產後或病後之營養補充食品。食米的東方民族最容易缺乏水溶性維生素B群，因此必須每天補充，以維持健康。如果容易焦慮、緊張、倦怠、疲勞、食慾不振，那麼可能是缺乏維生素 B 群。每天食用天然維生素 B 群最豐富的啤酒酵母來促進消化、維持健康，是最佳的選擇。

作用機轉：

- 啤酒酵母可提高新陳代謝，增強體力及免疫力，提高細胞對胰島素的敏感度及抵抗自由基的能力，含有促進細胞呼吸活化因子（SRF），故也被添加於外用皮膚保養品富含β-葡萄聚醣纖維素；有助於改善因為纖維素攝取量太低而引起的便祕問題；具有降低血脂肪及血糖上升的比例。
- 啤酒酵母含有豐富的維生素 B 群，有利於肥胖的新陳代謝，同時含有的纖維素，有助於排便通暢。

副作用：

- 啤酒酵母含高濃度的核酸及普林，並不適合罹患高尿酸或痛風病患服用。
- 長期服用單胺氧化酵素阻斷劑（MAOI）時，也不宜補充啤酒酵母，以免造成血壓升高。
- 啤酒酵母會與Meperidine（麻醉性止痛藥）產生交互作用。
- 常有酵母菌感染（Yeast infection）者避免食用啤酒酵母。
- 會對酵母過敏，如臉部癢或腫脹者避免食用啤酒酵母。

注意事項：

- 啤酒酵母可隨餐服用，吸收效果更佳。
- 要留意產品的有效期限及劑量即可，硒或鉻含量特別高的硒酵母或鉻酵母應該註明 Selenium yeast 或 Chromium yeast，同時產品應該清楚註明硒（Selenium）及鉻（Chromunm）的劑量。

康復力（Confrey）

學名：

Symphytum officinale。

別名：

奇蹟草、聚合草、西門肺草、Wallwort、Blackwort。

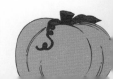

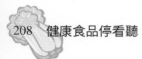

208 健康食品停看聽

說明：

1965 年，日本曾興起一陣「康復力熱潮」。是為健康食品熱潮之原始鼻祖。當時，近郊之農家，都種滿了康復力。康復力在歐美又叫「奇蹟草」。康復力是一種使用在自然療法歷史悠久的草藥，十幾二十年前，臺灣也掀起一陣自種風潮，打汁、當青菜炒來吃，當時民間還流傳著康福力具有保肝除腫瘤的效果，不過對於民間偏方往往是口耳相傳，不經科學證實，西方對於這個草藥，早已開始注意其爭議性，有些食用者不只不會因為服用康復力而達到保肝效果，反而會產生肝機能下降的問題，不過案例往往不夠整體，近來發現，某些品種的康復力含有具肝毒性的 Echimidine 成分。

作用機轉：

根或葉可以用來製成藥膏，對於創傷擊潰傷有癒合作用，另外，還可以用來減輕疼痛，對於燒傷、腫脹、抽筋都有緩和的效果。有幫助癒合、柔軟、刺激細胞再生的作用。

副作用：

- 康復力局部使用時，如果皮膚沒有傷口，應該是安全的，但是不要大面積塗抹。
- 長期使用或高劑量使用康復力外用產品，會有不尋常的疲倦、腹痛、食慾不佳等副作用。
- 懷孕及哺乳婦女無論在任何情況下都不能使用康復力，包括局部外用產品也要避免。
- 肝臟有毛病或飲酒較多的人也要避免使用康復力外用產品。

‧即使是少量的康復力Pyrrolizidine類生物鹼，也會對兒童有不好的影響，所以，兒童在任何情況下都不能使用康復力。

毒性：

含有Pyrrolizidine類生物鹼肝毒性成分Echimidine，根部份的含量是葉的 16 倍，因此要特別留意其毒性。自 1985 年以來至少引起 7 例肝靜脈閉塞症。

注意事項：

‧加拿大健康局（Health Canada）已宣布停止市面上流通含康復力成分的任何內服健康食品的銷售，無論是否有核准的藥字號（DIN），都必須確定產品確實不含Echimidine才能再度核准上架。但是此項禁令不限制於外用產品的添加。

‧除康復力含有Pyrrolizidine類生物鹼外，款冬、琉璃苣（Borage）、千里光（Liferoot）也含有這種肝毒性成分。

‧美國 FDA 已於 2001 年 7 月建議製造商從市場下架。

深海魚油（Fish oil）

成分：

Ω-3-3 多元不飽和脂肪酸（EPA、DHA）。

功能：

預防血栓形成、降血脂、改善過敏及發炎現象、降血壓、眼腦細胞發育的必需營養素。適用症狀為心血管疾病、自

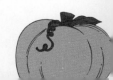

體免疫性疾病及糖尿病之腎炎的惡化預防、改善過敏反應、孕婦及授乳期婦女、老年癡呆症。

說明：

很多人小時候也許吃過魚肝油，當時還沒有 EPA、DHA 的發現，攝取魚肝油的目的是補充維生素 A 及 D。EPA 為 Eicosa pentaenoic acid，DHA 為 Docosa hexaenoic acid 的簡稱。EPA、DHA 並不在淡水魚肉中，而只有海水魚才含有，尤其以帶紅色魚肉的魚種含量較多。隨著飲食習慣的改變，心血管疾病及腦中風有逐年增加的趨勢，分別名列十大死亡原因中的第三、四位。科學家研究發現，住在阿拉斯加及北極圈一帶的愛斯基摩人身體健康，少有心臟血管方面的疾病，主要是由於食用的冰海魚類中均含有豐富的 EPA 及 DHA，即一般統稱的 Omega-3 不飽和脂肪酸（Ω-3 Fatty acids）。經年累月的食用，使得愛斯基摩人罹患心臟病及血管疾病的機率極低。Ω-3-3 油酸是一大類長鏈多元不飽和脂肪酸，自然界中的許多動植物中也或多或少存在了各式各樣的Ω-3-3 油酸，含量最豐富的莫過於是深海魚了。主要是 EPA 及 DHA，Ω-3-3 油酸對人體無法自己製造的必需脂肪酸。

作用機轉：

· Ω-3-3 油酸具有降血脂的作用，它會促使體內的膽固醇、三酸甘油脂被運送至肝臟中消化，再與膽汁結合而隨糞便排除（肝臟是脂肪消化代謝的主要器官），以降低全身血管內的脂質含量，進而降低脂肪乳糜沈澱在血管壁而造成動脈硬化的機會。

- Ω-3-3 油酸在人體的代謝中會產生前列腺素 E3（PGE3）、凝血酶原 A5（TXA5）以及白血球三烯 B5（LTB5）等內生性荷爾蒙（Ecosanoids），這些 Ecosanoids 與人體細胞膜磷脂質代謝時產生的內生性 PGE2、TXA2 及 LTB4 極為相似，因而會取代體內自生性 Ecosanoids 的濃度，也就是 PGE3 會部分取代 PGE2；TXA5 取代 TXA2；LTB5 取代 LTB4。
- 有利於氣喘病人之氣管舒緩及降低血壓的作用。可降低血栓形成，降低動脈硬化的機會，具有降低心肌梗塞、心絞痛及中風發生率。
- Ω-3-3 油酸可以緩解過敏性氣喘症及自體免疫疾病所引發的發炎症狀。
- Ω-3 多元不飽和脂肪酸（Ω-3-3 油酸）中的 DHA 是人類腦部、視網膜及神經組織中的主要成分，在幼兒發育中及懷孕中服用，對於腦組織發育上具有正面的意義。

副作用：
- 魚油的副作用為腹部不適、難過的打嗝、軟條狀糞便、脹氣、腹瀉、噁心。
- 服用相當高劑量的魚油會使身體散發輕微的魚腥味。
- 有凝血功能不全（如血友病患）不宜補充深海魚油，而少數過敏體質者也不能食用。
- 魚油畢竟還是一種脂肪，服用過量仍會造成肝臟代謝的負擔，甚至造成脂肪肝，尤其是三酸甘油脂較高者

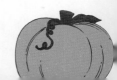

應注意。

- 正在使用抗凝血劑、阿斯匹靈等藥品的血友病患者，開刀前，或正在服用非類固醇藥品的關節炎患者，在使用上則有所限制，應先請教醫師，千萬不能貿然使用。
- 魚油中含有多量單雙鏈酸可能會成為心肌梗塞的原因，在精製時，要注意不可殘留這種成分。
- 過量攝取魚油會導致血小板數目的減少，而有出血傾向，因此不宜攝取過多的 EPA。魚油的脂肪酸中，可能會降低免疫能力。
- 魚油會與免疫抑制劑（Cyclosporine，用於器官移植）、蛇根鹼（Reserpine，降血壓藥）產生交互作用。
- 深海魚油補充品中的 EPA 在嬰幼兒早期發展中，會影響 DHA 和 EPA 的平衡，因此，建議懷孕婦女要注意這類產品，或者服用以海藻為原料的DHA補充品，因後者不含 EPA。
- 服用大劑量的魚油（每日 20 公克以上）會引起劇烈的腹瀉。
- 服用過多的魚油，容易造成維生素 E 的缺乏。
- 魚油的不飽和脂肪酸很容易因少許氧氣、日光、溫度的影響而氧化成過氧化脂質，這些過氧化脂質反而會促進動脈硬化，引起血管病變，甚至成為致癌因子。

注意事項：

- 兒童補充深海魚油有助於腦部發育。一般成年人補充深海魚油也具有促進與情緒有關的賀爾蒙分泌之正常化；停經前女性服用深海魚油，與月見草油一樣，都具有緩解經前症候群的效果；更年期婦女罹患心血管疾病的機會會大幅提高，補充深海魚油的健康意義更大。

- 以下這些人適合服用深海魚油：
  1. 高血脂症及心血管疾病患者、高危險群。
  2. 記憶力減退、老年癡呆症患者。
  3. 糖尿病患者。
  4. 自體免疫性疾病患者（紅斑性狼瘡、風濕性關節炎）。
  5. 過敏性氣喘症患者。
  6. 孕婦及授乳期婦女。

- 預防保健上：每天約需補充含 0.6 至 1.2 公克Ω-3-3 油酸深海魚油。心血管疾病及過敏、氣喘體質者的保健：平均每天服用 2.2 至 2.5 公克。

- 市售的深海魚油膠囊如果以濃度來區分，最常見的為每粒 1,000 毫克含 EPA 及 DHA 共 300 毫克的天然非濃縮深海魚油，以及 500 至 600 毫克的濃縮深海魚油。

- 魚肝油顧名思義就是抽取自魚肝中的油脂，而深海魚油則是抽取自魚肉中的油脂。魚油主要來自含Ω-3 多元不飽和脂肪酸豐富的深海魚，魚肝中存在著高濃度的

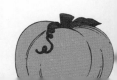

維生素A及D，補充魚肝油，主要是補充維生素A及D，兒童補充魚肝油有助於預防夜盲症及促進鈣質的吸收利用，在現代社會中，兒童營養不但不會不足，還經常過剩，加上許多配方牛奶中都已添加了維生素D，補充魚肝油已不再那麼具有意義，如果平時已經給予兒童補充綜合維生素，其中所含的維生素A及D往往都已足量。

• 有些人會受不了吃了魚油後打嗝的魚腥味，在餐前服用比較不會有魚腥味。另外要注意魚油最好不要與鈣片或牛奶一起吃，因為脂肪酸和鈣離子會產生皂化反應，可能會造成腹瀉，而且效果會大打折扣。

• 市面上有些標榜由海豹，海狗或鮫鯊提煉的魚油，其實只要是標示為Ω-3不飽和脂肪酸都是一樣濃縮萃取的最終產物，消費者只要注意其標示的活性成分是否為EPA、DHA及劑量即可。

• 富含魚油的魚類主要是遠洋深海中的魚類，如鮪魚、沙丁魚、鮭魚、旗魚、鯖魚，而鱈魚僅含有少量的Ω-3不飽和脂肪酸。

甜菜鹼（Betaine）

學名：
2 (N,N,N-trimethyl) ammonium acetate。

別名：
三甲基甘胺酸、Trimethylglycine（TMG）、Cystadane。

功能：

降低心臟病的罹患率風險、預防癌症、老年癡呆症和憂鬱症，治療高同半胱胺酸尿症（Homocystinuria）。

說明：

甜菜鹼是一種從甜菜中發現的生物鹼，甜菜鹼含甲基群，甲基群可使體內的有害物質失去作用。人體內有一種叫作同半胱胺酸（有害的胺基酸）的有害物質，高含量的同半胱胺酸會增加心臟病的罹患率，同半胱胺酸含量高的男性，心臟病發作的機率是其他人的 3 倍。高含量的同半胱胺酸與出生缺陷、憂鬱症、某些癌症（如大腸癌）、甚至老年癡呆症等的高罹患率都有直接關聯。甜菜鹼的甲基群可將有害的同半胱胺酸轉變為蛋胺酸（有益的胺基酸）。

作用機轉：

- 甜菜鹼能藉由增加中高同半胱胺酸（Homocysteine）再甲基化成蛋胺酸（甲硫胺酸，Methionine），使血漿中高同半胱胺酸濃度下降，進而降低心血管疾病之危險性。
- 具有提供甲基、調節體內滲透壓、促進脂肪代謝和蛋白質合成等作用。
- 研究發現食用較多膽鹼（Choline）及它的代謝物甜菜鹼的人，其發炎標記（CRP）及同半胱胺酸（與心血管、骨骼等關）較低。

副作用：

- 甜菜鹼對大多數人是安全的，但也可能會有輕微副作

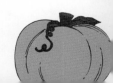

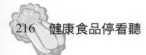

用，包括噁心、胃不適及腹瀉。

- 孕婦及哺乳婦女不宜食用。
- 腎臟病患者不可食用甜菜鹼，因為如果同時服用葉酸及維生素 B_6 的話，會增加總膽固醇的濃度。
- 體重過重或肥胖的人不可食用甜菜鹼，因為會增加總膽固醇的濃度。
- 胃食道逆流（Gastro-esophageal reflux disease）及消化性潰瘍患者不可食用甜菜鹼，因為會使症狀惡化。
- 正在服用阿斯匹靈或非類固醇消炎止痛藥（non-steroid anti-inflammatory drug, NSAID）的人，如果食用甜菜鹼，會增加損傷胃壁的風險。

注意事項：

- 富含甜菜鹼的食物有甜菜根、菠菜、青花菜、穀類、海產及葡萄酒。
- 兒童不建議食用甜菜鹼。
- 用於心血管疾病，每日服用甜菜鹼 1.5 至 3 公克。
- 用於高同半胱胺酸尿症，每日服用甜菜鹼 6 公克。
- 服用甜菜鹼時，通常會建議與葉酸、維生素 B_6 及 B12 一起服用。
- 心臟疾病造成之死亡率為國人十大死因之前三名，且以冠狀動脈硬化及心肌梗塞為普遍症狀，不正常之同半胱胺酸含量造成高同半胱胺酸血症為造成心臟病之重要因子，體內同半胱胺酸含量超過 13.9（mol/L 將明顯提高心血管疾病發生率。

- 日常飲食失調，導致葉酸不足，造成不正常之同半胱胺酸含量累積於體內。
- 高同半胱胺酸尿症（Homocystinuria）為一種體染色體隱性遺傳之代謝異常疾病，是相當罕見的先天異常疾病，會導致高同半胱胺酸代謝異常，它是新生兒篩檢的項目之一。

硫辛酸（Alpha-lipoic Acid）

學名：

1,2-Dithiolane-3-pentanoic acid。

別名：

Thioctic acid、Lipoic acid、ALA。

功能：

抗氧化、促進細胞能量生成反應、提高細胞對胰島素的敏感度、保護神經細胞。適用症狀為糖尿病、糖尿病高危險群的預防、多發性神經病變、動脈硬化、肝炎肝硬化、皮膚保養、口腔灼熱感病變。

說明：

糖尿病除了遺傳因子的因素外，飲食、生活、體重控制及運動習慣等，與糖尿病的發生率及病程的惡化率等都有著密切的關係，尤其眼底及神經病變是糖尿病患最可怕的併發症之一。硫辛酸是一種類似維生素的物質，是一種存在於粒線體的酵素，硫辛酸在體內經腸道吸收後進入細胞，能協助人體抵抗自由基的攻擊。其可在細胞內外流通的特性，使其得以及時補

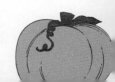

充維護各細胞不足之處,發揮抗自由基與修護功效。硫辛酸是一種生物體可以自行生合成的雙硫化合物,是人體細胞能量生成代謝反應中的必要元素,硫辛酸對於多種慢性病,如心血管疾病、糖尿病、肝腎病變等,都具有正面的助益。硫辛酸少量存在於馬鈴薯、菠菜及肉類中。

作用機轉:
- 硫辛酸是人體葡萄糖能量代謝循環中的必要因子,飲食中的含硫胺基酸,都是硫辛酸生合成的元素來源。
- 可以在水溶性和非水溶性環境下發揮抗氧化作用對於糖尿病及酒精或化學毒性物質所造成的神經病變,具有治療效果有助於修復長期受化學物質刺激而受損的肝細胞。
- 硫辛酸的抗氧化作用也被證實與維生素C、E其他植化性抗氧化物質,如 Silymarin(苦薊萃取物中的抗氧化成分)具有協同加成的作用外,硫辛酸具有降低皮膚細紋形成及保護皮膚細胞不受紫外線侵害的作用。
- 硫辛酸也被使用在複方的保肝產品上,作為肝細胞修復所必要的營養素

副作用:
- 長期服用硫辛酸會使體內的鐵離子和其他礦物質流失,必須常做貧血檢查。
- 硫辛酸偶而會有胃不適、發疹等副作用。
- 孕期婦女及兒童慎用。
- 硫辛酸具有降血糖作用,會與降血糖藥品產生交互作

用。

注意事項：

- 選購時唯一要注意的就是劑量，市面上硫辛酸產品的劑量，多半為 50 至 100 毫克之間，少數高劑量 250 至 300 毫克的產品，則是比較適合需要高劑量服用的糖尿病患族群。
- 已在服用降血糖藥品的糖尿病患，在剛服用硫辛酸的 1～2 週內，最好能夠經常性做好血糖監測，以避免血糖過低。
- 有些人服用硫辛酸來抑制 HIV 病毒、動脈硬化或防止白內障，可是這些作用至今尚未有明證。

軟骨素（Chondroitin）

別名：

Chondroitin Sulfate、Sodium Chondroitin Sulfate。

功能：

補充退化關節軟骨組織及組織潤滑液、緩解退化性關節炎的疼痛及發炎。適用症狀為退化性關節炎、運動或過度負重的關節軟骨磨損。

說明：

人類的關節之間有著保護骨頭互相磨損的軟骨及充滿黏多醣蛋白的關節潤滑液，隨著年齡漸漸的增加，保護在骨骼末端如帽子般的軟骨也會慢慢產生磨損，骨頭之間因緩衝的軟骨組織越來越薄，摩擦力也隨之增加，關節開始產生發炎疼痛，

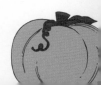

是退化性關節炎的開始。軟骨素普遍存在人體的關節韌帶、骨骼、角膜、心臟瓣膜、血管壁及皮膚中，主要是由胺基半乳醣（Galactosamine）及葡萄糖醛酸（Glucuronic acid）交錯結合的大分子黏多醣蛋白所組成。軟骨素主要分為 A、B、C 三型，提煉口服軟骨素補充劑的主要來源包括豬牛雞的皮、軟骨、韌帶組織（如耳朵、鼻骨等）及鯊魚軟骨等。

作用機轉：

- 軟骨素可以有效的紓解關節炎的疼痛及發炎現象，同時具有延緩關節老化的作用。
- 口服軟骨素可以增加關節液的分泌量及關節間潤滑液－玻尿酸（Hyaluronic acid）的濃度，同時降低軟骨素分解酵素的活性，延緩骨關節的退化現象。
- 長期服用硫化軟骨素的高脂飲食者，其血脂肪的上升率，似乎比沒有服用硫化軟骨素的族群低，同時具有降低血栓形成的效果。

副作用：

- 軟骨素輕微的副作用包括腹瀉、便秘、腹痛，罕見的副作用則有眼皮及下肢腫脹、不尋常的心跳、掉髮。
- 懷孕及哺乳婦女最好不要使用。
- 軟骨素可能會與抗凝血藥（如 Heparin）、化療藥品（如 Cisplatin）、非類固醇類消炎止痛藥產生交互作用。

注意事項：

- 合併軟骨素的補充時，可以大幅提高單獨使用葡萄糖

胺在關節炎臨床症狀的改善效果。

- 萃取出的軟骨素經過乙烯化成為「硫化軟骨素」，純度多半接近 90%至 95%之間。

- 軟骨素不是一種緩解性的止痛消炎成分，當被診斷有退化關節炎或關節負荷過大所引發的關節炎時，必須持續服用軟骨素至少半年以上的時間，直到引發關節負擔的條件緩解為止。

- 目前市面上大部分的軟骨素營養補充劑都是合併葡萄糖胺的產品，美國曾針對市售合併軟骨素與葡萄糖胺補充品做了成分查驗，結果竟然發現，有一半以上的產品中，不是根本沒有添加軟骨素，或是遠遠不及標示上的劑量，因此在選購含軟骨素的產品時，應該選擇信譽較好的廠商，不要只是著重在價格的比較上。

野山藥（Wild yam）

學名：
Dioscorea villosa。

別名：
Colic root。

成分：
Diosgenin（薯蕷皂元、山藥配醣體）。

功能：
解痙、消炎、舒張平滑肌。適用症狀為抒解月經時的子宮收縮疼痛、與植物性雌激素配合使用於改善更年期不適症。

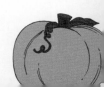

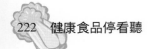

說明：

　　野山藥的萃取物中含有一種與荷爾蒙化學結構類似的皂素生物鹼（Diosgenin），目前被廣為使用在更年期複方保健食品及健胸食品中，野山藥與山藥是近親，但並不是每一種山藥都含有類似 Diosgenin 的生物鹼。

作用機轉：

- Diosgenin 之結構與固醇類荷爾蒙相似，Diosgenin 在體內並「不」能轉化為人體所需的荷爾蒙成分，可能有部分會與這些荷爾蒙產生相類似的生理效應。
- Diosgenin 可以降低膽固醇的再吸收作用，增加膽汁的分泌，促使膽固醇容易被排出體外。Diosgenin 主要是降低 LDL 及升高 HDL 的濃度，三酸甘油脂也會下降，Diosgenin 也會和降血脂藥（Clofibrate）產生協同作用，使降血脂效果更好。
- Diosgenin 會增加肝細胞膜的磷脂質及膽固醇的濃度，這樣的效果可以強化肝細胞的介面活性效果、增加肝細胞膜的流動性、提升抵抗毒素的能力。

副作用：

- 不建議在懷孕時服用野山藥萃取物。
- 曾有人因喜食山藥，在長時間每天服用多量的天然山藥而造成子宮內膜增生及出血的個案，對於停經前的女性，還是不宜服用過量的野山藥萃取物。
- 大量服用野山藥可能導致噁心、嘔吐、下痢。
- 動物實驗顯示野山藥的主成分 Diosgenin，會與體內的

荷爾蒙Estradiol（雌二醇）產生交互作用，後者常用於避孕藥及荷爾蒙替代療法。

注意事項：

- 並沒有任何人體試驗證實野山藥確實具有促進乳房發育的效果。
- 野山藥產品都會合併其他植物性雌激素，運用在更年期不適症的改善方面，單方的野山藥萃取物較沒有補充的價值。另外，大部分的天然豐胸健胸食品也都會添加野山藥萃取物。
- 天然豐胸食品多半效果不會太明顯。
- 一般建議的每日劑量為含 Diosgenin 3 至 100 毫克的野山藥乾燥粉末或萃取物。
- 野山藥萃取物也被製作成外用乳霜來作為更年期荷爾蒙穿皮吸收的治療，不過純粹的野山藥萃取物外用乳霜，對更年期不適症的改善效果並不理想，如有明顯效果的產品，多半添加有合成的黃體素成分。
- 除了黃豆含有與天然雌激素 Estrogen 類似的作用外，天然植物中的北美升麻、當歸等，也具有類似的植物性雌激素，野山藥則有與黃體素較類似的結構式，多服用這些天然植物性雌激素，對更年期障礙有很好的緩解及改善作用，以避免荷爾蒙補充劑的副作用。

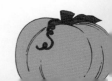

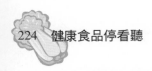

鹿茸（Deer Velvet）

學名：
Cervus elaphus、*Cervus Nippon*、*Cornu Cervi Parvum*。

別名：
Deer Antler。

成分：
雌激素、脂肪酸、膽固醇、磷脂、雄茸膠脂、糖脂、硬骨素、蛋白質及鈉、鈣、磷、鎂。

功能：
治療血小板減少症、白血球減少症、再生不良性貧血。中醫認為，鹿茸味甘鹹、性溫，入肝腎二經，具有壯腎陽、補氣血、益精髓、強筋骨之功效。用於精虧血虛、眩暈耳鳴、耳聾、陽痿滑精、腰膝酸軟、囟門不合等病症。

說明：
鹿又名斑龍，因鹿身上有白色斑點，這可能是鹿又叫斑龍的原因。鹿茸就是初生的鹿角，鹿角在未發育完成前較為柔軟，上面覆蓋著密布血管的皮膚，長著如天鵝絨般的細毛，故稱為「鹿茸」。鹿茸的藥用最早見載於漢代的《神農本草經》，列為中品，謂其有「益氣強志，生齒不老」等功效。明代李時珍則說：「鹿茸能生精補髓，養血益陽，強筋健骨，治一切虛損，耳聾目暗，眩暈虛痢。」

作用機轉：
・鹿茸大劑量可使血壓下降、心率減慢、外周血管擴

張，中等劑量可使心收縮力加強、心率加快、心搏出量增加，對衰弱的心臟有明顯的強心作用。

- 鹿茸能使血中的紅血球、血色素和網狀紅血球增多，促進紅血球的再生。
- 鹿茸能興奮離體腸管及子宮。
- 鹿茸可以提高機體的細胞免疫和體液免疫功能，促進淋巴細胞的轉化，具有免疫促進劑的作用。

副作用：

- 鹿茸所含激素類物質（腎上腺皮質素，ACTH），刺激胃腸道黏膜，引起腸胃道反應，表現為上腹疼痛、噁心、出冷汗，嚴重時可引起上消化道出血。還可引起過敏、面色蒼白、心慌、氣短、胸悶、大汗淋漓、休克而死。
- 鹿茸與刺激胃粘膜的阿斯匹靈等水楊酸衍生物合用，會提高消化道潰瘍的發生率。
- 糖尿病患者在口服降血糖藥物時，若與鹿茸合用，降血糖的效果將因而降低。這類的中藥除了鹿茸之外，還有甘草、人參、何首烏、黃耆。
- 患有高血壓、腎炎、肝炎以及中醫所說的陰虛火旺、肝陽上亢之病人，不宜服用。
- 孕婦及哺乳婦女不宜食用。
- 有雌激素敏感性（Estrogen-sensitive）者，如有乳癌、子宮頸癌病史者，不要食用。
- 感冒與糖尿病急性期的患者，中醫師建議暫緩服用。

・身體常感燥熱、口乾、口苦、大便乾燥、目赤以及易
怒、高血壓、糖尿病的人，大多都屬於熱性體質，不
宜食用鹿茸。如年輕而無陽虛者服用鹿茸，可能會引
起並身燥熱，口乾唇裂甚至鼻出血、口舌生瘡等副作
用。

注意事項：

鹿是人們熟知的一種野生動物，自古以來就被視為吉祥
長壽的象徵。遠在漢代，即有「鹿身百寶」之說，民間用鹿的
產品向皇帝進貢，皇帝也用鹿的產品作祭祀。據《本草綱目》
記載，鹿茸、鹿角、鹿角膠、鹿角霜、鹿血、鹿腦、鹿尾、鹿
腎、鹿筋、鹿脂、鹿肉、鹿頭肉、鹿骨、鹿齒、鹿髓等都可入
藥。鹿好像被過度神化了！

硒（Selenium）

別名：

Selenocysteine、Selenite。

功能：

抗癌、防癌、增強免疫力，治心血管疾病、風濕症。

說明：

最早的時候，硒並不被視為營養素，甚至和鉛等重金屬
一樣被視為有害物質。直到 1979 年，在中國東北、西伯利
亞、朝鮮半島等地區所盛行的地方性疾病克山症（Keshan dis-
ease），證明是因硒的不足所造成的病症，硒的重要性才逐漸
為世人所知。隨後又發現硒的抗氧化功效，知名度及身價也如

同飆股般地飛漲。含硒的營養補充劑及健康食品在市面上大行其道，食品中含硒也成了廣告賣點。硒是體內（Glutathion peroxidase）的構成物質，可以進一步保護身體，以保身體健康。它對心肌梗塞、高血壓的預防有其效果。硒可能是最強力的抗癌營養劑，它是一種微量的營養物質。它和維生素 E 共同作用，可以發揮更大的抗氧化效果。動物實驗中發現，缺硒會造成微血管脆弱，也容易引起肌肉無力，心臟受損。

作用機轉：

- 硒是人體免疫系統中，一種人體解的成分（過氧化麩胺基硫），可保護細胞膜與組織，不受氫氧游離基的破壞，具有解毒功能和抗癌效果。
- 抗癌效果，硒可改變致癌原的代謝，癌細胞量復活的機會減少了許多，硒可以阻止許多致癌物質，發展成癌症。硒的抗癌作用是促使癌細胞凋亡。
- 硒會降低化療藥品（Cisplatin、Doxorubicin）的毒副作用。

副作用：

- 劑量超過每天 1000 微克時會有肌肉衰弱、疲倦、周邊神經炎、皮炎、指甲或頭髮異樣或脫落、生長遲緩、大蒜味氣息或體味、肝壞疸、腸胃不適。
- 高劑量的硒會降低維生素 C 的吸收。
- 硒會抑制 Bleomycin（癌症藥品）的抗癌藥效。
- 硒可能會與降膽固醇藥品（如 Niacin、Lovastatin、Atorvastatin）產生交互作用。

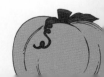

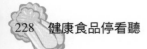

毒性：

硒急性中毒係因意外過量攝食或自殺，導致嚴重的腸胃障礙、神經障礙、急性的呼吸窘迫綜合症、腎衰竭、心肌梗塞。

注意事項：

- 一般利用硒在治療癌症時，都是使用高劑量，才會達到效果，且硒在體內不能積存，想要它發生效果，必須天天吃而且要有足夠的量，才能維持血液中一定的濃度；口服大劑量時，一定要有醫生監督，否則易中毒。

- 攝食不足時，導致克山症，特徵為心律加快、心電圖異樣、心臟擴大，嚴重時會導致生命危象而死亡。

- 在兒童身上發生硒金屬缺乏時，易致關節僵硬、生長遲滯等問題。

- 每日的安全適當攝取量為 0.05 至 0.2 毫克。食物中來源：瘦肉、柿子、蒜頭、海產、蔥、南瓜等含有多量的硒。

- 民國 82 年修定每日營養素建議攝取量（RDNA）也加入了硒的適宜攝取量，成年男女的適宜攝取量為每日 50 微克。

- 海產類食物的硒含量最豐富，肝腎及肉品也含有一些，植物性食品的含量則視當地土壤硒的含量而定。以均衡飲食的原則攝取營養，硒應該是不會缺乏的。

- 硒的適宜供應量應為每日 50 至 250 微克，最高的安全

攝取量則是 550 微克。

- 美國營養學界則建議婦女一天約需 50 微克，男性 70 微克，孕婦 65 微克，哺乳期 75 微克，個人需要量隨飲食中之多元不飽和脂肪酸之增加而提高。

- 市售產品曾有含量與標示差異頗大之調查，消費者應選購有品牌的產品。

- 以下這些人需多攝取硒：
  1. 男性
  2. 飲食不當的年輕人
  3. 素食者
  4. 老年人
  5. 吸菸者
  6. 懷孕或授乳婦女。

寒天（Agar）

別名：

洋菜、菜燕、瓊膠、Agar-Agar、Chinese Gelatin、Kanten Jelly、Vegetable Gelatin。

成分：

寒天醣、寒天果膠。

功能：

降血壓、膽固醇、抑制血糖上升、減肥，預防便秘、大腸癌。

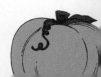

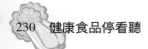

說明：

寒天是從紅藻萃取出來的，在食品加工上，可做果凍、茶凍、咖啡凍。食品廣告吹捧的「寒天」（音譯自日文），其實就是洋菜的一種，生寒天（洋菜）呈白色半透明，市面上可買到粉狀、角狀、條狀、絲狀等不同型態。

作用機轉：

- 100 公克的寒天含有 74 公克以上的膳食纖維，又由於寒天能吸收大量的水分，可增加腸胃中的飽足感，而減少進食量，因此，寒天被當作減肥之用。
- 寒天富含的網狀水溶性膳食纖維，會以果凍狀包覆醣類，使其消化、吸收變慢，也能維持體內醣類正常的新陳代謝；非溶性膳食纖維部份則可以使腸胃蠕動正常化及增加消化道裡的益菌叢，可以預防便秘。
- 寒天被胃酸分解後得到一種名為「瓊脂寡糖」的成分，可抑制癌症的發生；寒天含有藻脂酸，可以促進攝取過剩的鈉排出體外，且增加鉀的吸收，因此能夠保持鈉與鉀的均衡，可預防高血壓。
- 寒天熱量很低，可減少醣分和膽固醇的吸收。
- 食用寒天凍同時也吃入大量的水分，故有解鬱、降火氣的功效。

副作用：

- 寒天是屬於偏寒性的食物，所以體質較虛寒的人不宜攝取過量。
- 有些人吃寒天會使膽固醇上升。

‧懷孕、哺乳婦女、腸阻塞、吞嚥困難者不要食用寒天。

注意事項：

‧寒天價格低廉，在家做果凍，既便宜又衛生。

‧寒天的主要成分是纖維素，固然可以增加飽足感，但是營養素相對較低，仍須均衡攝取其他的食物。

‧食用粉末寒天時，應喝大量的水。

‧食用粉末寒天時，如果未喝大量的水，會阻塞食道或腸道，如果有胸痛、嘔吐、吞嚥或呼吸困難時，應立即就醫或做適當的處置。

番瀉葉（Senna）

學名：

Cassia acutiplia。

別名：

旃那葉、Senna Leaf、American senna。

成分：

番瀉甙 A、番瀉甙 B。

功能：

促進大腸蠕動、緩瀉作用。

說明：

番瀉葉為豆科草本狀小灌木植物狹葉番瀉（*Cassia angustifolia*）和尖葉番瀉（*Cassia acutifolia*）的葉。前者主產於印度、埃及和蘇丹，後者主產於埃及。本品為較常用之中藥。番

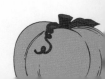

瀉葉是一種常見的瀉下藥，主治熱結便祕，積滯腹脹。在醫院中常把它作為腸道檢查前的清腸劑，或用來為部分急性便祕病人解除便祕之苦。不少人認為番瀉葉屬於天然藥品，安全可靠，再加上價格低廉、服用方便，許多人自購番瀉葉醫治便祕或減肥。番瀉葉只適合於治療熱結便祕，這類患者常表現為胃腸積熱、口乾口臭、喜冷怕熱、大便乾結難解等。

作用機轉：

促進腸內蠕動，產生下瀉作用。這種情形可減少盲腸、上行結腸之正常逆蠕動波，並且抑制水分的吸收，骨盆腔之充血的副作用較少。使用 7 至 10 小時後，才會開始緩瀉。

副作用：

- 動物實驗已證實番瀉葉可能使腸黏膜細胞變異，誘發腸癌。
- 一般減肥茶、排宿便的藥草茶中，普遍含有番瀉葉。過量使用容易有腹絞痛，因此安全使用量是每日 12 毫克以下。
- 年老體弱、脾胃虛寒、久病體弱者即使發生了便祕，應禁用或慎用番瀉葉。
- 番瀉葉治標不治本，只適合於急性便祕，不適合於慢性、習慣性便祕。
- 懷孕、產後及經期中的女性不要過量服用番瀉葉。
- 痔瘡、腸胃道發炎、腹瀉慎用番瀉葉。
- 番瀉葉副作用為脫水、電解質不平衡。
- 有腸阻塞（Intestinal obstruction）的病人避免使用番瀉

葉。

．一般來說番瀉葉會導致痙攣等腹部不適。

毒性：

有些案例報告番瀉葉複合瀉藥會導致昏迷（Coma）、神經病變（Neuropathy），長期使用番瀉葉導致肝炎。含番瀉葉染髮劑工廠的工人引起職業性支氣管哮喘症（Occupational asthma）、過敏性鼻炎；瀉藥製造廠的工人易引起氣喘及過敏症狀。

注意事項：

．目前衛生署已開放番瀉葉，用於輔助排便順暢的健康訴求。

．番瀉葉在日本已列入藥品管制，但莖不含瀉下成分，並不屬於藥品管理範圍，但仍有不肖廠商將葉梗充當莖使用於茶包中。

．瀉劑（Laxative）又稱為「通便劑」，可促進腸道排空的藥劑，一般可分為幾類：

　1. 糞便成形劑

　　這類藥品大都是由植物製取如車前子（Psyllium），或是人工合成所製，是消化道不吸收的纖維質。藉由它們在腸道會吸附水份而膨脹，進而增加腸道糞便的體積與重量。

　2. 刺激性瀉劑

　　這類瀉劑是最廣為使用，也是被誤用最多的瀉劑。它直接刺激腸粘膜或腸內神經叢，使腸蠕動增加，

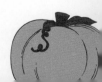

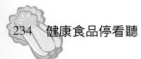

達到瀉下作用。又可分成以下數類：

⑴蒽菎（Anthraquinones）類：這類藥品有蘆薈（Aloe）、美鼠李（Cascara sagrada）、鼠李（Frangula）、和番瀉葉（Senna）等。

⑵二苯基甲烷（Diphenylmethanes）類。

⑶脂肪油酸類：如篦麻子油酸（Ricinoleic acid），即篦麻子油（Castor oil）所含之成份。

3.離子界面活性劑

這類鹽類是離子界面活性劑，如 Docusate 等，它能幫助大腸內的水分與乾燥硬堅的糞便混合，以加速腸內水分被糞便吸附。

4.礦物油

例如液態石臘（Liquid paraffin）。

5.鹽類瀉劑

主要是由可產生較不易吸收陽離子及陰離子的鹽類所組成，如鎂離子及硫酸根離子等，常用的有氧化鎂、氫氧化鎂、檸檬酸鎂、草酸鎂、硫酸鎂、磷酸鈉等。

6.高滲透性瀉劑

如雙醣類的 Lactulose、Lactitol 等，它們在腸道受細菌分解成乳酸以及其他的有機酸類，這使得腸道變酸，刺激蠕動與分泌，而引發腹瀉。

7.甘油

其作用機轉與前述的鹽類瀉劑類似。

紫錐花（Echinacea）

學名：

Echinacea Purpurea、*Echinacea Angustifolia*、*Echinacea Pallida*。

別名：

松果菊、coneflower。

成分：

Echinacosides（咖啡酸配醣體）、Acidic arabinogalactan（多醣類）、黃酮素。

功能：

提升免疫力，適用症狀為感冒、喉嚨發炎、微生物感染。

說明：

紫錐花的品種眾多，其中含有比較多生理活性成分，可以作為保健食品原料的有 *Echinacea Purpurea*、*E. Angustifolia* 及 *E. Pallida* 三種。紫錐花是一種原生長於美洲植物的菊科植物，印地安人拿來治療蛇咬傷及其他皮膚傷口，或把根直接含在口裡，來治牙痛及喉嚨痛。後來傳至歐洲，成為炙手可熱的藥草。其主要之功效為促進傷口癒合，抵抗細菌和病毒感染，縮短傷風感冒患期。在美國恰似中國之「薑茶」甚為流行，被聲稱對感冒喉痛有效，根據研究可使感冒機會減少 10%至 20%。本品連續三年坐擁草藥保健食品銷售排行榜第一名。沒有任何單一成分顯示具有有關之藥效活性。

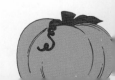

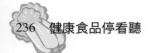

作用機轉：

- 紫錐花能快速提昇及強化人體抵抗疾病的免疫力，僅存在 *E. Angustifolia* 品種中的紫錐花配醣體（Echinacoside）。具有直接殺菌、抗病毒的抗原作用，對於急性感染症具有輔助治療作用。多醣體（Polysaccharides），紫錐花多醣體（Echinacin）是促使紫錐花具有提升人體免疫力的主要成分，*E. purpurea* 的根部是含紫錐花多醣體濃度最高的品種。

- 紫錐花多醣體具有抑制玻尿酸酵素（Hyahuronidase）活性的作用，玻尿酸酵素主要存在蛇毒、水蛭毒、蛛毒及惡性腫瘤中。玻尿酸酵素顧名思義就是它會分解破壞玻尿酸（Hyaluronic acid），然而玻尿酸卻是構成人體細胞抵禦病原侵略防禦系統的主要成分之一。當體內玻尿酸被大量分解後，細胞的防禦能力就會明顯的下降。

- 紫錐花多醣體具有促進體內免疫細胞，如中性白血球、淋巴細胞、殺手細胞、巨噬細胞等的吞噬作用，與體內 T 細胞的免疫力促進作用是無關的。有一種紫錐花多醣體（Acidic arabinogalactan）具有直接促進免疫系統產生免疫內生物質：Interleukin-1、Beta-2 干擾素的生成作用及腫瘤吞噬作用。

- 紫錐花的免疫力提升機轉是直接快速的，可在服用後立即快速的刺激免疫系統的作用，使人體對抗病原的能力在最短的時間內被大幅提升，紫錐花並不適合長

期中低劑量不間斷的服用，應在人體面臨免疫系統發揮強大作用時服用。紫錐花萃取物亦同時適用在任何微生物感染（如陰道念珠菌感染、口腔疱疹病毒感染、細菌性肺炎）的輔助治療上。

副作用：

· 常見的副作用有過敏、發疹、舌頭麻木刺痛。

· 過敏、氣喘、哺乳、糖尿病、肝異常、器官移植、懷孕、肺結核者不宜使用紫錐花。

· 紫錐花可能會與 Econazole（抗黴菌藥，用於香港腳）及免疫抑制劑（用於癌症、器官移植）產生交互作用。

· 一項發表於美國醫藥協會期刊（2003 年）的雙盲、安慰劑控制試驗結果顯示，紫錐花無法證實能有效治療 2 到 11 歲病患的上呼吸道感染症狀，而且可能會增加出疹子的風險，所以，不建議使用紫錐花作為 2 到 11 歲孩童的上呼吸道感染治療。

· 紫錐花與臨床眼不良反應顯著相關。

· 患有自體免疫性疾病，如紅斑性狼瘡、風濕性腎臟病、風濕性心臟病、多發性硬皮症等患者是不建議服用紫錐花萃取物，因為紫錐花的免疫促進作用，可能使免疫功能不穩定的自體免疫患者產生不可預期的病情變化。

· 德國之藥草管制委員會提出警告，紫錐花對紅斑性狼瘡、愛滋病、硬皮症、結核病等可能有害。而美國學

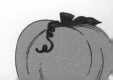

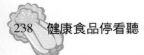

者更指出紫錐花與免疫抑制劑如類固醇或環孢靈合併使用有害，可能使免疫功能更為失調混亂，對病情有不利之影響。

- 如果對同一科植物（菊科）會過敏，則不可使用紫錐花，同科植物如 Ragweed、Chrysanthemums 等。
- 研究顯示 1231 位患有反覆性呼吸及泌尿道感染的病人，服用紫錐花 4 到 6 週後出現味覺不適（1.7%）、噁心嘔吐（0.48%）、腹痛、腹瀉、喉嚨痛（0.24%）。

注意事項：

- 紫錐花的補充原則是「必要」時，才「高劑量」、「短時間」補充，切勿長期服用。
- 研究顯示紫錐花係用來治療普通感冒（非流行性感冒），而不是預防。
- 幼兒長期服用較低劑量紫錐花配合蜂膠及維生素 C 的滴劑，證實具有明顯降低感冒發生率的效果。
- 紫錐花主要可分乾燥粉末及濃縮萃取物兩種。
- 紫錐花產品曾發現攙有同科（菊科）植物 *Parthenium integrifolium*，而後者不具任何藥效活性。
- 一般補充紫錐花的原則是連續服用兩週，必須要至少停服一週之後再續服，才能發揮最佳的免疫提升效果，一般服用時間盡量不要超過兩週，感冒時服用紫錐花萃取物，應至少持續 5 天，如剛服用一、兩天，症狀緩和後即停服，被提升的免疫系統一時回到原點後，感冒病毒便會趁機猖獗，而使病情再度惡化。

- 紫錐花產品常因使用的品種、用量、萃取方法不同，品質差異相當大。
- 為預防過度刺激免疫系統，紫錐花最多服用 6 至 8 週，一般而言，10 至 14 天就夠了。
- 紫錐花並非抗生素或其他抗感染藥品的代用品，因此，不能隨意停用這些藥品。
- 紫錐花不能用以治療肺結核等進展性感染病。
- 感冒的保健食品除了紫錐花外，也可服用維生素 C、維生素 B 群、大蒜、鋅、蜂膠。

菊醣（Inulin）

別名：

Fructo-Oligosaccharides、Dahlia Extract。

成分：

由 8~9 個果糖聚合而成的多醣類，在末端以 β-（1→2）的方式鍵結成為異果寡糖。

功能：

增進礦物質（如鈣、鎂）的吸收，能增進腸內益菌的生長，和幫助血中膽固醇的控制。用於便秘、高血脂、高膽固醇、預防腸癌。

說明：

菊醣在自然界中的分布很廣，它之所以被稱作菊醣，主要是因為一開始在許多菊科植物中，都可以發現它的蹤影。其實，在很多植物內可以發現菊醣，如牛蒡根、山藥、蒲公英

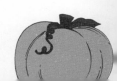

根、土木香根、菊苣、洋蔥、大蒜、菊芋的根。市面上販售的
菊醣，主要抽取自菊苣或菊芋根部再提煉得到的。菊醣可以溶
解在熱水中，屬於水溶性的膳食纖維，嘗起來有淡淡的甜味。
雖然人體內並沒有可以消化菊醣的酵素。不過，菊醣可以被人
體中的腸道細菌發酵、利用。因為這些住在腸內的細菌擁有我
們沒有的酵素，可以把菊醣發酵成短鏈脂肪酸及乳酸，然後再
間接地被人體吸收。而這些發酵後的產物可以增進體內益菌雙
歧桿菌的生長，調整腸內菌叢的生態。

作用機轉：

- 消化排便：菊醣因為無法被人體直接消化，屬於水溶
  性膳食纖維，可以促進腸道蠕動，縮短糞便通過腸道
  的時間。

- 降低罹患腸癌的機會：菊醣除了可以促進排便之外，
  也會經由益菌的消化產生一些短鏈脂肪酸，其中一種
  短鏈脂肪酸是丁酸。研究發現丁酸可以抑制腸癌細胞
  的增殖，刺激癌細胞分化及誘導腸癌細胞凋亡。

- 增加礦物質的吸收：菊醣可以增加人體對鈣的吸收及
  促進鈣平衡。因為菊醣的發酵產物可以使腸道的環境
  變成有利於鈣質吸收的環境。從動物實驗中也證實，
  菊醣除了增進礦物質在腸道中的吸收外，也能增加骨
  骼中礦物質的密度。

- 降血脂：在人體與動物的實驗中，發現菊醣能降低血
  中的三酸甘油酯與膽固醇濃度。一般認為菊醣調節血
  脂的機制，除了可以和膽酸及膽鹽結合外，也可以經

由細菌發酵後的短鏈脂肪酸來發揮效用。研究指出，在這些短鏈脂肪酸中，丙酸最具抑制肝臟膽固醇及三酸甘油酯生成的效果。

副作用：

- 過量攝取菊糖時（20g/day 以上），會引起腸胃脹氣等不適。
- 懷孕或哺乳婦女不宜使用。

注意事項：

- 臺灣市場上曾經以訛傳訛的出現過號稱為「菊糖」的商品，而其所謂的菊糖竟然是指以由「甜菊」所製造出來的糖。
- 菊糖每日攝取量應在 20 公克以下，避免引起腸胃不適或腹瀉。
- 目前美國尚未制定菊糖與果寡糖類產品之每日容許攝取量，一般每日之攝取量為 1 至 4 公克，而歐洲國家則約 3 至 11 公克。
- 高三酸甘油酯可每日服用量為 10 至 14 公克；老年人治療便秘：每日服用量為 20 至 40 公克，服用 19 天。

鈣（Calcium）

別名：

Calcium carbonate、Calcium citrate、Calcium gluconate。

功能：

促進骨骼發育、維持肌肉正常收縮和舒張、神經功能、

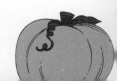

血壓、維持血液凝集、機體免疫保護。用於預防癌症、骨質疏鬆、高血壓、經前症候群。

說明：

鈣是人體含量最多，需要量也最大的礦物質，但對國人來說，它也是很容易攝取不足的營養素。人體中的鈣有 99% 存在於骨骼與牙齒中，是骨骼與牙齒主要的成份，換句話說，身體的骨骼就是這 99%撐起來的，其他的 1%則分散於全身各處。這 1%扮演的角色為神經傳導、肌肉收縮、血液凝固、心臟跳動、荷爾蒙作用等生理反應。人體的組織及血液中鈣的濃度必需保持恆定，不能太高也不能太低，否則會威脅生命安全。

作用機轉：

- 鈣離子是人體內含量最豐富的礦物質，對於骨骼密度、牙齒完整、神經細胞的刺激、肌肉收縮，與血液凝結的過程，甚為重要，是不可缺少的成分，也是許多催化新陳代謝作用酵素的輔助因子。
- 鈣離子有助於本態性高血壓的治療，一些證據顯示，鈣離子對結腸癌可能具有防護作用。

副作用：

- 鈣質常見的副作用為胃腸脹氣、便秘、口乾。
- 鈣質會干擾鐵、氟、鋅的吸收。
- 過度攝取鈣質會增加罹患前列腺癌及乳鹼症（Milk-alkali syndrome，造成高血鈣症、代謝性鹼中毒、泌尿道結石、腎機能不全）的風險。

- 甲狀腺機能不全症（Hypothyroidism）、血漿鈣濃度高或磷濃度低的病人服用鈣補充品前應與醫生諮商。
- 鈣質會加強心跳，導致心律不整的風險。
- 鈣質會增加 Tamoxifen（預防乳癌用藥）導致高血鈣症（Hypercalcemia）的風險。
- 鈣質會降低 Tetracycline 四環素類抗生素、Quinolone 類抗生素、Etidronate（二磷酸酐類藥品，治骨質疏鬆症）的吸收。
- 鈣質與 Gentamicin（抗生素）同時服用會增加腎臟的毒性作用。
- Thiazide 類利尿劑（如 Hydrochlorothiazide）會增加血中鈣濃度；但是，Loop（如 Furosemide、Bumetanide）類利尿劑會降低血中鈣濃度，再者 Potassium Sparing 類利尿劑（如 Amiloride）會降低鈣排泄至尿中，增加血中鈣濃度，特別是在一些有腎結石的人。
- 類固醇會降低鈣的吸收，因而增加骨質流失的風險。降膽固醇藥品（如 Cholestyramine、Colestipol、Colesevelam）也會干擾鈣的吸收，同時增加鈣排泄至尿中。
- 鈣質如果與含鋁鹽的制酸劑（治胃酸過多）同服，會顯著的使血中的鋁濃度增高，而使有腎臟病的人中毒。
- 鈣質如果與乙型交感神經接受體阻斷劑（Beta-blocker，心臟病藥，如 Atenolol）同時服用，會同時干擾血

中的鈣質濃度及乙型交感神經接受體阻斷劑濃度。

- 每天攝取 2500 毫克的鈣質對許多健康成年人而言並不會造成危險，但對部份人可能會造成便秘，並增加腎臟負擔及增加結石的可能，尤其會影響其他礦物質的吸收（如鐵、鋅等微量礦物質），而且身體並不能吸收過量攝取的鈣質，也是一種浪費。
- 鈣太低（<8.5 mg/dL）則容易引起抽筋、副甲狀腺機能亢進、肌肉無力等症狀。
- 鈣太高（>12.0 mg/dL）則會引起皮膚癢、嗜睡、便秘、及血管組織鈣化等副作用。
- 缺乏鈣時對身體的影響：脾氣暴躁、容易痙攣、牙齒容易脫落、軟骨症。

毒性：

血鈣濃度過高會引起噁心、嘔吐、食慾不佳、尿多、腎臟毒性、慌亂、不規律心搏，這些症狀會隨著血鈣濃度下降而消失。

注意事項：

- 每日營養素建議攝取量（RDNA）從青春期到 25 歲期間，男性每日應攝取 800 毫克的鈣質，女性則為 700 毫克；到 25 歲以上，不論男女，都建議每日攝取量應達 600 毫克。
- 乳製品是最好的鈣質來源，一杯（240 毫升）牛奶有近 300 毫克的鈣質，而且乳品的鈣質吸收較好。以往我們說五大類食物，現在把乳品從肉類中獨立出來，成為

第六大類，就是呼籲國人重視乳品的重要性。另外，小魚乾及大骨湯也是良好的鈣質來源。傳統的板豆腐，添加了石膏（硫酸鈣），蔬菜、飲水中也有些鈣質，不過這些鈣質的吸收率都不高。

· 維生素 D 有利於鈣質的吸收與利用，磷與鈣則相互拮抗競爭，在吸收、利用上會彼此影響。鈣與磷的比例在嬰兒期是重要的，以往發生過嬰兒奶粉因為鈣磷比例失調而造成嬰兒抽筋的事件，在兒童及成人期則沒有那麼重要。理論上鈣磷攝取是以 1：1 的比例最佳，但實際上有困難，因為鈣只存在於少部份的食物，磷卻幾乎存在所有的食物。如果鈣質攝取量偏低，又攝取大量的磷時（鈣：磷＜ 1：3），血鈣質就會下降，身體就必需從骨質中提領鈣質，最後造成骨質流失，這種情形在老年人及停經後婦女身上最為明顯，而且這種情形是很容易發生的，只要不喝牛奶，青菜又吃得少就會發生。

· 治療骨質疏鬆症補充鈣劑，一次補充鈣不宜超過 600 毫克，每日不超過 1.5 克，服用時不宜與含有植物酸的食物、可樂、菠菜、麵包、麥片食用。不是每個人都適宜服用鈣劑，在使用前應先與醫師討論後再服用。

· 曾有研究報告顯示，市售鈣劑補充品含有過量的鉛。消費者應選擇口碑好的廠牌。

· 含鈣量豐富的食物一覽表

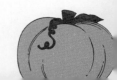

主食類	燕麥、小麥、黑麵包、麥片、米、糯米、甘藷。
海產類	吻仔魚、條子魚、鮑魚、小魚乾、馬頭魚、蝦、牡蠣、蟹、干貝、海鰱等。
肉類	香腸、內臟、肉鬆等。
豆類	蠶豆、蓮子、黃豆、豆腐乳、豆乾、杏仁、豆枝、豆鼓、豆花、豆皮、黑豆、豆腐等。
蔬菜類	青江菜、油菜、空心菜、白菜、海藻、髮菜、紫菜、雪裡紅、海帶、芥藍菜、木耳、金針、枸杞、莧菜、蕃藷葉、蘿蔔、芹菜、蒜苗、韭菜等。
水果類	柿子、橄欖、紅棗、黑棗、栗子、葡萄、核桃等。
奶蛋類	蛋黃、奶粉、起司、乳酪、冰淇淋、牛奶及奶製品等。
其他	酵母粉、黑糖、養樂多、冬瓜糖、菱角、腰果、健素糖、味噌、茶葉、白芝麻、黑芝麻等。

・鈣離子屬於陽離子，不能單獨存在，所以大都做成鹽類，市面上可以見到的鈣鹽種類至少包括碳酸鈣、檸檬酸鈣、乳酸鈣和葡萄糖酸鈣等。

・碳酸鈣在早期被歸類為制酸劑，即俗稱的胃藥。然而碳酸鈣並不是理想的胃藥，因為它會被吸收到血液中，產生全身作用，並且容易在停藥以後發生反彈性的胃酸分泌增加。

・一般來說，有腎結石病史的人，都會勸告其降低飲食中鈣質的攝取，然而，有一個最新的研究顯示：飲食中攝取適量的鈣質，且減少動物性蛋白質及食鹽的攝取，反而可以避免腎結石的發生。

- 可以提供鈣質的鈣鹽種類很多，其特性如下

  1. *Calcium carbonate*（碳酸鈣）價格不高，可供應最基本的鈣質。但它比其他鈣質鹽更不容易溶解。因此，需要更多胃酸來吸收。

  2. *Calcium citrate*（檸檬酸鈣）較碳酸鈣更易溶解，其吸收不會被胃的酸性影響。建議胃酸較低、年紀較大或服用抗酸藥品的病人選擇。

  3. *Calcium gluconate*（葡萄糖酸鈣）及 *Calcium lactate*（乳酸鈣）也是可溶解的鹽，但每一錠劑所供給的鈣元素較少。

  4. *Tricalcium phosphate*（磷酸鈣）在歐洲很普遍，它與碳酸鈣有類似的溶解性，但較昂貴。

  5. *Calcium glubionate*（葡乳醛酸鈣）是唯一以糖漿方式出品的。對孩童是一個很好的選擇。

  6. *Calcium acetate*（醋酸鈣）是胃衰弱的病人，用來凝結磷酸鹽的，不要把它用作補充的鈣。對大部分的病患，推薦使用碳酸鈣或檸檬酸鈣。每天的攝取目標為鈣元素 1000 至 1500 毫克，維生素 D 400 至 600 IU。來源可分別從飲食中攝取及服用補充品。

黃豆（Soy）

學名：

Glycine max。

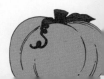

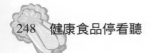

別名：

大豆、大豆異黃酮素、Soybean、Soya。

成分：

Isoflavones（Genistein 和 Daidzein 等）。

功能：

植物性雌激素。適用症狀為更年期保養、前列腺癌變的預防、骨質疏鬆症的預防。

說明：

黃豆有豐富蛋白質和油脂，是營養價值很高的食物，其加工品種類很多，黃豆對生理上有很多益處，如抗高血壓、抗血栓形成、降血脂，可以預防動脈硬化。黃豆製品已被美國FDA核准為可標示保健療效的健康食品。類黃酮素（Isoflavones）和黃酮素有著相似的化學結構，廣布於很多的天然蔬果植物中，存在於天然物中的這些成分，其抗氧化效果大多比維生素好上數倍至數百倍。

作用機轉：

- 黃豆中的類黃酮素主要有 Genistein 和 Daidzein 兩大類，黃豆蛋白中富含有類黃酮素，其結構與女性荷爾蒙中的動情激素（estrogen）相似，對於女性因在更年期後的女性荷爾蒙驟降現象所造成的骨質流失、熱潮紅、皮膚乾燥、情緒低落，黃豆類黃酮素正好扮演了荷爾蒙取代的作用，黃豆類黃酮素又被稱為「植物性雌激素」。
- 黃豆也被證實具有降血脂的作用，黃豆本身所富含的

高纖維可以與膽固醇結合後排出體外，黃豆類黃酮素的抗氧化效果還可以減少血脂肪沈積在管壁的機會。

· 更年期婦女是最需要補充黃豆類黃酮素的族群，黃豆類黃酮素可以抑制促使男性睪固酮與前列腺細胞結合酵素之活性，降低前列腺肥大及癌變的發生率，中老年期的男性應該補充黃豆類黃酮素。

副作用：

· 常見的副作用有腹瀉、便秘、胃不舒適。

· 黃豆類黃酮素可能會與 Rabeprazole（抑制胃酸分泌藥）、Raloxifene（預防及治療骨質疏鬆藥）及 Tamoxifen（乳癌治療藥）產生交互作用。

· 豆科植物內含大豆胺基酸，會降低免疫抑制引導 T 細胞（Suppressor-inducer T cell）之功能，而且食用量愈大，造成免疫功能之失調也就更厲害，而容易產生紅斑性狼瘡及其他自體免疫疾病，使免疫調節功能更加失控，疾病更加惡化。

· 有位 70 歲男性開始喝豆漿後，所服用之 Warfarin（抗血液凝集藥）的藥效增強，停止喝豆漿後，這個作用消失。

· 對黃豆過敏者不宜食用豆腐產品，異性蛋白進入人體容易引起或加重過敏者的反應。

· 黃豆食品常常會在 5 歲以下的兒童和少數成年人身上引發麻疹、搔癢、腹瀉，甚至是更嚴重的過敏反應。

· 黃豆是一種過敏源，會使身體產生過敏性抗體，即所

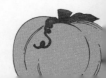

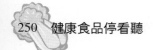

謂的IgE抗體。過敏是幼兒時期最常見的疾病之一，可能罹患過敏性氣喘或過敏。

注意事項：

- 更年期後的荷爾蒙補充療法會明顯提高婦癌的發生率，同時也會提高心血管疾病的罹患率，以及提高40%的中風發生率。黃豆類黃酮素擁有女性荷爾蒙的類似生理作用，但卻沒有藥品性女性荷爾蒙的不良副作用，反而有降低血脂肪濃度及心血管疾病發生率的效果。在骨質疏鬆症的預防方面，補充黃豆類黃酮素及鈣質，具有促進骨質增生的現象。

- 有兩種主要途徑攝取黃豆類黃酮素，一是直接吃黃豆或黃豆製品，另一則是直接補充萃取出的黃豆類黃酮素。以更年期婦女來說，每天最好能攝取150至200毫克的黃豆類黃酮素，即使已有補充女性荷爾蒙，也應補充約100毫克的黃豆類黃酮素，來減少女性荷爾蒙所可能造成的負面影響。

- 更年期以後的婦女，由於荷爾蒙的改變，使得高尿酸血症的罹患率與男性不相上下。黃豆蛋白富含會代謝成尿酸的嘌呤（普林），但萃取出的黃豆類黃酮素則不含有會使血液尿酸值上升的嘌呤，如果血液檢查的尿酸值高於6mg/dl的女性，應補充黃豆類黃酮素補充劑來代替直接攝取黃豆製品。

- 黃豆類黃酮素是萃取自黃豆蛋白的植化素，天然的黃豆蛋白中所含的類黃酮素濃度並不高。一般所含的類

黃酮素比例多介於 10%至 40%之間。標準的成分劑量標示應該是在黃豆類黃酮素後面加註活性黃酮素百分比，例如：Sory Isoflavone extract（40%）或 Soy extract（40% Isoflavones），消費者應盡量避免購買沒有標示黃豆類黃酮含量百分比的產品。

・含有豐富物性雌激素的植物，如紅花苜蓿（Red clove）、當歸、北美升麻（Black cohosh）等，野山藥（Wild yam extract），也常被運用在改善更年期障礙方面，複方物性雌激素使用在更年期不適症的改善方面比單獨使用黃豆類黃酮素的效果更佳。

・在基因改造食品（GMO）之安全性未完全釐清前，最好選用非基因改造黃豆。

・選用食品級黃豆最好，卽植物性蛋白質超過 40%的黃豆。

・一般而言，牛奶、黃豆、花生、蛋、和魚，是小兒科常提起，可能在食用後導致嬰幼兒過敏的食物。而造成成人過敏的食物常見的有魚、核果類、花生、甲殼類海鮮（如蝦蟹）、麵粉等。

・研究發現，對牛奶蛋白過敏的嬰兒，仍然有部分對黃豆蛋白也過敏。

當歸（Dong Quai）

學名：

Angelica sinensis。

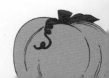

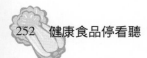

別名：

Chinese Angelica。

成分：

揮發油、生物鹼、有機酸（阿魏酸等）、維生素 B12。

功能：

用於月經不調、痛經、經閉、崩漏、血虛體弱、跌打損傷瘀痛、產後瘀滯腹痛、風濕痺痛。

說明：

當歸為繖形科植物當歸的根，當歸調血為女人要藥，有思夫之意，故有當歸之名。中醫認為，當歸味甘辛、性溫，有活血、補血、止痛、潤腸功效，當歸既能補血，又能活血。當歸氣味香濃，為國人熟知的中藥之一，除了是四物湯中的藥材外，在很多方劑中也很常出現，也常見於藥膳中。

作用機轉：

- 當歸可擴張離體豚鼠冠狀動脈，可使其血流量增加。對大鼠心律失常有保護作用。
- 當歸可以降血脂，降低血小板凝集和抗血栓作用，又可促進血紅蛋白和紅血球的生成。
- 當歸含有興奮子宮和抑制子宮兩種成分，對子宮有雙向調節作用。
- 當歸能抗氧化和清除自由基、抗炎陣痛及抗損傷作用。

副作用：

- 溼盛中滿，大便泄瀉者忌服當歸。

- 當歸能使男性的乳房肥大。
- 哺乳期婦女服用當歸後，會使母子均出現高血壓。
- 當歸能與抗凝血劑（如 Aspirin、Clopidogrel、Diclofenac、Ibuprofen、Naproxen、Dalteparin、Enoxaparin、Heparin、Warfarin）發生反應，增加出血的風險。
- 有人吃了當歸會拉肚子，主要是因當歸富含精油，有潤滑的作用。
- 當歸會使皮膚對太陽光特別敏感，會提高罹患皮膚癌的風險，在戶外活動應作好適度防曬。
- 當歸會影響子宮，孕婦及哺乳婦女不宜食用。
- 有荷爾蒙敏感性癌症（hormone sensitive cancers）者，如卵巢癌、子宮癌患者，不要食用。
- 乳癌患者，不要食用。
- 有荷爾蒙敏感性疾病（hormone sensitive diseases）者，如子宮內膜異位症（Endometriosis）、子宮肌瘤（uterine fibroid）患者，不要食用。
- S 蛋白缺乏症患者，不要食用。

毒性：

長期大量服用當歸可能有害，因為當歸含有微量的致癌物質（carcinogen）。

注意事項：

- 當歸可分為 3 部分，根頭稱「歸頭」，主根為「歸身」，支根及根梢為「歸尾」。傳統認為止血用當歸

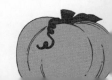

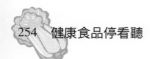

頭、補血用當歸身、破血用當歸尾、補血活血用全當歸，但現代研究歸頭、身、尾皆可通用。
- 當歸含有雌激素活性成分，能夠顯著地刺激乳腺癌細胞的增殖，乳腺癌患者應避免用當歸「進補」。
- 當歸因含揮發油、糖類，極易走油和吸收水分，夏季若受潮後，即發霉、生蟲變黑。溫度稍高亦易走油。因此必須貯於乾燥、涼爽處。
- 手術前 2 星期不要服用當歸，以避免流血的風險。
- 當歸藥材用量一般為 1 至 3 錢（4 至 12 公克）。
- 濱當歸（Angelica hirsutiflora）是臺灣的特有植物，分佈在臺灣本島，見於海濱地區，其藥用成分含量低，不做藥用。

葉黃素（Lutein）、玉米黃質（Zexanthin）

別名：
Xanthophyll、Dihydroxycarotenoid。

功能：
抗氧化、眼細胞對抗紫外線及其他輻射傷害的營養素。適用症狀為視力減退、視網膜黃斑性病變、白內障、老化性眼病變之預防。

說明：
葉黃素及玉米黃質是存在人類視網膜上的色素斑點，主要是吸收紫外線及含較多自由基的輻射光源以保護細胞不受傷害，葉黃素和玉米黃質是結構極為類似的異構物。葉黃素廣泛

的存在於天然的深綠色蔬菜、水果中，如菠菜、綠花椰菜等；玉米黃質則多存在一些金黃色的蔬色食物，如玉米、枸杞子、蛋黃中。天然植物中含有葉黃體的植物比含玉米黃質為高，具保護眼睛功效的枸杞子正因為含有豐富的玉米黃質，才具有明目的效果。金盞花的花瓣也是目前提煉葉黃素及玉米黃質的主要來源。

作用機轉：

- 葉黃素和玉米黃質是屬於類胡蘿蔔素家族的成員，其主要的生理活性就是集中存在眼角膜及眼部細胞吸收自由基的抗氧化作用，對於視網膜因為長期的紫外線及光害刺淚造成的老化性黃斑病變，以及眼球水晶體老化所引起的白內障病變具有明顯的保護作用，這些保護作用應該是在病變還未惡化前才發揮其功效。

- 胡蘿蔔素主要是在人體內轉化為維生素 A，而進行與維生素 A 預防夜盲症一樣的生理作用，而葉黃素及玉米黃質在人體內則不會轉化為維生素 A。

副作用：

大量攝取葉黃素及玉米黃質，會使皮膚顏色變成黃色（此症狀稱為 Carotenodermia），但是這對健康毫無影響。

注意事項：

- 保養眼睛已不再是老年人才需要的工作了，只是每天必須面對螢幕超過 3 小時以上的族群，都應該額外加強葉黃素及玉米黃質的攝取量。

- 葉黃素和玉米黃質是屬於脂溶性的營養素，當與餐共

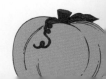

食的時候，會與食物中的脂質產生酯化作用，提高吸收利用率。葉黃素與山桑子萃取共同服用，對於眼睛的整體保養具有加成的作用。

・金盞花的「標準」萃取物含 5%的葉黃素及 0.22%的玉米黃質。

葡萄子（Grape Seed）

學名：
Vitis vinifera、*V. Coignetiae*。

別名：
Procyanidolic oligomers（PCO）、Proanthocyanidin。

成分：
前花青素（Oligomeric Procyanidolic，簡稱 OPC）、Resveratrol（白藜蘆醇）。

功能：
抗氧化、美白皮膚、降低癌症化療的副作用。適用症狀為心血管疾病及糖尿病等慢性的保養、癌症的預防及保養。

說明：
在食物中含有許多抗氧化物質，最傳統的抗氧化物質就包括了維生素 C、維生素 E、β胡蘿蔔素及硒元素，還有聚苯酚、類黃酮素、原花青素及蕃茄紅素。其中以原花青素最受專家重視，因為它的小分子結構能夠通透血腦障壁，提供及加強腦內抗氧化的功能，同時它的抗氧化效率比維生素 C 高 18倍，比維生素 E 高 50 倍。這樣超強的抗氧化力是不是大家夢

寐以求的青春元素呢！原花青素存在於自然界的某些植物、蔬菜、水果的皮、莖、葉、種子中。葡萄子、藍莓、小紅莓、松樹皮及夏威夷果葉子，都含有原花青素的成份。其中以葡萄子所含的95%原花青素獨佔鰲頭。Resveratrol 一般存在於花生、多種漿果類（例如草莓、香蕉、葡萄、蕃茄）及連葡萄皮一起做出的及紅酒中。

作用機轉：

- 葡萄子萃取物的抗氧化效果約為同劑量維生素 C 的 10 至 20 倍不等，脂溶性維生素 E 的 10 至 50 倍。
- 葡萄子中的 OPC，在抗發炎、緩解關節炎、預防皮膚老化及抵銷紫外線產生的皮膚色素氧化沈澱方面都有特別卓越的效果。
- 具有抑制癌細胞生長及選擇性殺死癌細胞的作用，可以降低癌症化療可能產生的副作用。可以有效抑制血液中壞的膽固醇（低密度脂蛋白 LDL）的氧化作用，降低動脈硬化的發生率，同時使用葡萄子萃取物與具肝毒性的止痛藥成分乙醯胺酚時，會降低單獨使用乙醯胺酚的肝細胞損壞之副作用發生。

副作用：

- 哺乳、懷孕者不宜服用葡萄子。
- 容易過敏或有過敏體質者不宜服用葡萄子。
- 直接生食葡萄子，並不是攝取前花青素的好方法，可能造成腸胃不適，建議不要輕易嘗試。

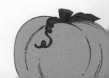

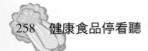

注意事項：

‧葡萄子中除了有益健康的 OPC 外，還有一些不利健康的單寧質等刺激性物質，可能會造成胃腸道的刺激，引發胃黏膜發炎或消化性潰瘍等副作用，因此，葡萄子不宜直接食用。

‧以下為最適合使用葡萄子的族群：

　1.癌症患者或癌症高危險群。

　2.心血管疾病及高血脂症患者。

　3.糖尿病患者

　4.工作生活壓力較大、睡眠時間較少或是經常需要與菸酒為伍的人。

　5.需要長時間坐在電腦螢幕前面、工作環境有比較多幅射及污染源者。

　6.老年人。

　7.需要服用很多西藥來治療疾病的人（慢性病患者）。

　8.經常曬太陽，接受紫外線照射的人。

‧自由基在體內的濃度和破壞作用是會累積的，選擇含葡萄子萃取物的複方抗氧化補充劑（同時含有多種抗氧化成分），因為抗氧化劑之間有協同加成作用，因此複方往往會比單方的抗氧化劑效果更佳。

‧每天服用 100 毫克含 95% OPC 的葡萄子萃取物來換算，相當於 10 公克的乾燥葡萄子，換算為新鮮含子葡萄，大概要吃進將近 2 公斤重，才能由天然葡萄

中獲得足夠的 OPC。

- 最高濃度的標準葡萄子萃取物百分比是含 95% 的 OPC，選購時一定要留意同時標示有 OPC 含量「百分比」及「每粒毫克數」的產品。

葡萄糖胺（Glucosamine）

學名：

2-Amino-2-Deoxyglucose。

別名：

Glucosamine Sulfate、Glucosamine HCl 或 N-acetyl Glucosamine、Chitosamine。

功能：

提高關節間關節潤滑液的生成、緩解退化性關節炎的疼痛及發炎現象。適用症狀為退化性關節炎、運動或負重過度的關節間結締組織磨損。

說明：

正常的關節軟骨是平滑的、厚實的，內含大約 65% 至 80% 的水分，其作用在減少骨頭間的磨損，以及減緩日常生活中加諸在骨頭上的震動。而骨關節炎患者初期症狀可由疼痛、僵硬嚴重至關節變形腫大，而關節內的軟骨可由初期的軟化、龜裂至晚期的軟骨變薄、剝離，導致關節失去了軟骨的保護，骨頭之間直接碰撞，而衍生骨刺。葡萄糖胺它是一種製造關節內軟骨母細胞間質中一種叫葡萄糖胺聚糖所必須的原料，此聚糖體具有保持軟骨水分，維持軟骨正常生理功能的作用。醫學

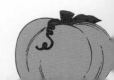

上對關節炎的治療方式多在非固醇類的消炎止痛藥
（NSAIDs），這種治標不治本的疼痛緩解方式，肝、胃、腎
臟的負擔都加大了，卻對日漸老化的關節及磨損狀況，完全沒
有緩解的作用。葡萄糖胺的來源可分成兩種：一種是提煉自天
然海中蝦蟹甲殼的幾丁質，另一種則是合成的，出現在保健食
品的產品則來自天然原料的葡萄糖胺成分。葡萄糖胺是組成體
內結締組織，如皮膚及關節液中玻尿酸的主要成分。葡萄糖胺
是關節液的主要成分，也是目前最廣被使用在退化性關節炎改
善上的補充劑，雖然原料可來自天然，但其角色在許多國家的
醫療體系上，還是被定義為藥品。

作用機轉：

　　葡萄糖胺具有修復關節韌帶及增加關節液分泌的作用。
葡萄糖胺本身也是一個抗氧化劑，故口服葡萄糖胺補充劑，同
時可以消除關節部位因發炎所產生的過多自由基，來降低發炎
現象。

副作用：

- 包括溫和的胃腸道症狀，如上腹痛（2.7%），心口灼
  熱（2.5%）和噁心（1%）；另外尚有嗜睡、頭痛和皮
  疹。
- 對於糖尿病與心臟疾病的患者，曾有研究指出可能必
  需控制在低劑量，否則可能會有一些副作用發生，像
  是在心血管系統、中樞神經系統、消化系統及皮膚出
  現異狀等。哺乳婦女、孕婦及幼兒最好不要擅自服
  用。

- 對葡萄糖胺過敏者及懷孕前三個前應避免使用。
- 副作用包括胃不適、疼痛、脹氣、便秘、下痢，某些病人有過敏反應的報告及包括伴隨搔癢和紅斑的皮膚性出疹。
- 硫酸葡萄糖胺含有高量的鉀及鈉離子，所以併服鉀存留性利尿劑（Potassium sparing diuretics，如 Amiloride、Triamterene），須小心防止引起高血鉀。
- 對硫化物會過敏者，服用硫酸葡萄糖胺應謹慎。
- 葡萄糖胺可能與非類固醇消炎劑（如 Ibuprofen）產生交互作用。

注意事項：

- 亞洲及歐洲的大部分國家，均將硫酸葡萄糖胺列為藥品來管制，臺灣也不例外。
- 葡萄糖胺需飯前 15 分鐘服用。
- 在國內，衛生署核准之適應症為：因骨關節代謝機能衰退引發之關節病如頸關節炎、骨關節炎、肩胛關節炎、膝關節炎、背關節炎、骨質疏鬆、骨膜硬化、腰痛、骨折。
- 在口服葡萄糖胺之安全建議劑量及治療療程均尚未建立前，若以葡萄糖胺取代傳統治療並不適當，而且需有更嚴謹的研究設計，如與其他非固醇類止痛劑或類固醇相互比較後，才能更確定葡萄糖胺的療效。但若將其當作營養補給品而一味地大量服用，在安全性尚未確立前，也不適當。所以目前葡萄糖胺仍然建議只

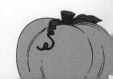

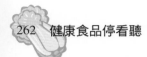

能當作退化性關節炎治療的輔助性療法。

- 長期每天服用 1,500 毫克的硫化葡萄糖胺，對於五十歲以上的退化性關節炎患者，具有改善關節損壞、降低疼痛及增加行動能力的臨床效果。

- 女性進入更年期後，骨關節的健康就會比較容易亮起紅燈，膝蓋受力大而且感到較為吃力時，代表退化性關節炎的前兆已出現，男性發生退化性關節炎的時間比女性稍晚，運動員、較常跑步或走路、肥胖者等，都會讓退化性關節炎提早來報到。

- 葡萄糖胺補充劑都會合併硫化軟骨素（Chondroitin Sulfate），以提高改善效果。

- 目前市面上最常見的葡萄糖胺補充劑就是硫化葡萄糖胺（Glucosamine sulfate），其中又分為含鈉和含鉀兩種，面對心血管疾病的年齡層，選購時應注意選購不含鈉離子的葡萄糖胺。存在硫化葡萄糖胺中的鉀離子，對於不需限鉀飲食的人來說，並不會產生負擔。

- N-Acetyl-glucosamin（乙醯葡萄糖胺）是大分子的葡萄糖胺，不是治療關節炎時補充葡萄糖胺的好來源，口服乙醯葡萄糖胺能保留黏模組織成分的完整性，對於胃腸黏膜發炎及損傷的修補，有很好的效果。

- 有許多健康食品是取材自動物，例如：葡萄糖胺、軟骨素、褪黑激素等，甚至還包括製造膠囊外殼的明膠（Gelatin）。但是到目前為止，尚未聽聞有任何因健康食品而導致感染瘋牛症的案例發生。一般來說，大

部分的褪黑激素是合成而得，葡萄糖胺通常是來自甲殼類動物。

- 由於骨關節的退化具有不可逆性，一旦誤用不具保護關節功效的產品，長期下來不但會延誤治療時機，期間所耗損掉的關節組織更是永遠都無法彌補回來。
- 葡萄糖胺偽藥四處流竄，要小心假貨。
- 依據美國JANA（美國保健食品學會學刊）期刊的調查顯示，84%市售葡萄糖胺保健食品中的實際葡萄糖胺成分與標籤上所宣稱的含量不符。

蜂王乳（Royal jelly）

別名：
蜂皇漿、蜂王漿。

成分：
Royalisin、10-Hydroxy-2-decenoic acid。

功能：
抗感染、抗老化、增強體力、抗癌。適用症狀為感染症的輔助營養保健、體力不佳、面皰、青春痘、老年人。

說明：
工蜂所攜回巢的花粉加以精鍊後分泌的乳白色物質，專供出生 3 天以內的幼蜂以及女王蜂吃，女王蜂終其一生都是吃這種黏稠狀物質，因此特稱為蜂王乳。剛出生的幼蜂都餵食蜂王乳，但是 3 天之後，就改吃蜂蜜、花粉，成長為普通工蜂，只有女王蜂能持續食用蜂王乳。藥草學家相信，女王蜂長

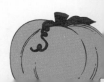

壽、超強生殖力的秘訣，就在於終生持續食用蜂王乳。蜂王乳有獨特的蛋白質 Royalisin 及脂肪酸 10-Hydroxy-2-decenoic acid（羊脂酸）是可以有效延長蜂王生命的主要營養素。

作用機轉：

- Royalisin 是一種很有效的抗菌蛋白，可抑制細菌的生長，含量高達 3%的羊脂酸也同時具有抗菌、抗癌的功能，蜂王乳中也含有豐富的維生素 B 群、維生素 C 群等均衡的營養素。

- 蜂王乳具有抗發炎、促進糖尿病人傷癒速度的功能，對抗細菌外，對於病毒、黴菌等微生物的感染也一樣有效，對於毛細孔容易因為發炎或細菌感染而引發的面皰、青春痘，也具有改善及預防的效果。

- 補充蜂王乳可改善慢性虛弱症，蜂王漿對於癌症病人只能以「保養」兩字來定位。

- 蜂王乳非但可以降低血液中的總膽固醇量，而且可以提升高密度脂蛋白 HDL 的濃度，可減低負責凝血機制的血漿纖維蛋白素的濃度，預防血栓及動脈硬化的形成。可以降低血脂肪濃度外，還可降低肝臟中的脂肪含量，降低脂肪肝的發生率。

副作用：

- 有過敏體質的人必須慎重使用，因為蜂王乳含有豐富蛋白質，容易引起過敏，過敏反應的症狀包括氣喘、呼吸困難、嘔吐、紅疹或濕疹等。

- 使用蜂王乳或蜂蜜者要小心過敏性反應，異位性體質

的人有對蜂王乳過敏較高的危險率。蜂王乳引起的氣喘和過敏性反應是真正 IgE 介導的過敏反應。

- 過敏體質者在服用蜂王乳之前,最好先做過敏測試,可以在手腕內部沾點新鮮蜂王乳輕揉,留待一段時間後,觀察是否有疹塊或紅腫,若有,應該避免使用。

- 蜂王乳含有植物性荷爾蒙,會對內分泌有所影響。為了不影響正常的內分泌,懷孕期間不建議吃蜂王乳。

- 對花粉、蜂蜜、蜂膠過敏者,對蜂王乳也可能有交叉作用,嚴重的話會導致急性氣喘、全身性過敏反應、甚至死亡。

- 有位 31 歲帶有 15 年輕微氣喘病史的女性,服用蜂王乳 40 分鐘後,引起呼吸衰竭,需住院插管治療。

- 有位 53 歲女性,自從每天服用蜂王乳後,有下腹疼痛及血痢的情況。

注意事項:

- 蜂王乳適合體質較虛弱、免疫力低及老年人長期服用。高劑量服用,待感染症痊癒後即可停止服用。

- 一般保養,每天服用劑量為 1,000 至 2,000 毫克左右;針對感染症或長期有面皰、青春痘問題的患者,每天的服用劑量約為 2,000 至 3,000 毫克。蜂王乳也可以與面膜或敷面泥混合外敷,不過要留意是否會有過敏,可先少量敷於小面積的皮膚上,確定不會有過敏反應後再使用於全臉。與花粉一樣,也可能使一些體質較敏感的過敏患者引發過敏反應,應先以低劑量開始服

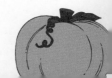

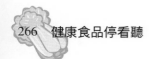

用，確定無過敏反應後，再慢慢提高劑量。

- 市面上所販售的蜂王乳主要有新鮮產品、濃縮製成軟膠囊及噴霧乾燥成的凍晶粉末膠囊三種。新鮮產品由於含水量高，容易氧化變質，一般都必須存放在冰箱內，且應該在生產後的半年內服用完畢。

- 蜂王乳軟膠囊會隨著保存時間的增長而由原來的鵝黃色轉化成土黃色，最後會變成深咖啡色，表示蜂王乳已經變質，不要再食用。

- 新鮮的蜂王乳為黏稠而有酸辛味，產品開封後盡量在兩個月內服用完。硬膠囊型式的凍晶蜂王乳，雖然是最不容易變質的產品，不過，由於製成成本高，市面上並不普遍，且價格往往極為昂貴。

- 避免高溫或光線照射，最好以2℃冷藏。食用時避免使用金屬用具，而以木製或塑膠湯匙較佳。

- 服用時間一般以空腹時服用為佳。

蜂膠（Propolis）

學名：
Propolis balsam、Propolis resin、Propolis wax。
別名：
Bee glue、Hive dross。
成分：
酵素、黃酮素、胺基酸、有機酸及維生素等。

功能：

增加免疫力、抗微生物、抗炎、抗氧化、抗癌。適用症狀為體質較虛弱、免疫力差、容易感冒。

說明：

蜂膠英文名為 Propolis，是源自於希臘文，Pro-是防禦之意，-polis 是城市（蜂群之意），其字面上的意思表示為蜂群的防禦物質。一箱蜜蜂的蜂膠年產量約僅 150 至 200 公克，而蜂膠的產量也與蜜蜂的品種有關。早在三千多年前，古埃及人就認識蜂膠，蜂膠是蜜蜂採集自柳樹、白楊、栗樹和其他植物幼芽分泌的樹脂。蜜蜂通常會從特定植物的樹皮、樹枝及樹芽上，採集植株流出一種樹脂狀物質，攜回蜂巢並加入大顎腺分泌物及蜂蠟、花粉等物質而製成蜂膠。蜜蜂利用蜂膠修補巢房、黏固巢框、縮小巢門、封閉病變幼蟲巢房等，以抑制病原微生物的擴散；也有研究顯示，蜜蜂會把蜂膠塗佈於幼蟲生長的巢房上，用以抑制病原在巢房中滋生，使幼蟲得以正常的生長。蜂膠是一種成分複雜的天然物質，其中包含了超過 50%的樹脂、30%的蜂蠟、10%的精油及 5%的花粉，以及一些極具生理活性成分的酵素、黃酮素、胺基酸、有機酸及維生素等。

作用機轉：

- 蜂膠中含有高量的類黃酮（Flavonoids），這是一種植物界分布很廣的次階代謝物質，但蜂膠中的含量特別高，這類物質具有調節人體新陳代謝、抗氧化、抗炎、抗過敏及抗癌的作用。

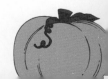

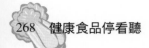

- 蜂膠中所含的咖啡酸（Caffeic acid）及黃酮素可以降低脂質的氧化作用、消除細胞膜上的自由基、預防細胞變性，所含的豐富黃酮素，具有抗氧化及增強免疫力的作用，有利於抑制癌細胞的擴散及增長。
- 蜂膠運用在保健上，效果最明顯的就是抗微生物作用，其對於細菌、病毒、寄生蟲等都具有抑制生長及殺滅的作用，也可以被運用在外用上，對於潰瘍、感染性皮膚炎也具有抑制微生物生長的效果。
- 抗黴菌活性，蜂膠萃取物，對 17 種皮膚科菌藥品合併使用，則可增加抗黴菌活性。
- 抗癌作用，巴西蜂膠對腫瘤細胞有毒殺作用，並能抑制其生長。

副作用：

- 兩歲以下的幼兒，最好不要隨意補充蜂膠產品。
- 較大兒童使用蜂膠前，也一定要先確認對蜂膠不會產生過敏反應，應該稀釋及低劑量先行試用。
- 有報告指出蜂膠會引起神經過敏反應。
- 有氣喘患者避免使用蜂膠，因為蜂膠內的化學物質及摻雜物會誘導氣喘發生。
- 一名婦人以蜂膠治療皮膚搔癢症狀，不僅直接塗抹，還用來泡澡，不料症狀非但沒有改善，反而出現多處腫塊，又痛又癢。皮膚對蜂膠過敏的人僅占 0.5%。
- 將蜂膠直接滴在嘴裡，可能會造成灼傷，民眾在飲用前，應先用水加以稀釋，以免造成傷害。

‧嬰兒在一歲半以前應該避免使用蜂膠，因為某些小嬰兒本身對於蜜蜂相關的產品會有過敏的現象，例如蜂蜜、蜂王乳、蜂膠。

毒性：

有人用 10% 的蜂膠酒精液來治療生殖道疱疹，結果引起皮膚炎。也有人服用含蜂膠錠劑引起急性口腔粘膜發炎且有潰瘍狀況。

注意事項：

‧長期服用並不會有不良副作用或是降低效果的可能性發生，只要不是對蜂膠過敏的人都可以長期服用蜂膠。

‧體質較虛弱、免疫力差、容易感冒、經常口角炎以肝機能不佳者，都是適合長期補充蜂膠的族群。患有感冒、感冒流行季節之預防，或有微生物感染症時，約需要一般保養劑量的 4 到 5 倍。

‧長期內服保養，可以選購膠囊或錠狀產品，每天約 1,000 毫克的 5：1 蜂膠標準萃取物

‧感冒喉嚨發炎或咽喉疼痛，可以使用滴劑，直接滴入喉嚨深處。

‧兒童或對酒精過敏的人可以選用不含酒精的蜂膠液，但是不含酒精的產品一般所含的蜂膠濃度都比較低。

‧外用時，可先以少量液體蜂膠滴在完好未受傷的皮膚上，靜待 10 到 15 分鐘，如無過敏反應發生，再塗抹於潰瘍或受傷的部位。含蜂蜜或糖蜜等甘味成分的蜂

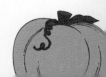

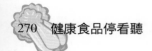

膠不宜使用在傷口上，以免增加發炎的機會。

- 蜂膠的純度及黃酮含量，只有黃酮含量達到 20%以上的蜂膠才是高品質的蜂膠。
- 市售蜂膠產品主要以酒精或甘油萃取分為兩大類，以酒精萃取可將蜂膠內刺激性物質一併萃取，味道較嗆，但殺菌效果較好，尤其治療傷口潰瘍效果不錯，缺點是塗抹時較痛，相較之下，以甘油萃取較溫和，一般適用於口腔潰瘍、牙齦腫脹等症狀。
- 來自巴西的蜂膠產品，因蜜蜂種類及樹種相同，品質均一性最高，至於中國因產地多、蜂種多、樹種也多，品質參差、差異最大，有的效果極佳，有的奇差無比。民眾選購時，應仔細察看產地、含量、酒精或甘油濃度等項目，再比較價錢。
- 蜂膠一定要注意是否經過嚴格的除鉛處理，而不能直接食用蜂膠原料。

雷公根（Gotu Kola）

學名：

Centella asiatica、*Hydrocotyle asiatica*。

別名：

蚶殼草、含殼草、蚶殼仔草、老公根、積雪草、Centella、March pennywort。

成分：

積雪草素（asiaticoside）、積雪草寡糖（centellose）、

糖甙、單寧酸、固醇類及植物鹼。

功能：

增強記憶力、鎮定作用、袪痰、能消除感冒引起的充血、幫助產後傷口復原、促進血液循環，治療高血壓、風濕病、發燒和神經失調。

說明：

最先使用雷公根可能是印度人，印度的醫生用它來治療皮膚發炎，並當作溫和的利尿劑。雷公根廣泛分布於全世界的熱帶和亞熱帶地區；臺灣自海濱、平野到海拔 1200 公尺的山區，都能發現蹤跡，是適應力極強的植物。雷公根喜歡生長在低溼草地、田埂、溝渠或牆角邊，葉片呈圓形或腎形，基部凹陷如一缺口，有人認為很像缺了口的碗。在斯里蘭卡，雷公根是指長壽的意思。雷公根是民間使用極為普遍的藥草之一，根據現代醫學藥理研究，雷公根含積雪草甙、酚類、鞣質等成分，對於金黃色葡萄球菌、溶血性鏈球菌、痢疾桿菌、傷寒桿菌等有抑制的抗菌作用。用於治療關節毛病，強化血管，增加血液循環，消除麻痺。

作用機轉：

- 雷公根具有補腦作用，能增進智力和體能，是補腦佳品。雷公根可以舒緩精神上的壓力，使人反應敏捷。對循環系統有幫助，可以增強記憶和腦部的機能。
- 中醫認為雷公根具有活血疏經、清熱解毒、涼血、利溼熱、利尿消炎等功效，一般用來治療因上呼吸道感染發炎而喉嚨腫痛、支氣管發炎而咳嗽有血絲，泌尿

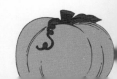

道發炎而有輕微尿血,或外傷之傷口腫痛等。
- 萃取物具有美膚、美白的作用,化妝品界已經大量使用於保養品中。具有促進膠原增生的功效,幫助肌膚維持彈性緊緻。
- 強化血管和毛細血管,因而幫助全身的血液循環。而且用來治療靜脈炎、腿部痙攣、腫脹和腿部沈重或叮痛感。

副作用:
- 孕婦和哺乳婦應禁食雷公根。
- 勿將雷公根保養品塗抹於傷口、紅腫、溼疹、潰爛及皮膚異常部位。若因個人體質以致紅腫、發炎等異常現象,應立即停用,並洽詢皮膚科醫師。皮膚敏感者,使用前請先做敏感測試,完全無刺激反應再使用。嬰兒及孩童請勿使用。
- 合併使用會產生藥品不良反應的藥品有降血糖劑、降血脂劑、具有光敏感副作用藥品。
- 孕婦、授乳婦、幼兒與甲狀腺功能亢進者禁止服用;不建議 18 歲以下食用雷公根。
- 雷公根的副作用為外用引起皮膚過敏及灼熱感;內服引起頭痛、暈眩、噁心、胃不適、極度疲倦,高劑量服用症狀越明顯。
- 雷公根具有鎮定作用,因此同時服用安眠藥或抗憂鬱劑應留意交互作用。

毒性：

雷公根的主要成分－積雪草素（Asiaticoside），在動物實驗中與老鼠的腫瘤生長有關，對人體而言尚需進一步的研究，但是對於有癌前期（Precancerous）或癌皮膚病灶的人，最好不要使用雷公根。

注意事項：

‧不要連續服用雷公根超過 6 週，在兩個階段中最好相隔 2 週。

‧雷公根粉末或膠囊，每次服用 1 至 4 公克，每天 3 次。

‧雷公根標準萃取物通常含有 40%積雪草素，每天服用 60 至 120 毫克。

綠茶（Green tea）

學名：

Camellia sinensis。

別名：

Tea、Chinese tea、Green tea polyphenols。

成分：

兒茶多酚 Catechins（Polyphenols）、氟、咖啡因、γ-胺基丁酸。

功能：

抗氧化、促進新陳代謝。適用症狀：心血管疾病的高危險群，肥胖者。

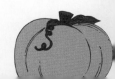

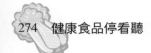

說明：

　　茶屬於山茶科，原產地在中國大陸南部，中國是世界上最早發現、利用及栽培茶樹的國家。茶在神農時代，距今約 4,000 至 5,000 年前就被發現，做為藥用，至唐朝以後逐漸普及為飲料。如今，茶已蔚然成為世界流行的三大無酒精飲料（茶、咖啡及可可）之一。在一百多個國家地區，擁有幾十億的飲茶人口。茶樹採摘下來的嫩芽，俗稱茶菁，經不同的製茶方法製作成各類茶。根據發酵程度分為四大類，即不發酵茶、半發酵茶、全發酵茶和後發酵茶。綠茶是一種低加工的茶葉，沒有經過發酵的過程，因此保留了茶葉中最多的維生素及活性植化素，其中的一組黃酮素（Flavonoids），被統稱為兒茶多酚（Catechins）。兒茶多酚中最具活性的多酚化合物主要有 4 種（EGCG、ECG、EGC、EC），紅茶的發酵加工過程，使得大部分的兒茶酚都已氧化而失去活性；未經濃縮萃取的綠茶乾燥茶葉粉末中約含 30%的兒茶多酚。

　　作用機轉：

- 兒茶多酚又被稱為綠茶素，主要的生理活性就是抗氧化作用，對於消除體內自由基、預防低密度脂蛋白氧化作用所造成的動脈硬化、抑制致癌原的進行等都有明顯的作用。綠茶素會提高肝臟中解毒酵素的活性，降低多種具肝毒性藥品的副作用及致癌的可能性。
- 當人體免疫系統在面對外來物（微生物、癌細胞）的侵犯時，體內的自由基濃度會自然的提高以殺滅這些有害的物質，不過，自由基同時也是人類老化、慢性

病及癌症的元兇，瞬間提高的自由基正是造成發炎反
應的主因。

· 在心血管疾病的預防上具多重的保護作用，可以預防
堆積在血管壁上的脂肪糜形成外，抑制血管平滑肌增
生、抑制血栓形成，具有抑制促使正常細胞癌化酵素
的作用，抑制腫瘤的增長擴散，降低癌細胞轉移的機
會。

· 外用綠茶素也被證實具有降低皮膚癌發生率的效果，
明顯降低紫外線對皮膚細胞的破壞作用。綠茶素可以
提高人體的基礎代謝率，以達到體重控制的目標，綠
茶也成了當今最安全有效的減肥食品成分之一。

· γ-胺基丁酸具有降血壓及解酒的功效。

副作用：

· 綠茶具有抗凝血作用，會加強抗凝血處方藥如 Warfarin
等的藥效，應避免同時服用，如平時有服用阿斯匹靈
為預防血栓藥品時，也應該降低綠茶素劑量。

· 拔牙、開刀或傷口不易凝血時，應該停止服用含綠茶
素的保健食品。

· 就中醫觀點來看，綠茶與紅茶屬寒性飲品，易使生理
期、懷孕期、臨產前、產後哺乳期、更年期的女性氣
血鬱滯，所以應降低喝茶量。

· 茶葉具有振奮精神、去除疲勞、加速心跳，增高血
壓，刺激胃液分泌等特性，其中一部分作用是因茶中
所含咖啡因引起的，因此腎臟、心臟、腸胃不太健康

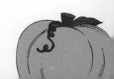

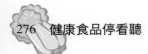

或氣血虛弱也不宜喝太多或太濃的茶。

- 孕婦應該減少咖啡因的攝取，並且每日不可超過300毫克。餵母奶的母親也要受到限制，因咖啡因會分泌到母奶而間接進入嬰兒體內。
- 咖啡因對於骨質疏鬆症或髖關節骨折的發生，可能有一些負面的影響，尤其是鈣攝取量偏低，且咖啡因攝取量又偏高的人，例如過了停經期的婦女。
- 食用過量咖啡因提神反而會使思考力降低。
- 含咖啡因的機能飲料不可與酒精混飲或劇烈運動後馬上飲用。
- 有證據顯示：過量食用綠茶與食道癌有關，這是因為茶葉中的兒茶素單寧酸成分，如果加入牛奶的話，可因牛奶結合單寧酸而避免這種傷害。
- 兒茶素可能與某種因茶葉誘發的氣喘有關。
- 每日服用約 250 毫升綠茶的幼兒，會降低鐵質代謝，而導致微小紅血球貧血症（Microcytic anemia）。
- 患有消化性潰瘍的人，不要使用綠茶以免刺激胃酸分泌。
- 綠茶會與鐵劑、阿托品（Atropine，胃藥）、可待因（Codeine，止咳藥）產生交互作用，因為茶中的單寧酸會降低這些藥品的吸收。
- 綠茶會與抗凝血劑產生交互作用。
- 失眠患者不要飲用多量的綠茶或紅茶，特別在夜裡。
- 某些製茶工人有呼吸短促、脖子、手臂疼痛、僵硬的

症狀。

- 茶中的黃酮醇可以抑制甲狀腺細胞中甲狀腺荷爾蒙的合成，也可以抑制甲狀腺荷爾蒙與蛋白質結合。在懷孕的老鼠，黃酮醇還可穿過胎盤，堆積在胎兒體內，包括腦部，因此過量的攝取，會影響甲狀腺荷爾蒙的合成和作用。

毒性：

咖啡因對動物有致畸胎作用，美國 FDA 告誡已懷孕或想懷孕的婦女避免食用含咖啡因產品。雖然針對人類服用中等劑量咖啡因的研究中，還沒有一致的結果，對胎兒有無副作用也沒有定論，但是，含咖啡因的飲料，可能會改變女性的荷爾蒙含量（包括雌激素）。

注意事項：

- 綠茶素可以直接喝綠茶或是補充綠茶濃縮膠囊來補充，咖啡因對於容易失眠或對咖啡因有不良反應的人並不適合。
- 最重要的就是產品是否標示含兒茶多酚的百分比濃度。
- 在服用含有綠茶濃縮萃取物時，須留意其中咖啡因是否已去除，如果是含有咖啡因的濃縮物食品，一次服用劑量不可太多，以免瞬間因咖啡因太高，而造成身體不適。
- 服藥時，尤其是含有鐵劑的藥品，應避免以茶水吞服。因為茶中的兒茶素類會與部分藥品結合，而使其

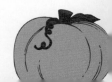

失去藥效，即使要喝茶也須服藥 1.5 至 2 小時後才可飲用。

・隔夜茶，因容易釋出過多的可水解單寧傷害腸胃，所以不建議飲用。

・咖啡因是目前世界上最常被使用的精神作用「藥品」之一。在日常生活中，除了咖啡和茶葉外，巧克力、可可、可樂飲料也含有咖啡因。

綠藻（Chlorella）

學名：

Chlorella vulgaris、*Chlorella pyrenoidosa*。

別名：

小球藻、Green Algae、Seaweed。

成分：

蛋白質、礦物質、維生素、葉綠素、β-胡蘿蔔素、葉黃素及膳食纖維。

功能：

治療心臟病、肝病、胃和十二指腸潰瘍、皮膚病、膽固醇過高、風濕、暗瘡、便秘、高血壓。

說明：

綠藻是一群微小的單細胞綠色植物，形狀因品種不同而呈圓球形或橢圓形，具有高效率的光合作用和生長能力，19世紀初綠藻曾被德國政府研究作為糧食的來源，綠藻所含有的葉綠素應該算是植物界之冠，被稱為「綠色食物」。自 1960

年起在日本及臺灣開始大量生產綠藻，且其以保健食品出現的產品亦普遍受到日本消費者的歡迎，臺灣是綠藻的全球最大生產國。

作用機轉：

- 具有改善紅血球的活力，對於貧血患者症狀的改善、增加人體組織含氧量，改善體質及提供益菌良好的腸道生態環境。
- 綠藻含豐富的營養素，如核酸、蛋白質、脂肪（其中的 82%為不飽和脂肪酸）、維生素及礦物質。

副作用：

- 常見的副作用是腹瀉、噁心、脹氣、綠便、腹部絞痛，這些症狀特別會發生在開始食用綠藻的第一個星期。
- 綠藻可能會引起嚴重的過敏反應，在一些病例裡有氣喘及其他危險的呼吸問題。
- 綠藻會使皮膚對太陽光特別敏感，在戶外活動應作好適度防曬。
- 孕婦及哺乳婦女、對碘敏感者、免疫系統低落者不宜食用綠藻。
- 患有自體免疫疾病的人，如類風濕性關節炎（Rheumatoid arthritis）、多發性硬化症（Multiple sclerosis）、全身性紅斑性狼瘡（Systemic Lupus Erythematosus, SLE）不要服用綠藻。
- 綠藻含大量維生素 K，會幫助血液凝固，不可與抗血

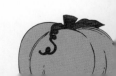

液凝集藥品（如 Warfarin）同時服用。

· 綠藻會增強免疫系統功能，不可與免疫抑制劑（如 Azathioprine、Basiliximab、Cyclosporine、Prednisone、Corticosteroids）同時服用。

注意事項：

綠藻的細胞壁需打破才能為人體利用。

辣木（Moringa）

學名：

Moringa stenopetala（非洲）、*Moringa oleifera*（印度）。

別名：

鼓槌樹、Drumstick tree。

成分：

蛋白質、維生素 A、B、C 及 E、礦物質。

功能：

治糖尿病、高血壓、皮膚病、貧血、骨質疏鬆症、關節炎。

說明：

辣木為多年生熱帶落葉喬木，源於印度和喜馬拉雅山南麓，現在也分布於非洲北部、衣索比亞，馬達加斯加、亞洲，和南美洲。辣木被世界各國救助組織當成是對各地的饑民，作為麵包和奶粉的替代品。辣木所含的鈣質是牛奶的四倍，蛋白質是牛奶的二倍，鉀是香蕉的三倍，鐵是菠菜的三倍，維生素 C 是柳橙的七倍，維生素 A（β-胡蘿蔔素）是胡蘿蔔的四倍。

辣木營養較豐富，且較安全的食用部位為辣木葉，但臺灣地區
有許多生機飲食或養生業者，主要促銷的是種子的部位。

作用機轉：

- 辣木葉萃取液可刺激胰島素的分泌，有效降低第 II 型
  糖尿病（非胰島素依賴型糖尿病）的血糖。
- 辣木種子對紅癬菌的成長具有抑制作用。
- 辣木之抗氧化功能可保護細胞免受損傷。

副作用：

- 辣木種子可能對肝功能產生不良影響。
- 辣木根、樹皮及花可能會造成子宮收縮及流產。
- 孕婦及哺乳婦女不宜食用。

毒性：

- 辣木含有植物鹼，高血壓、糖尿病患者及孕婦等最好
  經醫師或藥師指示後酌量食用，避免中毒。
- 辣木根部外皮因其具有兩種生物鹼，切勿食用根部以
  免導致麻痺。

注意事項：

- 辣木含有較高濃度的單寧質。
- 食用辣木種子有肝功能產生不良影響的案例，一般民
  眾容易對於天然食品有較多的信任，不過，選擇天然
  健康食品還是應選擇有較多科學證據支持及確定成分
  分析的產品，才能真正吃出健康。
- 辣木葉及果實被當做食物來食用，安全性較高。
- 印度方面的（保肝和健脾）療效在臺灣並未獲得證

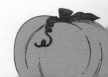

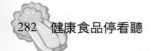

實，辣木僅能當成是均衡各項營養素的來源。請勿過量攝取，以免有害健康，正確的量約一日 5 茶匙的辣木粉。

辣椒（Cayenne）

學名：
Capsicum frutescens。

別名：
番椒、辣子、Chili pepper、Red pepper。

成分：
辣椒素（Capsaicin）、類胡蘿蔔素。

功能：
促進新陳代謝、維護心血管健康、控制頭痛、神經痛、三叉神經痛、骨關節炎、類風濕性關節炎等。

說明：
辣椒含有「辣椒素」的成分，這是其獨特麻辣感的來源。自古以來，它就被外用來減輕疼痛。辣椒的品種很多，以尖頭小紅辣椒（朝天椒）為最辣。辣椒性味均屬辛熱，具有溫中散寒、開胃除濕之功效，適當地吃點辣椒有益於人體健康。辣椒可作為健胃劑，因為辣椒素能刺激口腔中的唾液腺，增加唾液分泌，加快胃腸蠕動，有利於食物的消化和吸收。辣椒的辛辣味，是由辣椒內含的「辣椒素」所產生。

作用機轉：
・辣椒中含的有效成分為「辣椒素」，辣椒素止痛的生

理機制在於：辣椒素能提早耗盡神經細胞裡的P物質，使疼痛訊息的傳導變得不靈敏，中樞神經系統便不會發出疼痛的訊息，相對的疼痛的感覺就會降低很多。

- 促進脂肪燃燒，吃辣椒能促進新陳代謝，增加熱量的消耗。
- 維護心血管健康，辣椒裏的辣椒素具有減少血小板黏性、降低血液黏滯性的功能。
- 防便秘，辣椒具有興奮胃腸的作用，能促進胃腸的蠕動和消化液的分泌，進而促進消化和增加排便的功效。

副作用：

- 定期口服高劑量則有致癌性，導致胃癌發生。
- 經日曬、鹽化、花生油煎炸的紅番椒會導致產生高量致癌物—安息香比林。
- 有痔瘡或潰瘍的人，如果吃了辣椒，會讓病症惡化。另外，有咳嗽、胃炎、腦神經衰弱症狀的人，也不可食用辣椒。
- 哺乳婦女最好不要使用辣椒。
- 辣椒乳膏塗於皮膚會引起搔癢、灼熱感，但是這些症狀消失的很快。
- 在使用辣椒乳膏之前，最好先做過敏測試，可以在手腕內部沾點辣椒乳膏輕揉，留待一段時間後，觀察是否有疹塊或紅腫，若有，應該避免使用。
- 熱浴前後切勿塗抹辣椒乳膏。

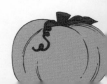

- 辣椒素膠囊會引起胃部刺激、疼痛不適。
- 會對香蕉、奇異果、鱷梨、栗子等過敏的人，也可能對辣椒產生過敏。
- 辣椒素可能會增加茶鹼（Theophylline，治氣喘）的吸收，而增加中毒的風險。
- 辣椒素與阿斯匹靈同用時，會導致胃的刺激和傷害。
- 辣椒素可能與抗凝血劑產生交互作用，增加流血不止的風險。
- 辣椒乳膏塗於皮膚上，可能與血管緊縮素轉化酶抑制劑（ACE inhibitor，用於高血壓，如 Captopril、Enalapril、Lisinopril）產生交互作用，而出現咳嗽的情形，如果是的話，應立即停止使用辣椒乳膏。

注意事項：

- 某家食品業者製成錠劑稱為「唐辛子」，近年來麻辣火鍋非常流行，但是若食用此高濃度之辣椒素食物其實對腸胃道有一定的傷害，因此建議若食用辛辣食物先喝一些牛奶，因為牛奶富含 Calcein 為辣椒素之一種受體拮抗劑，因此可以減少其刺激性。
- 建議使用天然、少過度加工的辣椒製品，例如生辣椒、剝皮辣椒。不建議使用辣椒醬、辣豆瓣醬等高鹽分的醃製加工品。
- 使用辣椒膠囊食品每日 500 毫克辣椒膠囊 2 至 3 顆，建議飯後使用。如果有胃部發炎、腸胃道潰瘍或心臟疼痛、胸悶的人，每日建議量應少於 500 毫克或避免

使用。

- 辣椒會加速新陳代謝，讓人體發汗，所以有消耗熱量的效果，不過對於一般人來說，並不可能食用大量的辣椒，所以其實減肥的成效非常有限；醫學界並沒有足夠的證據支持辣椒可燃燒脂肪減肥這個說法。
- 處理辣椒後記得洗手並避免接觸到眼睛。辣椒素不太溶於水，用點醋可以很容易從皮膚上除去。

銀杏葉（Ginkgo）

學名：

Ginkgo biloba。

別名：

公孫樹、Yinhsing、Kew tree。

成分：

Ginkgolide（EGb）、三萜烯內酯（Terpene lactones）。

功能：

抑制血栓形成、促進末稍血液循環、改善某些心律不整。適用症狀為預防心肌梗塞、加強抗氧化作用、治療老年癡呆症、減緩糖尿病的惡化、改善手腳冰冷、中風癒後的保養。

說明：

被達爾文稱為「活化石」的銀杏樹在 2 億 5 千年前廣泛分佈在世界各地，由於第 3、4 紀冰川期地球發生劇變而大部分滅絕，僅有一種銀杏樹在中國倖存。銀杏、銀杏葉萃取物治療疾病在中國已有幾個世紀的歷史。《本草綱目》對其有詳細

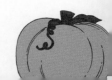

記載。中醫認為銀杏味甘、苦、澀平，有小毒，歸肺經。銀杏葉，味甘、苦、澀平。功效斂肺、平喘、止痛，用於肺虛咳嗽以及高血脂、高血壓、冠心病及腦血管痙攣等症。銀杏的果實、葉中含有 200 多種化學成分，主要是黃酮、雙黃酮、類黃酮、銀杏萜內酯等天然化合物。主要的有效成分為 Ginkgolide 的 20 碳配糖體（簡稱 EGb），未經加工的新鮮銀杏葉是不宜直接食用的，因其具有高單位的單寧酸質及其他具刺激性的成分，服用過量是很容易中毒的，銀杏葉萃取物是一種很強的抗氧化物質。

作用機轉：

- EGb 可使動物腦內的 SOD（一種抗氧化酵素）作用活絡正常化，並降低細胞膜脂質的過氧化反應（一種自由基作用的反應）。
- EGb 除了具有明顯的抗氧化作用外，同時也是血小板凝集活化因子（Platelets Active Factor，PAF）的拮抗劑，具有明顯的「抗血栓形成」作用，可有效的預防心肌梗塞及中風的發生。
- 高血壓與心血管疾病之間有著密不可分的關係，引發血壓升高的因素很多，某些荷爾蒙及內生因子如 Thrombin、Serotonin 等皆會引發血管的收縮痙攣，造成血壓的上升。高劑量的銀杏配糖體 B（Ginkgolide B）可緩解 80% 這種因內生因子引發的血管痙攣症狀，進而達到降血壓的效果。
- 銀杏葉萃取物具有促進末稍小血管的循環作用，對於

充滿小血管的腦細胞血流影響時別明顯,可以增加腦細胞的帶氧量,EGb 在癡呆症的治療上扮演了不可取代的角色,高劑量 EGb 的連續治療對老年性近程記憶力的增進確實有明顯的改善效果。

・ Ginkgolide B 對因糖尿病或血循不良所引發的神經細胞缺氧、壞死具有保護作用。EGb 也可提升細胞對葡萄糖的利用率,提高細胞對胰島素的敏感度,可減緩糖尿病的惡化。

・ EGb 在腦內具有類似抗憂鬱藥－單胺氧化酶抑制劑的作用,具有抗抑鬱的效果,EGb 不會有一般抗鬱藥的不良副作用。銀杏葉對於困擾很多現代人的偏頭痛,也具有明顯的改善效果。

副作用:

・銀杏葉會加強抗凝血劑的作用,如服用 Coumarin、Warfarin、Phenoprocoumon 等抗凝血劑時,不宜同時服用銀杏葉萃取物。

・服用銀杏葉製劑應由少量開始,不少人在初期服用銀杏葉萃取劑時,會產生一種稍稍不適的瞑眩反應。

・銀杏葉可能會讓血液凝固力下降,魚油和維生素 E 也可能會發生這種作用,大手術前不宜服用。

・哺乳與懷孕時不可使用。

・銀杏葉的副作用為出血、暈眩、頭痛、發疹及胃不適。

・銀杏葉具有抗凝血作用,如果正在服用其他抗凝血藥

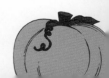

品（如阿斯匹靈、Dipyridamole、Heparin、Warfarin、Ticlopidine）的話，不宜服用銀杏葉。

- 銀杏葉會與抗癲癇藥（如 Carbamazepine、Valproic acid）、Papaverine（罌粟鹼，血管平滑肌鬆弛劑，用於膽結石及腎石痛、狹心症、氣喘、高血壓）、Thiazide 利尿劑（降血壓藥品）、MAOI 類抗憂鬱藥（如 Phenelzine、Tranylcypromine）產生交互作用。
- 服用銀杏葉產生的併發症，包括硬膜下血腫和胃腸道問題（噁心、嘔吐）。另外有些服用者還出現唾液分泌增多、食慾減退、頭痛、眩暈、耳鳴和皮膚紅疹等症狀。大劑量服用可導致直立性低血壓。最近世界權威醫學雜誌《柳葉刀》提醒老年人要慎用銀杏葉製劑。
- 銀杏製劑可擴張腦血管，但長期服用銀杏葉製劑而誘發腦出血的病例也有報導。
- 研究人員發現，兩例病人服用銀杏製劑後出現眼前房出血和視網膜出血。所以，服用銀杏葉產品時，應定期檢測凝血時間，以確保用藥安全。
- 生的銀杏葉不宜直接服用，因其具有高單位的單寧質與其他刺激性成分，服用過量容易中毒，孕婦不宜食用。
- 銀杏葉中所含的銀杏酸可以導致紅疹、淋巴腺腫脹、頭痛、腸胃不適等過敏徵候。
- 日本國民生活中心調查得知，有些市面上流通的商品

並沒有把銀杏葉中含有會引起過敏的物質（銀杏酸）除去，因此發生許多消費者受害的案例。有些消費者服用銀杏葉健康食品後，造成皮膚和消化器官的障礙，從不良產品中檢測出一種會引起過敏的物質。這種物質含在葉子裏，在製造過程中若沒去除，則此物質會以高濃度殘留在產品中。

· 銀杏會引起接觸性皮膚過敏症、光接觸過敏性。

毒性：

· 中藥使用銀杏的果實，稱為白果，白果有毒成分是肉質及種皮中的白果酸，種子及核仁中的白果二酚、白果酸。白果毒吸收後損害神經系統，出現先興奮後抑制症狀，並損害末梢神經，引起功能障礙。

· 幼兒生食白果（銀杏的果實）5 到 10 粒就會引起中毒，10 粒以上可致死。

注意事項：

· 銀杏配糖體與具氣管舒張作用的乙（beta）-2 神經作用劑的化學式極為相似，臨床上證實對於氣喘患者具有類似的止喘效果，但卻沒有一般乙-2 類神經作用藥可能引發心搏過速的副作用，很適合用於氣喘病患的輔助治療或保養，但是，對於嚴重的氣喘患者，並不建議因服用銀杏葉製劑而停藥或驟減止喘藥量。

· 三十歲以上、生活壓力較大、心血管疾病及糖尿病患者、需要經常用腦的上班族等，都是很好的健康補充品，有輕微氣喘過敏體質、腳痠麻、偏頭痛的患者，

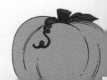

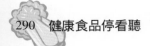

也會有明顯的助益。
- 銀杏葉使用在大部分健康改善的建議劑量為每天120毫克含24%EGb的銀杏葉標準萃取物。
- 選購銀杏葉萃取物最重要的原則就是，是否清楚標示EGb含量百分比的產品，銀杏葉的國際標準萃取物為含銀杏黃酮素（EGb）24%及6%三帖烯內酯（Terpene lactones），標準萃取物來自濃縮比例50：1的乾燥銀杏葉萃取物。
- 目前還不能斷言銀杏製劑真能提高人類的認知功能，似乎僅能提高短期記憶。
- 標準的銀杏酸含量應為5ppm以下。
- 某些植物，如櫻草、蘆薈、藜草、銀杏會引起接觸性皮膚過敏症。芹菜、檸檬、萊姆、銀杏、蘆薈、櫻草、檳榔葉、綠茶粉、佛手柑會引起光接觸過敏性。

銅（Copper）

功能：

骨骼及結締組織的構成、酵素的反應及熱量的新陳代謝，用於貧血、關節炎、燒傷、發炎性腸道疾病（Inflammatory bowel disease）。

說明：

人體內需要銅才能夠將體內的鐵轉換成血紅素。銅進入消化器官之後，一分鐘半左右就可以進入血液中，它促使乾酪氨基酸在人體的皮膚及頭髮上產生色素，它可以促進身體吸收

鐵質，也可以增進活力，可以促進人體使用維他命Ｃ。此外，銅在香菸、避孕藥丸及汽車排放的廢氣中亦含有。

作用機轉：

・銅在血紅素行中過程中，具有非常重要的影響力，可以幫助鐵傳遞蛋白。

・銅還具有還原與氧化的作用，銅的化合物存於肝臟中，必要時會參與代謝的作用。銅是血液中抗氧化重要的物質，它的抗氧化作用來自於輸送血液時，在人體內所生成的藍色胞質素複合物。

・銅是構成皮膚色素的要素，維持結締組織、骨骼的正常發展，若缺乏銅，則會有失去色素沉著性、結締組織不健全、貧血、缺乏精神、免疫系統失調等。

副作用：

・銅質缺乏的症狀為貧血、水腫、影響生長發育、減緩傷口癒合的速度、嘔吐、頭暈。

・服用過量銅質之後，會造成人體內鋅質缺乏、失眠症、頭髮脫落、月經不規則、心情惡劣、噁心、嘔吐、腹瀉、胃痛、頭痛、暈眩、衰弱、口內有金屬味的現象。銅中毒很少見，症狀為心臟問題、黃疸、休克，甚至死亡。

・銅質過量可能發生於使用銅質鍋碗或銅質水管，因此有必要作水質檢查，如無法避免使用銅質鍋碗的話，則要避免接觸酸性食物，如食醋、番茄、檸檬。

・銅質會與非類固醇類消炎止痛藥（如 Ibuprofen、Nap-

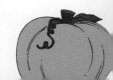

roxen）結合，增加這類藥品的抗發炎作用。

- Allopurinol（治療痛風）、Penicillamine（治療 Wilson disease 慢性銅中毒及類風濕性關節炎）會降低銅質血中濃度。
- 避孕藥、Cimetidine（治療胃潰瘍及胃酸食道逆流）及雌性素替代療法會增加銅質血中濃度。

毒性：

若銅無法正常從膽汁排出體外，大量堆積的銅會降低藍色胞質素，進而影響血液的抗氧化能力，這就是所謂的「威爾森氏症」（Wilson's disease），銅會囤積於肝、腦、腎之中，造成肝腫大、色素沉澱等，並引發其他的併發症。

注意事項：

- 銅的每日最佳攝取合理量，成人為每日服用 2 毫克。
- 最佳的天然食物來源為青豆、碗豆、全麥、梅子、牛肉、牛肝、蝦及海產食物。
- 一般的綜合維生素每片約含有 2 毫克。

膠原蛋白（Collagen）

別名：

膠原質。

功能：

關節炎、保濕劑，幫助皮膚的再生與新陳代謝，延緩皮膚的老化與鬆弛，防止皺紋。

說明：

　　膠原蛋白是一種脊椎動物結締組織中的非水溶性纖維狀含醣蛋白質，是脊椎動物體內含量最豐富的蛋白質。膠原蛋白在人體內蛋白質中約占 25 至 35%，在筋腱和骨頭的有機質中占 90%以上，亦是組成皮膚的主要結構性蛋白質，占 50%以上，主要存在於真皮層中，提供支持、保護、及各種機械性質，並賦予皮膚彈性與強度。由於皮膚是身體最大的器官，而膠原蛋白又是皮膚中最重要的蛋白質之一，膠原蛋白對人體的重要性可見一般，是人體內不可或缺的物質。

作用機轉：

- ·當做細胞與細胞間的連接劑，讓細胞能固定在身體組織上，提供皮膚保護與支持的功能，使其有彈性與光澤，讓骨骼堅硬具有彈性，提供保護內臟的功能，強固毛髮，幫助傷口癒合與組織復原，修復皮膚疤痕，保持真皮層內的水分，供應表皮層及表皮附屬器官的營養。

- ·膠原蛋白對皮膚所提供的功效來看，可以包括：增加皮膚保水能力、提高保濕效果，使肌膚更顯亮麗；增加肌膚的緊密性及彈性，減少皺紋的產生；調整皮膚油脂分泌，保護肌膚；可使不平凹陷的肌膚恢復平滑外觀。

- ·化妝品界利用膠原蛋白做為美容保養品中的保濕劑，使得產品具有保持水分的功效。

- ·膠原蛋白能夠強化關節軟骨在運動摩擦時的潤滑度，

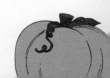

降低關節炎的發生率，避免關節退化症提早到來。

副作用：

- 對膠原蛋白過敏者，應避免注射膠原蛋白。膠原蛋白注射的過敏反應包括感染、皮疹、麻疹、腫脹和類似流感的症狀，可能引發連接組織和身體自動免疫系統的疾病。
- 膠原蛋白萃取的產物純度不高的話，容易引起發炎反應。

注意事項：

- 一般市售膠原蛋白多半來自牛皮及牛筋中，少數來自豬、家禽和魚類，但近年來隨著口蹄疫、禽流感、狂牛症的出現，使得來自動物之膠原蛋白的安全性受到質疑。
- 常見的外用保濕劑有膠原蛋白、玻尿酸、甘油、丙二醇、丁二醇、山梨醇等。
- 利用基因重組技術生產膠原蛋白，近年來已有商業化產品出現。但因價格昂貴且結構與天然膠原蛋白並非全然相似，其應用仍受到相當程度的限制。
- 胃腸吸收能力不好的人，在服用膠原蛋白時，最好能夠同時併服抗氧化劑，以減少自由基對膠原蛋白的破壞。
- 專家們對膠原蛋白在化妝品上的應用，充其量認為只是一種高級的保濕劑，具有保持水分的功效罷了。因為膠原蛋白本身是分子量非常大的蛋白質，若沒有經

過適當的處理，它無法穿過人體皮膚。

- 日本與歐盟禁用來自狂牛症疫區的化妝品後，我國也跟進，全面禁用來自愛爾蘭、英國、荷蘭、比利時、法國、瑞士、盧森堡、葡萄牙、列茲敦斯登、德國、丹麥、義大利、西班牙等歐洲 13 國狂牛症疫區所製造，含胚胎成分的化妝品。衛生署表示，一般經由動物的組織及器官（如雞、牛、羊等）萃取出某些物質並製成化妝品的產品，包含了膠原蛋白、胎盤素等，在功能上雖然能防止老化、保持皮膚的水分等，不過在挑選產品上一定要小心謹慎。

- 水解膠原蛋白補充劑，主要是將膠原蛋白經過酸或鹼化加工，使得原先的膠原蛋白水解成胺基酸。

- 近年來，在化妝品和食品界提到所謂的植物性膠原蛋白，其實從科學的角度，植物組織中並沒有膠原蛋白，而商業上所謂的植物性膠原蛋白，應該是指從植物中取得的醣類蛋白質，其結構與真正的膠原蛋白類似，具有保濕功效，故以植物性膠原蛋白稱之。

鋅（Zinc）

別名：
Zinc gluconate、Zinc sulfate、Zinc acetate。

功能：
強化血球細胞活性，可以抗氧化、抗癌、促進生育力，治療感冒、糖尿病。

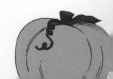

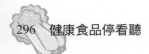

說明：

鋅的需要量很少，卻非常重要，因為人體中大部份的鋅，都是體內酵素的重要成份。體內有各種不同的酵素，它們是人體中許許多多化學反應的催化劑，少了這些催化劑，人體的新陳代謝就會停擺，造成生命現象無法延續。世界上被診斷確定缺乏鋅的人寥寥可數。人體中鋅的含量及需要量也不多，但是坊間及網路上卻有種種的「傳說」，帶給人們不少幻想，而被稱為壯陽的維生素。

作用機轉：

‧鋅所參與的酵素反應，多半和生長發育及細胞分裂有關，因此缺乏鋅會導致生長遲緩，也會造成皮膚、腸道黏膜、免疫系統的受損，這些都是細胞分裂旺盛的組織。因此，皮膚的健康、免疫機能的完整，和鋅都脫離不了關係。

‧鋅在維生素 A 的新陳代謝中扮演重要的角色，這也和黏膜及皮膚的健康有關。鋅又與維生素 C 結合，參與體內膠原蛋白的合成，因此缺乏鋅的人傷口癒合得多花點時間。含鋅的軟膏對於割傷及燙傷等皮膚的創傷也特別有效，也可以減少傷口感染的危險。

‧睪丸要製造雄性激素需要鋅，精子的製造與健康也要靠鋅，鋅所造成的幻想有一大部份就在這裏。許多性器官發育不全的人，在補充鋅後情況也有明顯的改善。然而要維持正常的性功能，完整的營養攝取比補充鋅來得重要。

副作用：

- 每日 18.5 毫克雖無生理上副作用，但會降低血中銅的含量；若是每天 200 毫克也容易引起嘔吐以及腸胃不適等的副作用；如果每天服用 150 至 500 毫克的鋅，長期會造成血液中白血球的數量偏低，並且使紅血球的體積變小。

- 鋅與其他維生素在體內也有一些交互作用，它本身是一種微量元素，但攝取過多對身體會造成其他微量礦物質的不平衡狀態，例如：鋅與維生素 A 結合會使肝臟中之維生素 A 釋出，以及攝取大量鋅會減低銅和鐵的含量，而服用大量鐵或是大量的鎘也會降低鋅的含量。

- 每日攝取超過 100 毫克的鋅，會增加罹患前列腺癌（Prostate cancer）的風險。

- 攝食過量鋅的副作用：噁心、嘔吐、發燒、腹瀉、味覺障礙，血液中高密度脂蛋白 HDL（High density lipo-protein）的減少，容易導致心血管疾病的發生。

- 鋅與 fluoroquinolone 類抗生素（如 Ciprofloxacin、Gatifloxacin、Levofloxacin）及 Tetracycline 四環素類抗生素（如 Doxycycline、Minocycline）同服，會降低這兩類抗生素的藥效，應在服用抗生素前 2 小時或服用抗生素 4 小時後才服用鋅。

- 食物內的鈣、磷酸鹽、纖維素會干擾鋅的吸收，應在餐前或餐後 2 小時補充鋅。

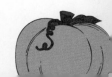

- 血管收縮素轉化酵素抑制劑（Angiotensin Converting Enzyme inhibitor, ACE inhibitor）及降血壓藥（如 Catopril、Enalpril）會減少身體內鋅的儲存。
- Penicillamine（治療威爾森氏症的慢性銅中毒及類風濕性關節炎藥品）會降低血中鋅濃度。
- 鋅會與非類固醇類消炎止痛藥產生交互作用，降低後者的吸收和藥效。
- 鋅會加強免疫功能，所以不要與類固醇、Cyclosporine 或其他免疫抑制劑同時服用。
- 使用鋅漆保護噴霧（Zinc Spray）引起鼻及喉嚨刺激疼痛的病例時有所聞。

毒性：

過量的鋅是有毒的，它會妨礙銅等微量礦物質的吸收代謝，每日攝取量如果超過建議量的 5 至 30 倍（相當於每日 75 至 450 毫克以上），就有可能傷害神經、造血及免疫系統，並且影響膽固醇的平衡，增加 LDL（壞的膽固醇）的含量並減少 HDL（好的膽固醇）的含量，增加心血管疾病的風險。每日攝取 100 至 300 毫克的鋅會導致慢性中毒，症狀包括銅缺乏、發燒、疲倦、頭痛、免疫力降低、顫抖。

注意事項：

- 鋅並不難從食物中取得，牡蠣、海鮮、蛋、肉類、全穀類、堅果類的鋅含量最為豐富。植物中的植酸及膳食纖維會抑制鋅的吸收，因此動物性食品的吸收率會比植物性食品好。

・行政院衛生署在民國 82 年修定每日營養素建議攝取量（RDNA）時，首度加入鋅的適宜攝取量，健康成年男性每日 15 毫克，女性 12 毫克。
・在國外常見鋅與維生素 C 的複合劑（大部份是維生素 C 500 毫克配上鋅 5 毫克），因為鋅與維生素C在一起可以強化人體的免疫系統，可以用來制伏感冒。
・鋅要和必須脂肪酸結合（動物油脂）才能被人體所吸收，如果你是素食主義者額外補充鋅也是多餘的。

槲皮素（Quercetin）

別名：
槲黃素。

功能：
預防心血管疾病、抗潰瘍、抗過敏性、抗發炎。

說明：
槲皮素與其配醣體（Rutin；芸香素）有人將兩者合併稱為維生素P。槲皮素係廣泛的分佈於植物界中含量最多之類黃素。日常食用的蔬菜、水果，例如：蘋果、洋蔥、茶、莓及多種的十字花科蔬菜等，均含槲皮素成分。槲皮素存在的部位包括植物之種子、核果、花、莖皮及葉片等。類黃酮分子聚合物的主要作用機制為抗氧化作用。槲皮素的活性作用亦以抗氧化作用為主。

作用機轉：
・抗氧化作用機制主要為清除氧自由基作用，具抑制

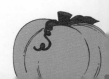

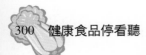

Xanthine 氧化酵素及抑制脂質過氧化作用。

- 其他尚有抑制低密度膽固醇（LDL）的氧化作用（體外試驗）。
- 其作用可能為保護維生素 E 在低密度膽固醇中不被氧化或使維生素 E 氧化再生。
- 槲皮素與維生素 C（Ascorbic acid）共同作用時，槲皮素可以降低皮膚神經血管構造之氧化傷害，並降低神經傷害。

副作用：

- 槲皮素可能與與環孢靈（Cyclosporin，免疫抑制劑）、地高辛（Digoxin，強心配醣體）產生交互作用，槲皮素與環孢靈、地高辛併服時，應小心監測環孢靈之血中濃度。
- 中藥（枳殼、化州橘紅）、蔬果（葡萄柚汁、銀杏葉、洋蔥、大蒜）中的黃酮類槲皮素併服環孢靈、地高辛時，可能產生交互作用。
- 槲皮素可能與治癌化療藥（如 Doxorubicin、Cisplatin）產生交互作用。
- 鈣離子通道阻斷劑 Felodipine（降血壓藥）與槲皮素一起服用會減少口服 Felodipine 的代謝。
- 槲皮素會與荷爾蒙替代療法（HRT）中之雌激素產生交互作用。

注意事項：

- 槲皮素通常一天三次，每次 100 至 250 毫克。

- 槲皮素在腸道中難於吸收，限制在臨床上的應用。
- 研究發現，蘋果所含有的槲皮素，似乎可以保護老鼠的腦部細胞免於自由基的傷害（例如阿茲海默氏症），然而從老鼠腦細胞實驗到人體治療還有一大段路要走，所以現在槲皮素當成避免阿茲海默氏症的關鍵還太早。
- 對於那些不能喝紅酒來保護心臟的人，服用槲皮素也可得到相同的益處。

澱粉酵素阻斷劑（Alpha-amylase inhibitor）

別名：

White kidney bean extract。

成分：

Phaseolamin 2250（Alpha-amylase inhibitor）。

功能：

阻斷澱粉酵素的作用。適用症狀為協助體重控制、輕度糖尿病人血糖控制。

說明：

醣類、蛋白質及脂肪是能夠提供熱量的三大營養素，人類飲食中約有 50%至 60%的熱量是來自醣類（碳水化合物），因此醣類其實才是人類熱量的最主要來源。天然澱粉酵素阻斷劑主要萃取自白腎豆，針對平日食量較大同時喜愛澱粉類食物的肥胖族群，其效果較為明顯。

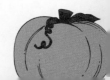

作用機轉：

- 澱粉酵素阻斷劑卻會阻斷多醣—澱粉類食物轉化成葡萄糖，當澱粉沒辦法轉化為葡萄糖，則吃進去的醣類熱量就會大打折扣，減少了熱量就等於減少了體重。
- 澱粉酵素抑制劑並沒有辦法阻斷糖分（雙糖、單糖），如砂糖、單乳糖的分解吸收要避免攝取甜食及含糖食物。

副作用：

- 服用高劑量的澱粉酵素阻斷劑時，容易有腸胃道蠕動加快及產氣較多的現象。
- 患有低血糖症或懷孕、哺乳期婦女不能服用。

注意事項：

- 澱粉酵素阻斷劑服用劑量每餐 400 至 1000 毫克，攝取的澱粉類食物越多，服用量就越高。
- 澱粉酵素阻斷劑宜在餐前 15 至 30 分鐘服用。
- 澱粉酵素阻斷劑配合甲殼素及水合檸檬酸（HCA）服用，可提高效果。

褪黑激素（Melatonin）

成分：

N-[2-（5-Methoxy-1H-indol-3-yl）ethy1] acetamide。

功能：

幫助睡眠、抒解壓力。適用症狀為失眠、睡眠品質不佳、旅行時差的調整。

說明：

　　褪黑激素是分泌自人類腦部松果體（Pineal），促成人類生物時鐘功能正常運作的荷爾蒙，人體的生理時鐘運作，正隨著褪黑激素的血中濃度而波動，尤其在每天晚間睡覺時間，就是體內褪黑激素濃度最高的時候，故也被稱為「睡眠荷爾蒙」。褪黑激素是由必需胺基酸：色胺酸（L-Tryptophan）轉化而來，其中間產物包括 5-Hydroxytryptophan（水合色胺酸：簡稱 5-HTP），在松果體內轉化為褪黑激素，5-HTP 也是血清素（Serotonin）的前趨物，故 5-HTP 也被認為是治療憂鬱症同時伴隨睡眠品質不佳的治療藥品。

作用機轉：

- 褪黑激素能有效的取代Benzodiazepine類鎮定安眠藥品的使用，長期服用這類安眠藥會產生依賴性及劑量漸增的問題，可以有效的縮短時差引起的睡眠障礙及生物時鐘混亂。
- 具有抗氧化效果，但只有在極高劑量使用時才能發揮效果。
- 褪黑激素適合睡眠品質不佳及有失眠問題的人服用，老年人因為褪黑激素分泌量下降，睡眠品質容易變差，同時睡眠時間也會縮短，補充褪黑激素對於因為年齡漸長引起的失眠問題，也會有改善作用。
- 旅行者的時差調整有很好的效果。
- 褪黑激素抑制腫瘤生長，研究發現乳癌患者，夜間褪黑激素降低，而褪黑激素可以抑制腫瘤的促進生長，

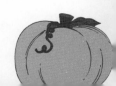

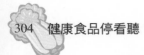

但臨床仍實驗中。

副作用：

- 動物實驗中顯示，褪黑激素會增加呼吸道的發炎現象，而使呼吸困難，氣喘的患者應小心避免服用褪黑激素。

- 主要以輕度中樞神經抑制的嗜睡、頭暈及全身虛弱為主。

- 有些人服用褪黑激素後，會經歷噩夢或對夢境歷歷在目的情形。

- 白天服用褪黑激素會造成嗜睡，最好晚上服用。

- 過量或不正確服用褪黑激素會干擾日夜節律（circadian rhythms）。

- 孕婦、哺乳婦女、計劃懷孕婦女及兒童不宜服用。

- 對於服用類固醇者、精神病、過敏者及自體免疫疾病者不宜服用褪黑激素。

- 褪黑激素產品劑量太高，會造成低體溫、釋放過多泌乳激素導致不孕，還有降低男性性慾的副作用。

- 褪黑激素的副作用為胃痙攣、暈眩、頭痛、性慾降低、精蟲數減少、男人女乳症。

- 褪黑激素會與抗憂鬱藥（如 Desipramine、Fluoxetine）、抗精神病藥、苯二氮平類（Benzodiazepines）類鎮靜安眠藥、降血壓藥（如 Clonidine、Nifedipine、Diltiazem、Verapamil）、抗凝血劑、類固醇、免疫抑制劑、非類固醇消炎止痛劑（NSAID，如 Indomethacin、Ibuprofen）產生交互作用。

- 咖啡因、菸、酒均會降低體內的褪黑激素；古柯鹼
  （Cocaine）、安非他命則會增加褪黑激素。

注意事項：

- 國內目前將褪黑激素列為藥品管理，一般民眾無法自
  行購買服用。
- 在美國它仍然屬於食品添加物，容易取得。一般人可
  藉由出國時，自行帶回使用，無形中增加了褪黑激素
  濫用及中毒的可能性。
- 褪黑激素主要是用來改善失眠症狀，若無失眠困擾
  者，表示你體內的褪黑激素分泌量應該足夠，並不需
  要服用。剛開始服用時應由少量，約 1 至 2 毫克開始，
  若無效果再慢慢增多，但不要超過 5 毫克。
- 褪黑激素的濃度會受下列狀況影響：
  1. 明暗環境：就寢時間，提早熄燈，可造成它分泌時
     間往前移，一個人給予正常房間亮度 4 至 5 倍光線
     可抑制分泌此激素。
  2. 性成熟：分泌過高，可延後性成熟。
  3. 年齡：老年人血清中濃度可能是微乎其微，所以老
     年人睡眠時間縮短及常見失眠。
  4. 藥品：有些藥品可以減少它分泌，例如高血壓藥
     品、非固醇藥品、咖啡因、酒精、菸草等會造成失
     眠。
- 有服用鎮定劑習慣或患有自體免疫系統疾病的人，服

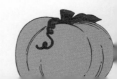

用褪黑激素前應先請教醫師。

- 褪黑激素的劑量由 0.3 至 3 毫克。
- 睡眠品質較差或老年人睡眠輔助使用，每晚服用 0.3 至 1 毫克。
- 褪黑激素具有抑制排卵的作用，對於希望懷孕的婦女，應該盡量避免使用。
- 已在服用抗憂鬱藥品的患者，不宜服用褪黑激素。
- 褪黑激素可能對某些人造成暈眩作用，服用褪黑激素期間，最好避免開車或高危險度機械的操作。
- 目前市面上所出售的褪黑激素製劑有合成或萃取自牛隻松果體的產品，由於全球狂牛症問題盛行，天然的褪黑激素來源，並不見得比合成的品質安全，目前萃取自動物松果體的褪黑激素，應該會有清楚的標示。
- 1 毫克褪黑激素的效果可維持 3 至 4 小時，3 毫克褪黑激素則可維持 6 至 7 小時。若發覺在早上醒來頭昏眼花和頭痛，應減少服用量。
- 假若正接受治療或服用安眠藥，應先諮詢醫生意見服用。

諾麗果（Noni）

學名：
Morinda citrifolia。

別名：
諾利果、蘿梨、四季果、印度桑椹、Indian Mulberry、

Morinda。

成分：

維生素、礦物質、蛋白質、糖類、纖維素、賽諾寧原。

功能：

營養補充、體力強化、提高免疫力、抗氧化、修護受損細胞、抗癌。適用症狀為改善體質、預防慢性病、慢性疲勞症候群。

說明：

法屬波里尼西亞人服用諾麗果汁的歷史以有二千年。諾麗果一向被喻為植物之后，常見於南太平洋，也產於其他熱帶地區。諾麗果所提供的營養素「賽諾寧」，是目前檢測中含量最多的水果（絕大多數水果無此成分）。

作用機轉：

- 除了多種維生素及礦物質外，豐富的酵素以及如黃酮素和生物鹼類的植化素是促使諾麗果有益健康的主要成分。

- 諾麗果含有蛋白質合成代謝反應中很重要的催化元素 Xerconine（賽諾寧），及賽諾寧的前趨物 Pro-xeronine。賽諾寧是一種生物鹼，直接存在諾麗果中的賽諾寧並不多，主要還是以其前趨物的形式存在。諾麗果中，同時含有將 Pro-xeronine 轉化為賽諾寧的酵素，可在人體內轉化為更多的賽諾寧具有修護細胞、抗發炎、止痛以及抑制癌細胞生長等作用。

- 賽諾寧具有止痛、抗發炎的作用，有助於改輕度關節

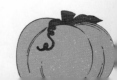

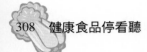# 308 健康食品停看聽

疼痛及複雜肌痛症候群。

副作用：

- 諾麗果的副作用為便秘。
- 諾麗果汁含有大量的鉀，腎臟病人不能飲用，以免造成高血鉀症（Hyperkalemia）。
- 諾麗果會與留鉀利尿劑（Potassium-sparing diuretic）產生交互作用，造成高血鉀症，產生不規則心搏、噁心。
- 肝臟不好的人，也不適宜飲用諾麗果汁。
- 諾麗果汁含有高量的糖分，糖尿病人不適宜飲用。
- 目前並無對懷孕、哺乳婦女、幼童的安全性報告，因此這些人最好不要使用諾麗果。
- 根據研究一萬人中低於1%的人有不適感，3%的人有腹瀉、紅斑現象。
- 曾有報告服用諾麗果造成胃出血之情況。

注意事項：

- 一般建議於早晚空腹時飲用，四歲以下兒童並不建議服用。
- 諾麗果汁中的某些化學成分會改變尿液的顏色，使尿液短暫呈現粉紅色、橘色或棕色。
- 除諾麗果汁外，以下這些也是含鉀較高的食物：牛奶、香蕉、馬鈴薯、番茄汁、橘子、杏仁、菠菜。

鋸櫚莓（Saw Palmetto）

學名：
Serenoa repens。

別名：
鋸葉棕。

成分：
多種脂肪酸及植物固醇。

功能：
改善泌尿問題。適用症狀為前列腺（攝護腺）肥大、泌尿性疾病。

說明：
前列腺肥大多發生於五十歲以上的男性，初期症狀包括頻尿、排尿時間拉長、排尿不順，這些現象尤其發生在夜間，使得患者的睡眠品質開始受到影響。六十歲以上前列腺肥大的罹患率更超過 60%。前列腺又稱攝護腺，前列腺肥大的治療大致可分為荷爾蒙拮抗作用藥品（如 Proscar）及改善排尿現象的神經作用藥（如 Minipress, Alpha-adreno receptor blocker），前者雖然可以根本改善腺體肥大的問題，但長期服用，部分患者會出現情緒低落及性無能現象，後者則僅是改善排尿問題的藥品。

作用機轉：
・鋸櫚莓能夠抑制睪固酮（Testosterone）轉化為二氫氧化睪固酮（Dihydrotestorsterone）時所需酵素「5-Al-

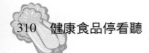

pha－轉化酶」活性的作用機轉。二氫氧化睪固酮擁有比睪固酮更強的生理活性，是造成前列腺肥大的主因，體內過高的二氫氧化睪固酮濃度也會提高男性罹患前列腺癌及睪丸癌的機率。

· 不會降低血液中男性荷爾蒙的濃度及平衡，鋸櫚莓萃取物並不會因為改善前列腺荷爾蒙的濃度而影響性能力、全身性荷爾蒙之平衡及情緒平衡之影響。

· 鋸櫚莓萃取物也能改善與二氫氧化睪固酮過高有關的雄性禿作用，不過，對於雄性禿發生時間較早，已經失去活性的毛囊，也不會有起死回生的效果。

副作用：

· 大部分的男性無明顯副作用，只有些許的噁心、胃不適及頭痛，大劑量時有下痢的現象。為減少胃不適症狀，可在早餐及晚餐後服用。

· 哺乳、懷孕、手術後不宜使用鋸櫚莓。

· 因為Finasteride（柔沛，治療攝護腺腫）及鋸櫚莓二者作用相同，所以可能會與 Finasteride 產生交互作用。

· 鋸櫚莓具有抗雄激素功效（Antiandrogenic effect），避免與荷爾蒙療法同時使用，如荷爾蒙替代療法（Hormone replacement therapy，是指婦女服用荷爾蒙藥品，來治療停經後的身體不適，包括混合服用雌激素與黃體脂酮，或是分別服用）或口服避孕藥。

· 鋸櫚莓具免疫刺激劑與抗炎活性，因此可能加強或降低同時使用之其他藥品的作用。

- 鋸櫚莓降低性慾及造成陽萎的情形，比起攝護腺腫處方藥小得多。
- 鋸櫚莓很罕見的情形下，會使男性乳房變大。

注意事項：

- 每天服用含 250 至 320 毫克鋸櫚莓精油的萃取物或鋸櫚莓軟膠囊，可以有效的改善前列腺肥大的排尿困難及降低癌變的機會。用來改善及預防前列腺肥大的鋸櫚莓萃取物最好在睡前服用。
- 切勿服用鋸櫚莓超過 320 毫克。
- 市面上的鋸櫚莓萃取物大致可分為鋸櫚莓精油軟膠囊（含 85%至 90%的純鋸櫚莓精油）及鋸櫚莓標準萃取物（含 25%精油）的硬膠囊或錠狀劑型。
- 使用鋸櫚莓時仍應做前列腺檢查，看看有無嚴重的問題發生，因為前列腺肥大的一些症狀和前列腺癌的症狀很類似。
- 鋸櫚莓有效成分屬脂溶性，因此以茶包方式服用，恐怕無效用。

薑黃（Turmeric）

學名：

Curcuma longa。

別名：

Curcuma。

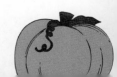

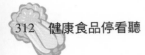

成分：

薑黃素（Curcumin）。

功能：

抗氧化、清除自由基、提高免疫機能。

說明：

　　薑黃素來自於薑黃（Curcuma），一種源自古印度的神祕植物，數千年來被用來當作藥引。薑黃素是薑黃（又稱鬱金）中的一種成分，它與辣椒素一樣，含有一種抑制疼痛的物質，可以使P物質這種神經傳遞素，無法將疼痛訊號傳遞到腦部。捕捉自由基，減少疾病威脅。從生物的觀點來看，生物都是由分子所構成，一個穩定的分子包含成對的電子，自由基係指一個或一個以上的不成對電子，由於奇數的電子很不安定，具有高度的活躍性，會去攻擊正常細胞，引起體內組織變化，導致疾病發生。自由基可能參與的疾病包括：動脈硬化症、糖尿病、關節炎、白內障、老化、冠狀動脈疾病、自體免疫疾病、癌症等。

作用機轉：

- 薑黃素含有一種抑制疼痛的物質，可以使 P 物質這種神經傳遞素，無法將疼痛訊號傳遞到腦部。同時也可以藉著降低前列腺素活性，減輕炎症反應。薑黃素還可以讓身體對可體松（Cortisone）的敏感度增高，進而顯著的增加可體松的抗發炎反應。
- 薑黃素可以抑制動物的皮膚癌發生。
- 具抗氧化功能，以延緩老化，日光中的紫外線，是皮

膚老化的主要殺手，紫外線產生的自由基能造成肌膚中的膠原蛋白、彈力蛋白受損，進而使皮膚的緊密度變差，保水性也下降，因此看起來無光澤而容易產生皺紋。

・薑黃素的抗氧化能力高於維生素 C 及維生素 E 等日常抗氧化劑。薑黃素身兼雙重對抗自由基作用，一方面直接捉取自由基，另一方面則直接抑制自由基生成酵素的活性，以間接地減少自由基的產生。所以比其他氧化劑更能有效地捕捉自由基。

・抑制 DNA 不正常增生，達到預防癌症的作用，薑黃素可抑制 TPA 之活性。TPA（12-0-Teradecanoylphorbol-13-acetate）具有很強的促癌（Tumor promoter）能力，而薑黃素則被證實具有相當抑制 TPA 促癌作用的能力。

・薑黃素可抑制 NOS 之活性，Nitric oxide synthase（NOS）會使體內細胞產生不良代謝產物，這些產物會攻擊 DNA 分子引起促癌作用。薑黃素可引起癌細胞的凋亡（Aapoptosis），是組織中控制細胞數目的方法，薑黃素可引起癌細胞的凋亡，但對正常細胞則較無此作用，所以薑黃素具有化學防癌劑之功效。

・具有腸胃保健功效，減緩慢性胃潰瘍相關症狀。

副作用：

・咖哩或薑黃具子宮收縮作用，對習慣性流產的孕婦，宜避免食用。

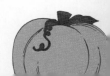

- 薑黃會抑制血小板凝集，有血液凝固疾病或在使用抗凝血劑的人最好不要使用。
- 薑黃素會刺激膽囊收縮，有膽結石的人要小心使用。
- 過量服用薑黃素會造成胃不適症狀，嚴重會導致潰瘍。
- 薑黃素會與抗凝血劑、蛇根鹼（Reserpine，抗高血壓藥）、非類固醇消炎止痛劑（NSAID，如 Indomethacin、Ibuprofen）產生交互作用。
- 哺乳婦女宜避免食用薑黃。

注意事項：
- 薑黃是薑科植物，屬於常見的中藥材，但同時也是調味料之一，「咖哩」乃以薑黃的根莖研製而成。
- 坊間或有販售標榜含有薑黃萃取物的產品，一般食品級的薑黃產品，所含薑黃素的純度都在 60%以下，應慎選高純度、天然萃取的薑黃素。

螺旋藻（Spirulina）

學名：
Spirulina spp.。

別名：
藍藻、藍綠藻、Arthrospira、BGA、Blue-green algae。

成分：
蛋白質、葉綠素、類胡蘿蔔素、GLA、硫化多醣體、多種礦物質、維生素 B 群、胺基酸、phycobillins。

功能：

　　抗氧化、強化免疫力、抗過敏、抗病毒、提高肝細胞的解毒功能、降膽固醇、營養強化。適用症狀為營養不良、免疫力差、過敏體質的改變、病毒感染支持性治療的保養。

說明：

　　螺旋藻是最原始的古生物之一，至今存在地球已經有 35 億年，也是世界上最早進行光合作用的原核生物。螺旋藻是屬於藍藻類的一種鹹水藻類植物，在顯微鏡下呈螺旋狀，又稱為藍綠藻。乾燥後的螺旋藻可添加於食品中。螺旋藻的成分：蛋白質（佔乾重 60~70%）、維生素（B12 和β-胡蘿蔔素含量高）、礦物質、必須胺基酸和脂肪酸，特別是γ-次亞麻油酸（GLA）含量豐富。是免疫力差及有過敏體質者的最佳營養補充品，純素者經常容易產生維生素 B 群及鐵質缺乏的問題，螺旋藻含有多種礦物質、必需胺基酸及維生素 B 群，特別適合作為素食者的營養補充品。

作用機轉：

・螺旋藻的特殊色素體—Phycobilins 會與蛋白質螯合，促進肝臟的解毒功能及提高免疫力，同時也是抗氧化的植化成分。

・螺旋藻特有的深藍色素Phycocyanin是一種抗氧化劑，具有保護肝臟細胞不被化學毒素如酒精、四氯化碳等侵害的作用，同時亦有降血脂的功能。鈣硫化多醣體（Calcium spirulan isolate）具有抑制病毒進入宿主細胞的作用，具有抑制疱疹、麻疹、巨大細胞性病毒、腮

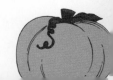

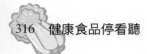

腺炎、HIV、A 型流行性感冒等病毒的活性。

- 螺旋藻具有抑制引發過敏反應的肥大細胞之過度反應，同時具有強化免疫系統、降低過敏症的效果，長期服用螺旋藻具有降低花粉熱等過敏體質的改善效果。含有抑制食慾的成分，可能有助於肥胖者的體重控制。

副作用：

- 螺旋藻含有豐富的胺基酸及核甘酸，會在體內代謝為尿酸，對於罹患高尿酸血症、痛風及需要限制蛋白的腎病患者，應避免長期攝取螺旋藻補充劑。

- 苯酮尿症（Phenylketonuria）患者會因食用螺旋藻而惡化。苯酮尿症主要是由於體內苯丙胺酸羥化成酪胺酸（Tyrosine）的代謝途徑機能障礙所引起的先天性代謝異常疾病。

- 使用螺旋藻有可能吃到其他種類有毒的螺旋藻而傷害肝臟。

毒性：

- 螺旋藻可能含有高達 10ppm 的汞污染，因此，不要服用超過 20 公克的螺旋藻，才不會有汞過量的安全問題。螺旋藻平均重金屬含量為：砷 0.42ppm、鎘 0.1ppm、鉛 0.4ppm、汞 0.24ppm。

- 螺旋藻養殖時如果使用動物糞便堆肥，常有微生物污染的情形。

- 螺旋藻會濃集放射性二價及三價金屬離子。

注意事項：

- 螺旋藻普遍存在汞污染的問題，可以選購具有「有機認證（Certified organic）」的產品。
- 產品是否清楚標示其中活性成分 Phycocyanin 及 Polysaccharides（多醣體）的含量，亦為確認品質的重要資訊。螺旋藻標準乾燥濃縮物至少含 14% 以上的 Phycocyanin。

鮫鯊烯（Squalene）

學名：

Hexamethyltetracosahexane。

功能：

提高免疫力、抗癌、外用保護皮膚細胞。適用症狀為癌症患者的輔助營養食品、外用皮膚保養。

說明：

鯊魚向來被人們稱為海洋之王，因此近代的生物學家開始探索，生活在深海中的鮫鯊為何具有如此強韌的生命力，牠們生存在 500 至 1000 公尺的海底，那裡幾乎沒有陽光、沒有氧氣、水溫冰冷（約攝氏 2 度）、壓力極大，在如此嚴酷的環境中，鮫鯊依然能保持旺盛的活力和抗病能力。鮫鯊肝臟中含有大量活性物質－鮫鯊烯，鮫鯊烯是一種類似油狀的液體，廣泛的存在動植物體內，人體皮膚中也含有此成分。鮫鯊的肝臟是自然界含鮫鯊烯濃度最高的（80% 至 90%），橄欖油中亦含有。鮫鯊烯是一種不含氧的碳氫化合物，其化學結構上並沒

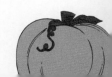

有一般油脂的脂肪酸根，故並非真正的油脂成分。

作用機轉：

- 鮫鯊烯是一個很強的抗氧化結構，可以吸收游離的氧分子，因而具有幫助動物體內細胞抵抗輻射自由基的侵害。鮫鯊烯也被運用在外用的皮膚保養作用上，可以保護皮膚抵抗紫外線自由基的侵害。
- 鮫鯊烯為膽固醇前趨物，會在動物體內轉化為膽固醇，不過，服用鮫鯊烯的動物反而出現血膽固醇下降的現象。
- 鮫鯊烯最主要的保健效果是在提高免疫力、促進動物體內的抗腫瘤反應，鮫鯊烯對於肺癌及大腸癌細胞具有明顯的抑制作用。在體液性免疫系統方面，鮫鯊烯有明顯增加血液中白血球的數量，及胸腺和脾臟組織重量的現象。在細胞性免疫系統及非特異性免疫系統方面，鮫鯊烯則被發現具有增強自然殺手細胞和吞噬細胞的活性，並且能提高動物體對惡性腫瘤因子的抵抗力。

副作用：

- 避免過量使用而造成膽固醇的累積，而對健康有所影響。
- 凡有心臟性疾病，準備受孕、孕婦、哺乳期婦女、手術後復原中者、小孩，不宜使用。
- 鮫鯊烯外用產品使用後若有過敏應立即停止使用。

注意事項：

- 鮫鯊烯抗癌的科學證據，主要還是停留在動物體試驗上，並沒有明確的人體臨床試驗結果。
- 一般保健的劑量大約每天服用 1,000 至 3,000 毫克。
- 鮫鯊烯與其它魚類功能食品的區別

鮫鯊烯	魚油	魚肝油	鯊魚軟骨
萃取自深海鮫鯊類（不是每一種魚類）之肝臟，其中含有豐富的鮫鯊烯	來自魚體抽取，主要有效成份為Ω-3不飽和脂肪酸（如 DHA、EPA）	抽提自一般魚類肝臟的油脂類，其中富含脂溶性維生素，尤其是維生素 A、D，所以是脂溶性維生素的補充來源	取自鯊魚的軟骨組織，有效成分為黏多醣類，早期的功能訴求為抗癌（抑制血管新生），但效果不明。目前轉向訴求在補充軟骨素，保護骨關節
・提高免疫力 ・輔助抑制腫瘤 ・清除自由基 ・提高血中含氧量	・降血脂肪 ・促進腦神經及視神經功能 ・抗發炎 ・抗血栓	・保護眼睛 ・補充脂溶性維生素 ・鞏固骨骼及牙齒	・補充軟骨素，保護關節

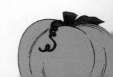

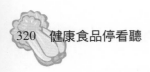

鯊魚軟骨（Shark Cartilage）

別名：

Cartilage、Spiny dogfish shark。

成分：

軟體素（Chondroitin）、多種黏多醣（Mucopolysaccari-des）。

功能：

阻斷血管新生作用、抗發炎、軟體營養素。適用症狀為退化性關節炎、癌症輔助保養。

說明：

鯊魚軟骨可以抗癌，主要是據說鯊魚不會得癌；在腫瘤形成之初，都會先有微血管生成以供給其所需要的養份，而鯊魚軟骨內可抑制新生血管的生成，阻斷提供養分滋養腫瘤細胞的說法。鯊魚軟骨素含有豐富的黏多糖（Mucopolysaccha-rids）及軟骨素（Chondroitin A、B、C），均為軟骨的重要成分。適量補充可以加速軟骨組織及關節液之修復及生成。所以能幫助關節軟骨的重建，降低關節發炎的程度，並減緩發炎腫脹之情形。

作用機轉：

· 鯊魚軟骨主要是由多種黏多醣蛋白、水分以及鈣、磷為主的礦物質灰分所組成的。軟骨素是鯊魚軟骨粉中具生理作用的主要成分之一，形成軟骨素的成分包括黏多醣及胺基酸。這些形成軟骨的黏多醣正是血管新

生的抑制劑，除了癌症以外，對於許多發炎性及自體免疫性疾病而言都伴隨有血管異常增生的情況，如風濕性關節炎、乾癬（Psotiasis）、紅斑性狼瘡等，鯊魚軟骨都可能有改善的效果。

· 具有消炎止痛，對於關節炎也具有緩解作用。

副作用：

· 對於正在生長發育中的兒童是不宜服用的，因孕婦腹中的胚胎在母體中的血管新生作用相當旺盛，因此，孕婦是絕對不可食用，哺乳中的婦女也不可服用。

· 患有心血管疾病的人，也不宜服用鯊魚軟骨粉，鯊魚軟骨粉會使血管壁內的一氧化氮（NO）濃度下降，使血管壁收縮，剛開完刀的病人，或在重大外傷的癒後者，也不適合服用鯊魚軟骨粉。

· 大量服用鯊魚軟骨，會感到噁心。

· 曾有服用鯊魚軟骨造成肝炎之案例。

· 鯊魚軟骨含有高量的鈣，可能會與 Thiazide 類利尿劑（如 Hydrochlorothiazide）產生交互作用。

注意事項：

· 根據美國國家衛生研究院進行的研究顯示，由於鯊魚軟骨的蛋白質分子太大，不容易被腸胃道吸收，即使吸收了，也會被分解破壞；此外，鯊魚的種類、軟骨的部位都有關係（品質有所差異），在加工過程也極有可能遭到破壞。

· 鯊魚軟骨無法從日常飲食獲得，只能靠鯊魚軟骨產品

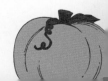

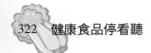

獲取。

- 要仔細檢查產品標示，只能購買 100%純鯊魚軟骨產品。

- 鯊魚軟骨產品通常是白色，如有其他顏色代表有污染，要避免購買。

- 鯊魚軟骨通常帶有令人不快的魚腥氣味和味道。

- 鯊魚軟骨產品的好壞關鍵在於魚群的來源及加工處理的手法，因為鯊魚軟骨的活性成分在不當的加工過程中，容易受到破壞，因此在生產和處理程序上必須十分小心。現有的方法是以人工或半自動手法清除魚肉，再以蛋白質分解酵素清除其殘留物，最後再以脫臭、脫色、滅菌、乾燥的程序，而得到鯊魚軟骨的產品。

- 近日多項研究發現，鯊魚軟骨並沒有抗癌功效，因為鯊魚本身也會患癌。歐洲乳癌問題大會就丹麥提出的研究報告指出，服用以鯊魚軟骨組織製成的「另類抗癌藥品」的婦女，並沒有從這種藥品中得到任何好處。

- 鯊魚軟骨抗癌是偽科學，近二十年來，市場上的魚翅交易越來越火，每年有數百萬頭鯊魚慘遭宰割。在鯊魚遭受大量捕殺的一個重要原因是人們接受了鯊魚軟骨，包括赫赫有名的「魚翅」，可以抗癌的錯誤宣傳。

- 美國癌症研究中心的研究人員，日前對前段時期曾在

一些地方出現的鯊魚軟骨粉治癌熱提出異議，認為把鯊魚軟骨粉吹噓為抗癌替代藥品言過其實；鯊魚軟骨粉並不能阻止腫瘤細胞的生長，對於治療晚期癌症亦無明顯效果。該研究中心人員在試驗中給 60 名肺癌、乳腺癌、前列腺癌、腦癌及淋巴癌晚期患者服用了鯊魚軟骨膠囊，結果，這些患者中死亡或病情加重的人數與沒有接受治療的對照組的情況相同，無一出現病情全部或部分緩解。這項研究的結果表明，對於乳腺癌、結腸癌及肺癌等疾病，採用這樣的用藥安排和用藥途徑的鯊魚軟骨療法是沒有任何抗癌作用的。

藤黃果（Brindal Berry）

學名：
Garcinia camnogia。

別名：
羅望果、Brindleberry。

成分：
Hydroxycitric acid（HCA，水合檸檬酸）。

功能：
降低體內醣類轉化為脂肪的比例。適用症狀為肥胖者。

說明：
藤黃果原產於印度，印度稱此種水果樹為 Brindleberry，果實很類似柑橘，又叫羅望果。藤黃果自古以來被當作咖哩粉的香辛料成分之一，藤黃果抽出物是由此種植物的果皮抽出，

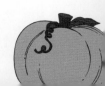

精緻萃取其有效成份 HCA（Hydroxycitric acid；水合檸檬酸），含有 10 至 30%類似檸檬酸（Citric acid）。克服「飢餓感」便成了當今決定減肥成功與否的關鍵新課題，HCA 可有效地抑制飢餓感及體內脂肪的形成。

作用機轉：

- HCA 會抑制檸檬酸循環及脂肪合成的支鍊反應中必要催化酵素「ATP-citrate lypase（ATP 檸酸分解酶）」之作用。ATP-citrate Lypase 的主要作用是在催化體內能量代謝中，由葡萄糖（糖類）轉化為脂肪酸的反應時，檸檬酸（Citrate）轉化為乙醯輔酶 A（Acetyl CoA）的中間反應。HCA 與檸檬酸（Citrate）的化學式極相似，會與檸檬酸產生競爭性的消耗 ATP-citrate lypase。

- 在醣類的代謝反應上，HCA 會提升肝醣（Glycogen）的形成。由於 HCA 的作用，熱量在體內以醣類儲存的形式提高，同時降低脂肪形成量。

- HCA 在能量代謝上所扮演的角色正好符合降低能量囤積、抑制脂肪組織形成的作用，具有降低食慾及體重的作用，配合運動及其他減肥成分如甲殼素、肉酸（L-Camitine）等複方的減肥成分服用，會比單獨服用 HCA 有更好的效果。

- 藤黃果萃取物所含 HCA 為檸檬酸類似物，能夠競爭抑制酵素 ATP-Citrate lyase 的活性，因此阻礙體內多餘的糖類轉換為脂肪的過程，經研究發現，飯後 8 至 12 小

時內，HCA 可以降低 40 至 70%的脂肪酸合成。

副作用：

- 曾有患者因服用包含藤黃果及其他植物成分之減重產品而導致橫紋肌溶解症。橫紋肌溶解症是一種伴隨肌球蛋白血症和肌球蛋白尿症的骨骼肌的破壞，當骨骼肌受損時，肌紅蛋白便會進入血流中執行貯氧功能；當它們經腎臟過濾出血流時，會分解成有毒分子，對腎臟造成損害，會併發急性腎小管壞死、急性腎衰竭。

- 目前並無對懷孕、哺乳婦女、幼童的安全性報告，因此這些人最好不要使用藤黃果。

注意事項：

- HCA 主要的健康訴求就是減肥，一般 HCA 主要使用在減肥的輔助上，每餐飯前 500 毫克的藤黃果標準萃取物，含 HCA 250 毫克，運動減肥更有效率可以在運動前 15 分鐘補充 500 毫克的藤黃果標準萃取物。

- 藤黃果的標準萃取物含 50%的 HCA。添加藤黃果汁的一般食品，其中的 HCA 濃度皆極低，可能會與預期的結果相差甚遠。

- HCA 產品要在飯前半小時前空腹服用才有效果，使用上應該特別注意。

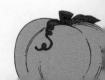

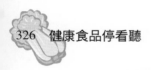

蘆薈（Aloe）

學名：
Aloe vera。

別名：
Aloe gel、Aloe juice、Aloe latex。

成分：
蘆薈素、蘆薈大黃素、蘆薈素A、多種胺基酸、不飽和脂肪酸、維生素、β-胡蘿蔔素及礦物質。

功能：
便秘、灼傷、曬傷、蚊蟲咬傷、促進傷口癒合、糖尿病、潰瘍性結腸炎、胃腸不適、胃潰瘍、強化免疫系統。

說明：
全球大約有 300 多種蘆薈，但最具有醫療價值的就是被稱為「真蘆薈」（True Aloe）的 *Aloe Vera*。蘆薈是百合科多肉植物，原產於地中海沿岸及南非洲附近。針葉型、肉厚、葉中含黏狀液是蘆薈特徵之一。Aloe 是希臘的古文，語源來自希伯來語的 Allal（苦心）之音，是由葉表中的大黃素嚐起來有苦味。自古以來，蘆薈就是眾人喜愛的一種民間藥草。

作用機轉：
- 大黃素、蘆薈大黃素、蘆薈素，具有抗菌，及使大腸緩瀉的作用，蘆薈能治便秘，還能增強腸胃功能、調節內分泌、增強免疫能力、促進細胞再生。
- 蘆薈酊是一種抗菌性很強的物質，具有直接殺菌作

用，以及能中和病原細菌所分泌毒素的作用。

- 黏多醣對胃腸道黏膜具很好的保護作用，可使胃部的胃酸分泌緩和，減輕胃酸對胃壁的刺激，刺激胃腸黏膜細胞組織的恢復力，以增加黏膜的抵抗力。

- 黏液素對於防止老化和慢性過敏症非常重要，這種特殊成分還可以調節皮膚的水分和油分，使其保持平衡，對於消除粉刺也有很好的效果。

副作用：

- 市售的蘆薈汁多非原汁，但仍不宜飲用太多，初期也應少量加水或果汁開始嘗試，再慢慢增加分量，否則一開始就飲用過多，容易引起腸胃不適或腹瀉。

- 孕婦則最好不要飲用蘆薈，否則有引起流產的危險。

- 不可以直接生食蘆薈，否則會導致腹瀉不止。

- 蘆薈錠劑、膠囊，或原汁並不適合孩童、懷孕及哺育母奶的婦女。

- 蘆薈外用時也有可能引起皮膚過敏反應，出現紅腫、刺癢和疼痛等不適。

- 蘆薈有降血糖作用，會增加 Glyburide（Glibenclamide）的降血糖作用。

- 蘆薈增加強心配糖體（Lanoxin）和抗心律不整藥（如Guinidine）的作用和毒性。

- 蘆薈與具有鉀離子出清作用的利尿劑（如 Lasix、Hydrocholrothiazide）合用具有危險性。

- 蘆薈可能會與 Hydrocoryisone（外用類固醇）產生交互

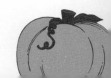

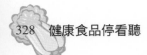

作用，加強其消腫的作用。

・蘆薈的副作用為鉀和礦物質流失，使小腸肌肉張力下降。高劑量導致血性下痢、腎損傷，甚至死亡。

・蘆薈會使尿液呈紅色。

・孕婦、授乳婦女、小孩、經期婦女、腸阻塞病人、痔瘡及腎臟有問題的病人應避免使用。蘆薈會導致流產或早產，也會增加血流量。

・蘆薈凝膠外用於皮膚，基本上安全性很高，但有極少數會引起過敏反應，而導致皮炎，應立即停用。

・對於體質虛弱或脾胃虛寒者應謹慎服用。對於吃了蘆薈鮮葉後就嘔吐，或引起劇烈腹痛和伴有腹瀉者也應禁止食用。蘆薈是一種清熱解毒峻下之藥，對強體質（即實證型）比較適宜，而對弱體質（即虛證型），效果可能就不理想。

・在瀉下的同時，往往伴有顯著腹痛和盆腔充血。

注意事項：

・內服時，必將其「葉皮」與緊黏於葉皮內面的一層「黃色膜」徹底削掉，並只留下葉肉和汁。因那層黃色的膜中所含有「大黃素」（蘆薈素）會導致嚴重腹瀉，故也有人取之作為瀉劑。

・外用時，一定要保留其葉肉，葉肉中的木質素將幫助滲透入內。

・蘆薈品種有幾百種，可直接入藥的只有十幾個品種，可食用的只有幾個品種。蘆薈味極苦，性大寒，多數

研究蘆薈的專家對蘆薈入菜均持謹慎態度。

- 外用時應注意，如果是首次使用，應先在小面積皮膚上試用，確定沒有過敏現象後再大面積使用。
- 龍舌蘭和蘆薈植物形態相似，龍舌蘭是有毒的，所以不要誤食。
- 蘆薈凝膠不可用於深部傷口。

護心酵素（Coenzyme Q10）

學名：
2,3 Dimethoxy-5 methyl-6-decaprenyl benzoquinone。

別名：
Ubiquinone、Ubidecarenone、Ubiquinol、CoQ10。

成分：
輔酵素 Q10。

功能：
提高細胞的能量、抗氧化。適用症狀為心衰竭、擴張性心肌病變、慢性疲勞症候群、癌症的癒後、帕金森氏症患者。

說明：
CoQ10 是一種輔酵素，所謂輔酵素，是指其本身並不是酵素，CoQ10 也不是一種蛋白質，但是許多酵素的生化反應及生理效應卻一定要在輔酵素的存在下才能進行。CoQ10 其實存在動物體內的每個細胞中，主要的生理作用是輔助催化粒腺體中能量體 ATP 的磷酸還原作用，讓細胞能量供應系統能夠快速恢復活化。CoQ10 卻會隨著體內組織需要作功能量的

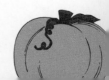

不同，也會有不一樣的濃度。

作用機轉：

- CoQ10 在心臟病方面的臨床應用上，多使用於心衰竭及擴張性心肌病變的患者，CoQ10 的心肌細胞能量活化作用，同時可以帶動心律正常化及作功率的提升，使得心肌帶氧量相對提升，這樣的作用對於因為缺血性（缺氧）心臟病所引起的心肌細胞缺損，往往具有一定程度的修補作用，同時能夠讓鬆弛無力的心肌慢慢緊縮收斂，並且減少心肌代償性的作功率。CoQ10 同時具有降血壓的作用，也是 CoQ10 對保護心臟方面很重要的一環。
- CoQ10 是一種脂溶性的物質，在人體中主要是靠脂蛋白的運載而活動於血液與細胞間，然而動脈硬化的元兇－與自由基作用的 LDL（低密度脂蛋白），當面臨自由基氧化侵略時的第一道防線就是在身邊的 CoQ10。CoQ10 的抗氧化作用是預防動脈硬化形成最直接有效的抗氧化成分。
- CoQ10 可降低 Daunorubicin 及 Doxorubicin 兩種化療藥品對心臟的毒性。

副作用：

- CoQ10 副作用為噁心、腹瀉、食慾不佳。
- CoQ10 會干擾血液的凝固作用。
- 哺乳及懷孕不宜服用 CoQ10。
- CoQ10 會增強降血壓藥品（如 Diltiazem、Metoprol-

ol、Enalapril）的作用。

· CoQ10 會降低抗凝血劑（如 Warfarin）的作用。

· CoQ10 會降低 Timolol 眼藥水（治療青光眼）的心臟
副作用，而不會降低後者的藥效。

注意事項：

· 目前臨床上效果最好且最被醫學界廣為使用的降血脂
藥品就是 HMG-CoA 還原酵素抑制劑的 Statin 類藥品，
服用 Statin 類藥品同時會使體內 CoQ10 的濃度下降，
服用 Statin 類藥品的同時應該同時補充 CoQ10，以減
少心肌功能衰退的危險副作用。

· 當維生素 B 群及維生素 C 這些營養素在體內濃度不足
時，CoQ10 的濃度就會降低。

· CoQ10 存在許多天然食物中，如動物內臟、沙丁魚及
一般肉類等，植物種子如花生、芝麻等也都含有豐富
的 CoQ10。

· CoQ10 目前在部分國家是屬於心臟科的用藥。

· 一般健康人的保健劑量，每天為 30 至 60 毫克；對於
心血管疾病的高危險群，包括高血壓患者，每天補充
劑量大約 60 至 120 毫克；與含油脂的食物同時服用或
一般用餐時服用可以提高 CoQ10 的吸收率。CoQ10 可
以明顯提高人體的能量，因此建議在白天服用。

· 臺灣將 CoQ10 列為藥品管理，就安全上的意義來說，
CoQ10 的確可以被當作食品來補充，但就保健及疾病
的改善效果方面，CoQ10 卻是可以被當作藥品來治

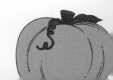

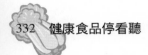

療。

· 大部分的心血管治療藥品都可以與 CoQ10 合併使用，不過中風或血栓病患常用藥品－Coumadin 類抗凝血劑可能會因為較高劑量的 CoQ10 而使其功效稍微降低。

· 體內 CoQ10 的量會受藥品的影響而下降，這些藥品如抗憂鬱劑（如三環抗憂鬱劑，Amitriptyline、Doxepin、Clomipramine、Trimipramine）、糖尿病藥品（如 Tolbutamide、Acetohexamide、Glipizide）、心血管疾病藥品（如 Clonidine、Atenolol、Propranolol）、降膽固醇藥品（如 Gemfibrozil、Lovastatin、Atorvastatin）、利尿劑（如 Chlorothiazide、Hydrochlorothiazide、Indapamide）、治療精神病藥品（如 Chlorpromazine、Thioridazine、Trifluoperazine）。

鐵（Iron）

別名：

Ferrous sulfate、Ferrous fumarate、Ferrous gluconate、Ferrous lactate。

功能：

製造血紅蛋白、增強免疫力，治療貧血。

說明：

鐵在人體中最重要的功能，是形成紅血球中的血紅素，把氧氣帶到全身，它也是許多酵素的成分，參與多種酵素反應。缺乏鐵質最直接的問題就是影響血紅素的形成，造成貧

血，使血液運送氧氣的能力下降。造成疲勞、臉色蒼白、指甲斷裂上彎，並影響對疾病的抵抗力。

作用機轉：

鐵質在人體內的功能不僅是用來製造紅血球（鐵質是紅血球中血紅素的主要成份之一）而已，它在能量供應的系統中也扮演了重要的角色。所以當缺乏鐵質時，不僅會影響紅血球的製造，使氧的供應發生不足，同時也會使人體細胞中的能量供應出現障礙。

副作用：

- 常見的副作用為腸胃不適，包括噁心、便秘、腹瀉、胃灼熱。

- 有些成年男性的鐵質可能會過量，他們因為體質的關係，對鐵質的吸收比正常人好，就有可能造成鐵質的過量累積，最後傷及肝與心臟，也有學者認為這是腦中風及心血管疾病的危險因子。此外鐵質過多也會增加自由基的產生，重症地中海型貧血也有類似的問題。

- 胃病患者吃的制酸劑，因為抑制胃酸分泌，會降低鐵質的吸收率。其他的礦物質如鈣、鋅、銅等攝取過量，對鐵質的吸收也會造成影響。降膽固醇藥（如 Cholestyramine、Colestipol）亦會降低鐵質的吸收。

- 鐵質會降低某些藥品的吸收，如 Tetracycline 四環素類抗生素（如 Tetracycline、Doxycycline、Minocycline）、Quinolone 類抗生素（如 Ciprofloxacin、Lome-

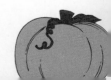

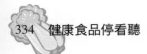

　　floxacin、Ofloxacin）、血管收縮素轉化酵素抑制劑
　　（如 Enalapril、Captopril、Lisinopril）。

・鐵質會降低某些藥品的作用或血中濃度，如 Carbidop-
　a、Levodopa（治療帕金森氏症）、Levothyroxine（治
　療甲狀腺機能不全）。

・避孕藥會降低鐵質的血中濃度。

・缺乏足夠鐵質會引致貧血、疲倦、抵抗力降低、發育
　不良等。

・消化不良、飲用過多咖啡或茶，會減低身體對鐵的吸
　收能力。

・有研究指出，攝取過多鐵與肝硬化、心臟病有關。

・缺乏鐵質而造成貧血和氧供應不足時，人們會有疲
　倦、虛弱、暈眩、呼吸急促、心跳加快或心悸、臉色
　蒼白等現象，使工作能力和運動耐力大為降低，同時
　使得人們在寒冷的環境中維持體溫的能力下降、免疫
　力降低，容易生病，而且由於到達腦部的氧不足，使
　人的思緒無法清晰敏捷和健忘。若發生在兒童時，會
　影響認知能力、注意力及學習記憶能力，發生智力不
　足和行為障礙。孕婦則容易有早產及新生兒體重不足
　的現象發生。

・由於鐵質吸收的減少，可能相對的使鉛的吸收量增
　加，造成鉛中毒的機會大增。

毒性：

一般而言，利用天然食物進行鐵質的補充時，鐵質的攝

取並不會過量而產生毒性。但是一次大量服用鐵補充劑（藥品）時（3 至 10 公克），則可能因為刺激腸胃黏膜出血、血氧過少、代謝性酸中毒、肺泡及肝臟損傷及腎功能衰竭，在 12 至 48 小時內死亡。若是長期高劑量使用鐵補充劑，或長期輸血，會使鐵質不正常的沈積於肝臟，形成血色素沈著症（Hemochromatosis），造成肝硬化。此外，最近的研究也指出因為鐵質會協助自由基（Free redical）的形成，因而促進致粥性氧化低密度脂蛋白（Atherogenic oxidized low-density li-poprotein）的形成，對於心臟血管有極不利的影響。同時，太多的鐵質可能與大腸癌的發生有關，會增加罹患心臟病、乳癌、阿茲海默氏症（老年癡呆症）的風險。

注意事項：

- 每日營養素建議攝取量（RDNA）建議成年女性每日應攝取 15 毫克的鐵質，男性只需 10 毫克，停經後的婦女建議量則降至 10 毫克，和男性一樣。青春期的男性由於肌肉的生長，鐵質的需要量比成年男性多，每日 15 毫克。

- 肝臟、豬血、紅肉、紫菜、蛋、全穀類、乾果類、綠色蔬菜中都含有豐富的鐵質，又以肝臟、豬血、紅肉等食物的吸收較好。

- 青壯年的男性鐵質缺乏的非常罕見，缺鐵的案例僅集中於 65 歲以上的老人及青少年。相對來說，女性缺鐵的比例就高多了，女性缺鐵的比例達 10.7%，是男性的五倍，又以 30~50 歲的年齡層最為嚴重，達 14.2%。女

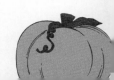

性比男性需要更多的鐵，但是她們的鐵質攝取量卻不及他們，也很少達到 RDNA 的建議量。

- 食物中或多或少都有些鐵質，鐵質豐富的食物也不少，但吸收率就差了很多。肝臟、豬血、紅肉等食物的吸收率之所以好，是因為這些食物的鐵質是以血紅素的狀態存在，一般人的吸收率可達 20%以上，缺鐵的人吸收率更高達 35%，其他的鐵質來源吸收率通常低於 10%。

- 維生素 C 及肌肉蛋白質也有助於鐵質的吸收，缺鐵、懷孕及住高山的人，對鐵質也有較好的吸收率。相對的，植物中的植酸、草酸、膳食纖維、茶與咖啡、黃豆及牛奶中的蛋白則會抑制鐵質的吸收。

- 應適量增加肝臟與瘦肉的攝取，飯後不要馬上飲用茶與咖啡。如果攝取鐵質營養補充劑，可與果汁共飲，以藉由維生素 C 幫助吸收鐵質，但不要與牛奶共食，也不要和鈣片一起吃以免影響吸收。素食者吃全穀類及綠色蔬菜時應搭配維生素 C 豐富的食物（如柑橘類水果），以增加吸收。

- 傳說菠菜及葡萄可以補鐵，其實是以訛傳訛的誤會。菠菜的鐵含量和一般綠葉蔬菜差不多，而且草酸含量很高，吸收率更差。據說當年檢測菠菜的含鐵量時擺了個烏龍，檢驗結果點錯了小數點，因此傳出了菠菜含鐵特別高的錯誤訊息。葡萄含鐵量不高，也不是理想的補鐵食物。

- 素食者鐵質吸收原則：植酸和草酸存在於蔬菜、穀類、豆類和核果類中。因此，以這些食物為主食的全素者比葷食者更容易發生缺鐵的現象。解決的方法是，將每餐飲食中的植酸攝取量降到 10 毫克以下，或同時多補充含維生素 C 的蔬菜、水果，就可以改善鐵的吸收率。

- 當人們發生貧血時，總是會想到要補充鐵質來改善貧血的問題。但是事實上，造成貧血的原因不一定是缺乏某些營養素所造成，例如失血過多（可能因為外傷、分娩、消化道潰瘍出血、寄生蟲造成）、藥品干擾維生素 B12 或葉酸的吸收、溶血性或紅血球破壞多等。

- 來自肉類、禽類及魚類的鐵質，約有 40%是血基質鐵（Heme iron），其餘是非血基質鐵（Non heme iron），血基質鐵的吸收率較高，大約是 15%，而非血基質鐵佔了食物中鐵質總量的 80%以上，它的吸收率只有 2 至 20%。非血基質鐵，若必需是在通過十二指腸及空腸前段時，成為溶解型式，才能被吸收，因此容易受到飲食中其它營養素及物質的影響，而血基質鐵則較不受影響，這是因為小腸中有特殊性血基質結合位置（Specific heme-binding sites）的緣故。

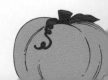

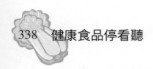

纈草（valerian）

學名：
Valeriana officinalis。

別名：
拔地麻、Indian valerian、Red valerian。

成分：
單萜類、倍半萜類揮發油、Pyridine 類生物鹼、植物皂素。

功能：
治療失眠、抗焦慮、有鎮靜止痛的特性，常用來作創傷，潰瘍，濕疹的治療。

說明：
纈草主要是取其乾燥的根部，此植物在十九世紀被應用於肌肉鬆弛、抗焦慮及安眠。睡眠是一複雜的過程，而睡眠疾病也是非常難以了解的疾患，使用之安眠藥皆有成癮之可能。

作用機轉：
在一些睡眠中心的研究證實，纈草的使用具有鎮靜的作用。其主要作用於腦內的 GABA 接受器，產生肌肉鬆弛及解除緊張不安、焦慮等作用。

副作用：
- 纈草用於治療失眠的副作用為產生宿醉（Hang-over）。
- 使用纈草時，最好不要在就寢前使用咖啡因或含咖啡

因的食物及酒類。
- 與巴比妥類藥品一起使用時具加成作用。
- 建議勿於懷孕或哺乳時期服用，或是另外服用其他鎮靜類藥品（如鎮靜劑、抗組織胺）。
- 有些人服用纈草後會產生戒斷作用。
- 有人服用纈草後會有矛盾反應（Paradoxical reaction），就是神經質、不安、焦慮等感覺，突然取代想睡及鎮定等感覺。
- 服用纈草後不可開車或操作重機械。
- 纈草會增加麻醉劑的藥效，所以手術前不可服用。

毒性：

纈草使用最好也不要超過 2 至 3 星期，否則也有可能在長期使用下對肝臟有損傷。

注意事項：

- 造成失眠的原因有許多，例如情緒、飲食、生活習慣與藥品等。
- 與褪黑激素一樣，尚無研究證實纈草確實有效，一般建議為 50 至 100 滴劑或一茶匙纈草乾草所煮出來的茶。
- 纈草可用於三歲以上的兒童，但須在醫師指示下使用，需根據年齡及體重計算用量。
- 服用纈草勿超過 3 個月。
- 除了纈草以外，會導致肝傷害的草藥有：Aristolochia（馬兜鈴）、Bajiaoloan（八角蓮）、Cascara sagrada

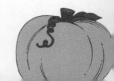

（美鼠李皮）、Celandine（博落回）、Chaparral（小櫟樹）、Germander（石蠶）、Jin Bu Huan（金不換）、Kava（卡法椒），Ma-huang（麻黃），Pennyroyal（胡薄荷），Pyrrolizidine 生物鹼、Senna、Skullcap（美黃芩）。

- 希望得到優質睡眠可以注意下面幾點建議：

  1. 切勿利用酒精幫助入睡，雖然酒精開始或許能讓您想睡，然而一旦酒精逐漸消退，睡眠也容易中斷。

  2. 睡前四到六小時內，限制咖啡因的攝取，若在晚上七點攝取任何咖啡因的飲食，到了晚間十一點仍有50%的咖啡因留在體內。

  3. 睡前限制尼古丁量，因為尼古丁為一項刺激物。

  4. 睡前避免重口味或辛辣食物，因為這些食物容易造成心痛或導致疝氣而影響睡眠。

  5. 如果因為空腹而無法入睡，建議可攝取餅乾、穀片、牛奶或優酪乳等輕食。

  6. 睡前一個半小時內盡量限制液體飲料，以免睡眠中必須起身排尿，特別是老年人；而身體大約需要一個半小時的時間處理體內多餘的水分。

  7. 養成運動的習慣可以提升睡眠品質，然而要避免睡前三小時內運動，因為如此會使身體呈現緊張狀態。有研究指出，睡前三小時至六小時以前的運動對於入睡有正面的效果。

  8. 有人認為攝取含有色胺酸的食物有助於睡眠，色氨

酸為腦部轉換血清素所需的胺基酸，而血清素為促
進睡眠的荷爾蒙，事實上，富含色胺酸的食物並無
法促使產生大量的血清素，這是由於其他胺基酸阻
斷腦部吸收色胺酸；富含醣類的食物如：麵包、穀
類、餅乾等則會促進大量血清素的產生，故建議可
吃一些餅乾或吐司當宵夜。

纖維素（Fiber）

別名：
Cellulose。
功能：
對肥胖、便秘、腸憩室症、大腸癌、高血脂症、血管硬
化等所謂西方文明病具有某些程度的防治效果。
說明：
纖維素是指植物中不能被人體消化吸收的食物成分，不
提供任何熱量或養分，纖維素補充劑的原料一定是來自植物性
的纖維，纖維素可分為水溶性纖維和非水溶性纖維兩種。水溶
性纖維有利於降低血脂濃度及血糖的控制、改善便祕問題及預
防癌症。可溶性纖維指的是果膠（蘋果、柑橘類）、植物膠
（豆類、核果和根莖類蔬菜）等，遇水膨脹，會變成凝膠狀物
質，一方面令人有飽足感，另一方面也因食物在胃內的時間變
長，醣類被吸收的速度也會因而減緩。不可溶性纖維指的是葉
菜類、五穀雜糧、燕麥、麥片或筍子等所含的纖維質，除了具
有吸收水分、軟化糞便的效果外，也可吸附消化道中的脂肪，

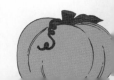

並將之排出體外，降低人體對脂肪的吸收率。含纖維素高的天然食物，首推燕麥，便祕的改善方面，補充洋車前子殼纖維（Psyllium husks）則是最有效率的。無論補充哪一種纖維素產品或天然食物，一定要同時補充足夠的水分，否則纖維素無法吸水膨脹，反而會阻塞在腸道中，惡化便祕問題。

作用機轉：
- 增加胃腸的飽食感，這類減肥藥，必須在進食之前服用，並喝下大量液體以增加腸胃的飽食感，所以用餐時就會減少食量，同時纖維素並不提供熱量，也不會被身體吸收，可以達到減重的目的。
- 水溶性膳食纖維可能經由抑制脂質吸收，或結合膽酸促進其排出體外，導致肝臟膽固醇合成膽酸速率增加，而減少肝臟膽固醇含量，或是經由膳食纖維的發酵產物短鏈脂肪酸來抑制肝中膽固醇合成等機制，來降低血液及肝中脂質含量。
- 水溶性纖維可延緩胃排空，使血糖上升較為緩慢，對糖尿病具有改善療效的作用。

副作用：
- 若攝取過量，短時間內會造成脹氣、嘔吐或腹瀉等症狀。
- 長期下來則可能會干擾部分礦物質的消化與吸收。
- 剛開始使用這類產品時，劑量宜緩慢增加，以免造成脹氣或腹瀉不止。
- 如吞嚥困難，不可使用纖維素。

- 服用纖維素後如有胸痛、吞嚥困難或呼吸困難，應立即就醫。
- 若攝取過量會導致羊屎便、大便阻塞、脹氣及影響礦物質（如鈣、鋅、鐵）吸收等副作用。
- 雖然不尋常，但是長期使用纖維素後，可能會導致過敏，甚至引起全身性過敏症（Anaphlaxis）。
- 在一項研究中，關華豆膠（Guar gum）纖維素補充品會降低血液中 Penicillin（盤尼西林，抗生素）的濃度。
- 洋車前子（Psyllium）或其他水溶性纖維會降低血液中鋰鹽（治療躁鬱症的狂躁期）的濃度。
- 洋車前子或其他水溶性纖維與降膽固醇藥品（如 Cholestyramine、Colesterol）合用，可以有效降低膽固醇，但應聽從醫師的指示使用。
- 洋車前子或其他水溶性纖維與 Carbamazepine（抗癲癇藥品）合用會降低 Carbamazepine 的吸收和藥效。
- 纖維素會降低 Digoxin（強心劑，治療鬱血性心衰竭、心源性休克、心房性心律不整）的吸收，因此不能同時服用。
- 雖然纖維素會調整血糖的濃度，但是會干擾降血糖藥品（如 Glyburide、Metformin）的吸收。
- 纖維素會降低三環抗憂鬱劑（如 Amitriptyline、Imipramine、Doxepin）的吸收和藥效。

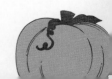

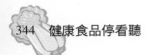

注意事項：

- 運用在減肥方面，餐前補充纖維素及足量的水分，可以縮小胃容量，同時降低食物由胃部排空的時間，延緩飢餓感的產生，同時降低血糖波動的幅度由天然食物中獲取，如蒟蒻、香蕉、燕麥、木耳、蜜棗、杏桃等，都含有很豐富的水溶性纖維素。
- 在食用劑量方面，美國癌症學會建議一般人應從每日飲食中攝取 25 至 35 公克左右的膳食纖維。
- 一般而言，纖維素會降低或延遲若干藥品的吸收，因此，如需服用其他藥品時，至少要在一個小時前使用纖維素，或服用其他藥品 4 小時後才使用纖維素。
- 對於平常攝取低纖維飲食的人，應慢慢增加纖維食物量，並且注意水分的攝取是否足夠，才能避免副作用的產生。

靈芝（Ganoderma）

學名：
Ganoderma lucidum。

別名：
靈芝草、不死仙草、瑞草、神草、Reishi。

成分：
多醣體、三萜類、微量有機元素，如有機鍺。

功能：
提高免疫力、抑制癌細胞生長、抗氧化、促進肝臟機能

的正常化。適用症狀為提高免疫力、過敏體質的改善、癌症及癒後保養、肝機能不佳。

說明：

　　兩千多年來，靈芝在中國醫學一直佔有崇高地位，且是最吉祥珍貴的調理滋補益類藥材，其價值甚至比人蔘的地位還高。《神農本草經》對靈芝的評價很高，是一種滋補強壯、扶正固本、延年益壽及鬆弛身心的珍貴藥材。靈芝共約有 200 餘種，以 *G. hucidum*（赤靈芝）為代表種。靈芝產品的原料來源可分為野生採集的方式，產量少且品質不易控制。人工養殖的方式，最常見的品種為赤靈芝，其產量有一定經濟規模，且可以有效控制生長的過程，能達到最接近天然靈芝的成份及品質，為大部分靈芝產品的原料來源。生物科技將靈芝菌種作發酵培養，以生產大量靈芝菌絲體。其成本最低，但常會缺乏一些天然靈芝中特有的成份（例如三萜類），在效果及品質上不免會有所影響。以一年生居多，生長成熟時傘片成赤褐色，為藥效成分最多時期。靈芝的藥效成分均集中在菌傘上，若傘片薄，藥效自然差。最理想的是柄短、傘大、傘肉厚的靈芝。靈芝具有調節人體免疫力，去邪扶正，固本強身之作用，其功效廣泛，具有清血、解毒、益腎、保肝、整腸、強心、調壓、強壯、抗寒、抗菌、止咳化痰、鎮痛、鎮靜、抗癌等功能。

作用機轉：

・具有養生效果的菌菇類，其活性成分主要來自能夠提升免疫力的多醣體，存在食用菌菇中的多醣體具有促進免疫 T 細胞的活性，刺激免疫系統對體內特異突變

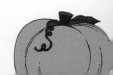

細胞（癌細胞或早期癌細胞）產生殺手及吞噬反應。

• 靈芝所含的多醣體和有機鍺則是提昇免疫力及保護細胞健康的最主要活性成分。目前靈芝在養生上的價值主要為提高免疫力而抑制癌細胞的生長及擴散，在肝機能的改善上，具有降低肝指數 GOT 及 GPT 的臨床效果，靈芝同時有改善支氣管過敏及養肺的功能。

• 靈芝等養生菌菇對於人體免疫力具有很好的提昇作用，故對於正在接受化療的癌症病患或是治療後的癒後患者，濃縮的養生菌菇萃取物，對於身體健康的復原及抑制癌細胞的復發，都具有輔助的意義。

• 對於肝機能不佳、肝指數過高及肝炎患者，補充濃縮靈芝萃取物，將有助於肝細胞機能的恢復，促進病毒性肝炎抗體的形成。靈芝多醣體由數十萬到數百萬的葡萄糖組合而成，目前已分離到的 200 多種中大部分為β-型的葡聚糖，大多存在於靈芝細胞壁內壁。不溶於高濃度的酒精中，但可在熱水中溶解。主要功能為增強人體的自然免疫力、降低氧化性傷害、對癌症有抑制及預防的效果、調整血壓、降血脂、降血糖、具有抗過敏的作用、放射線保護。

• 三萜類為二次代謝產物，是靈芝苦味的來源，靈芝含有特殊三萜類─靈芝酸（Ganodemic acid），其主要功能為抑制癌細胞增生、抑制組織胺而發揮抗過敏與抗發炎的作用、促進肝臟之新陳代謝、降血脂、降血壓。

- 小分子蛋白質可以使人體免疫進行調節，其主要功能為人體免疫調節、抗過敏。
- 有機鍺在人體內可使血液中的帶氧量增加，有促進循環及增強新陳代謝的功能。其主要功能為提高人體血液的含氧量，進而活化身體細胞的代謝功能、抗老化、止痛。

副作用：

- 常見的副作用為嘴乾、咽喉乾、流鼻血、胃部不適、暈眩，這些副作用通常是連續服用靈芝超過 3 至 6 個月後發生。
- 靈芝會增長流血時間，所以不要與抗凝集藥品同時服用。
- 靈芝有降血壓作用，與降血壓藥品同時服用會產生交互作用。
- 靈芝有增強免疫作用，與免疫抑制劑同時服用會產生交互作用。
- 靈芝與化療藥品同服會產生交互作用，因為靈芝會增強血漿中抗氧化活性。
- 孕婦或哺乳婦女最好不要服用靈芝。

注意事項：

- 目前靈芝已有較高濃度的標準萃取物，其多醣體的含量至少為 12.5％，濃縮比例為 15：1，消費者應該選購有標示活性成分（多醣體等）濃度的養生菌菇產品為首要選購原則。

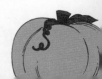

- 靈芝本是野生種，現在已由科學栽培成室內靈芝，栽培者有其好處，能控制所要的成份及所需的適當階段時期來採收。
- 靈芝種類繁多，其中不乏含有劇毒者，一般人最好不要任意摘採野生靈芝食用。

欖仁葉（Indian almond leaf）

學名：
Terminalia catappa。

別名：
枇杷樹、Tropical almond。

成分：
Punicalagin 及 punicalin（鞣質）。

功能：
預防及治療肝炎、殺死肝癌細胞、清除自由基、抗氧化。

說明：
欖仁葉是臺灣民間常用來保養肝臟、治療肝臟疾病的藥草之一，亦有製成茶包以保健食品來販售，欖仁樹目前常作為景觀植栽，在校園及公園常見其芳跡。欖仁葉並非中藥，在中藥典籍上也未見相關療效記載。每天喝 1 至 2 片的欖仁葉，可降低肝炎指數、增強肝功能，並減少體內過多的自由基。

作用機轉：
- 欖仁葉所含的有效成分，其中最主要的成分為 Punica-

lagin 及 Punicalin，此兩種成分被發現具有很強的藥理作用，包括：預防及治療肝炎、殺死肝癌細胞、清除自由基、抗氧化、用於預防及治療皮膚發炎、抗細胞突變、降血糖活性。

- 在大白鼠的實驗，欖仁葉熱水抽出物可以有效對抗各種肝毒性物質，如普拿疼（止痛藥）過量引起的肝中毒，使血清內肝功能指數 GOT 及 GPT 下降，而肝組織病理切片，肝細胞結構有顯著的改善。

副作用：

- 欖仁葉中含有單寧酸的成分，對胃壁有刺激作用，有胃炎、胃潰瘍、十二指腸病變和便祕等症狀者，都不適宜食用。
- 動物實驗發現，欖仁葉會造成血球、肝及腎臟的氧化傷害。
- 若超過 2 片的欖仁葉份量，非但不能治療肝病，還會使肝炎更加惡化，甚至死亡，不能不慎。

毒性：

動物實驗發現，欖仁葉會造成血球、肝及腎臟的氧化傷害。

注意事項：

欖仁主要是被當作一種收斂劑，之所以當作收斂劑，說穿了只不過它含有大量的「鞣質 Tannin」而已。這種物質在中藥的「五倍子」、「沒食子」中含量都很高。鞣質有三大用途，包括收斂作用（具沉澱蛋白質作用，傷口癒合）、草

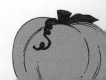

藥生物鹼中毒解毒劑（沉澱生物鹼作用）及軟化皮革作用（皮革工業用）等。在中藥草界，大多取其收斂效果以治療下痢腹瀉這些胃腸症狀，或者是疝痛等，但就是找不到有所謂「保肝」作用。這是以訛傳訛的結果，所以不要誤以為這是「從天上掉下來的免費珍品」並大吃特吃，吃多了反而有傷肝腎之虞。

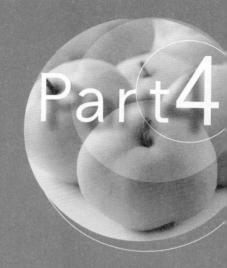

Part4

吃出營養與健康

衛生署推出「均衡飲食金字塔」，提醒大眾，成人每日
建議量為：⑴五穀根莖類三～六碗；⑵水果類二份；⑶
蔬菜類三碟；⑷蛋豆魚肉類二～四份；⑸奶類一～二
杯；⑹油脂類二～三湯匙。

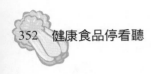

藥品消費與健康

由藥品消費結構變化趨勢，不僅可以推測出民眾用藥的趨勢，也可以得知國人的健康狀態，以及健康需求。目前國內藥品消費結構變化有以下的趨勢：

㈠非處方藥品（OTC）市場發展將加快，自購藥品的比重增力。

㈡老年疾病用藥以及婦女兒童用藥的市場發展速度加快。

㈢膽固醇控制、充血性心力衰竭、精神分裂、老年記憶衰退、肝炎、愛滋病以及多種癌症等治療領域，研究開發速度將加速。

㈣預防性藥物、保健、營養滋補藥的發展將持續升溫。

㈤經皮吸收、控制緩釋藥物製劑前景開闊。

㈥化學藥品的毒副作用已不能忽視，天然藥品將陸續出現；自我調理健康狀況的意識，促使保健型藥品增多。

㈦天然藥物發展潛力大。

而在西藥製劑的消費情形，顯示西藥製劑總消費量為八百八十億元，其中以心血管、胃腸及維他命及抗感染分居前三名，至於成長方面，以中樞神經的成長率最高，其次為心血管與抗腫瘤及免疫。

在中藥方面的需求趨勢，下列十項是未來的需求

㈠免疫功能調節劑。

㈡治療心血管系統疾病藥物。

㈢抗風濕病和類風濕病藥物。

㈣抗腫瘤藥物。

㈤抗過敏藥物。

㈥婦幼保健藥物。

㈦防治性病與愛滋病藥物。

㈧抗衰老藥物。

㈨防治肥胖和促進健美藥物。

㈩美容中藥及中藥藥膳。

　　美國政府於 1992 年發展出金字塔型的每日飲食指南，讓人一目了然，於是我國衛生署起而效法，亦於去年推出「均衡飲食金字塔」。提醒大家，成人每日建議量為：(1)五穀根莖類三～六碗；(2)水果類二份；(3)蔬菜類三碟；(4)蛋豆魚肉類二～四份；(5)奶類一～二杯；(6)油脂類二～三湯匙。

　　美國近年也提出孩童「five a day」的運動，鼓勵孩童每日應至少攝取五份以上的蔬菜、水果，東方飲食蔬菜原本吃得較多，一天十份都是十分好的。

　　近年來還風行地中海飲食，這種吃法使得地中海各國心臟疾病的罹患率甚低，其特點為：(1)除了每日多吃五穀、蔬菜、水果外，加入豆類、堅果類；(2)每日用好的橄欖油；(3)常吃乾酪、酸乳酪；(4)多吃魚類；(5)少吃紅肉。

　　為便於記憶，歸納出「二多三少」的飲食原則：(1)食物的種類要多；(2)多吃全穀類、蔬菜、水果；(3)油少一點；(4)鹽少一點；(5)糖份少一點。

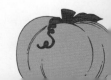

　　美國營養學者建議多食用富含不飽和脂酸食物（主要源自魚類與豆製品）與多以全穀類食物代替精製食品，要儘量避免食用精製過的碳水化合物、紅肉、動物性油脂及反式脂肪。

植物性食物

　　植物性的食物，如全穀類、豆類、蔬菜、水果類，除了供給蛋白質、脂肪、醣類、各種維生素、礦物質以外，還有各種纖維素。近年來，更發現植物有多種抗氧化劑和植物化學因子（Phytochemicals）如β胡蘿蔔素、維生素C、E，這些都是常見的抗氧化劑，可中和自由基對人體的傷害，防止老化，預防心臟病、預防癌症。

　　各種植物具有各種的植物化學因子，也能預防心臟病、癌症的發生和惡化。例如：

- 綠茶有多酚類（Polyphenols）
- 紅茶有茶黃質（Theoflavin）
- 紅酒（Resveratrol）
- 蕃茄有茄紅素（Lycopene）
- 大蒜有二丙烯硫（Diallyl sulfide）
- 黃豆有異黃鹼酮（Isoflavones）
- 十字花科蔬菜（如青花菜）有硫糖甘水解物（Dithiolthiones）、異硫氰氨（Isothiocyanates）和吲哚（Indole）。

總之，新鮮蔬果的好處甚多，唯一缺點是農藥、殺蟲劑

的殘留問題，所以有機蔬果應有全民共識，大力推廣。1996年10月份美國營養學會雜誌回顧全球228篇研究報告，總結出八類最具防癌功效的食物為生鮮蔬菜、大蒜、洋蔥、胡蘿蔔、綠葉蔬菜、十字花科蔬菜、番茄、柑桔類、豆類，值得大家參考。

飲食與防癌

　　癌症在國內二十年來一直高居十大死亡原因第一位，平均約四人便有一人將死於癌症。癌症的成因，據專家研究，約有35%是與飲食有關，30%與抽菸有關，因此只要不抽菸，飲食正確，大多數的癌症是可以預防的。

　　飲食方面常見的致癌物有五項：

　　㈠多環芳香烴（PaHs）—如香菸、高溫炒菜的油煙和有機溶劑（苯）。

　　㈡雜環胺（Heterocyclic amines）—動物蛋白燒焦物，如全熟的牛排。

　　㈢亞硝酸胺（Nitrosamines）—如香腸、火腿。

　　㈣黃麴毒素（Alfatoxin）—發霉的花生、玉米、小麥和稻米。

　　㈤三氯甲烷（Trichloromethane）—自來水添加過量的氯所產生。

　　預防癌症最重要的乃是從飲食習慣和生活型態做調整，讓癌細胞無從發生或無法增生、擴散。

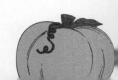

　　1997 年，美國癌症研究中心（American Institute for Cancer Research）的科學家們在分析全球 4,500 篇研究報告後，提出了十四項「飲食與防癌」的建議如下：

美國癌症研究中心 1997 年報告的十四項防癌建議

　㈠調整飲食習慣—葷少素多
　　選擇以植物性食物為主的飲食，吃多種類的蔬菜、水果、豆類和甚少加工的米麥五穀。
　㈡維持體重的恆定
　　避免體重過輕或過重，成年以後，體重的增加應不超過 5 公斤。
　㈢經常運動
　　工作性質較少活動者，宜每日 1 小時快步走或做其他類似的運動。每星期至少還有 1 小時的劇烈運動。
　㈣蔬菜水果一定要吃
　　每天至少要吃 5 份以上的各種蔬菜、水果。
　㈤多吃五穀根莖類
　　每天至少要 7 份以上的五穀根莖類和豆類食物；但精製砂糖與加工食品要少吃。
　㈥最好不要喝酒
　　如一定要喝，一天之內男性應少於 2 份，女性應少於 1 份。
　　一份約—5 盎司葡萄酒、12 盎司啤酒、1.5 盎司烈酒。

(七)少吃肉食

如要吃肉，一日的量，紅肉應少於 3 盎司。而且選用魚肉、家禽類替代紅肉。

(八)慎選油脂

少吃油膩的食物，尤其是動物性的食物；要用合宜且適量的植物油。

(九)少吃鹽

少吃醃漬的食物，也請少放鹽，可使用香料、辣椒等調味料替代。

(十)妥善儲存食物

置於室溫下過久的食物不要食用，小心發霉，會有黃麴毒素等。

(十一)保持生鮮

無論在販售處或在家中，食物均應冷藏，妥善保存。

(十二)預先防範

食品添加物、殘餘農藥等宜妥為規範，若未加規範則有危險。

(十三)小心烹煮

不吃碳烤食物：醃漬、煙燻或接觸火燄的串燒魚和肉亦少吃為宜。

(十四)補充劑

若遵照以上建議吃喝，為降低罹癌危險而言，補充劑是不需要的。

為預防癌症，須增加整體的免疫能力，均衡、正確的飲食外，適當的運動，良好的睡眠均能提昇身體的免疫力。心理方面要能常喜悅、心平氣和；靈性方面要常接近大自然，接觸宗教，亦能增強免疫力，增進健康。

中醫食療

民以食為天，中醫食療（一稱藥膳）近年來頗受歡迎。中醫食療係運用食物及中藥的性味、功能，並用以防病治病及養生保健的一門學科，以飲食來補養身體、保持健康或使病人儘快恢復健康。

西藥雖可消除很多病痛，但其多為化學合成，除維他命與補充品外，多數不具備營養價值，沒有養生保健或增強抵抗力的功效，而中醫食療使用一般的食物再加上適當與正確的中藥材等天然物，可以相當長期地服用，不僅可防病治病，還具有抗衰老、養生保健等功能。

「中醫食療」是中醫學的一部份，其在防病治病、滋補強身、抗老延年方面具有獨到之處。中醫食療利用中藥及食物的綜合作用，能供給人體所需的營養，也能調節人體機能。

根據學者的統計，從漢初至清末，有關食療的專作就有300餘部，可見自古以來國人對於飲食的價值，除了溫飽外，更重視防病強身的功效，也是中國飲食文化的一大特色，不分達官顯貴與一般平民百姓，也不分貧富貴賤，都希望能從飲食中獲得身體的健康。現今由於經濟更為富裕，物質供應充足，

經驗及資訊的累積與取得迅速，食療的方式變得多采多姿，甚至有專門的食療餐廳出現，食療成為流行的時尚，使我們的傳統文化更形璀璨。

許多的慢性疾病，需要長期的服用藥物，如能配合食療，可以縮短病程，亦能減少藥物副作用的產生，利用食療來治療疾病更具功效。食療除了能消除飢餓及治療疾病外，它最主要的目的是預防疾病，內經上講「邪之所湊，其氣必虛」，可見只要身體抵抗力好，疾病就不容易發生，而食療正是利用中藥材特有滋補保健的功效，一方面提高身體的新陳代謝率和營養價值，另一方面也調整身體的神經和內分泌系統，不但能改善體質還能增強免疫力。根據現代醫學報導，許多的中藥如人參、黃耆等，都能增強吞噬細胞的吞噬能力，所以食療確有防止疾病發生的早期功效。

食療的功效，除可以治療疾病外，對一般人而言則具有保健強身的功效，因為食療使用的中藥材幾乎都是一些滋補且平和的藥品，它能夠扶正固本，補身體氣血，調臟腑陰陽，增強體質。所以體質弱的人可以恢復健康，而體質強的人則更能發揮所長，這就是保健強身的功效。

因經濟的富裕與自由，也增加許多現代人的文明病，如高血壓、高血脂病、痛風、糖尿病、肥胖病等等，這些都和飲食脫不了關係，如果我們能夠多利用食療來調整，不但能滿足口腹之慾，另一方面還能帶來健康，所謂預防重於治療，藥補不如食補。

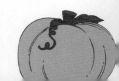

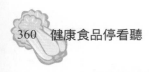

藥膳不只是加了中藥的菜餚

　　從燒酒雞到當歸鴨，從餐館到冷凍食品，社會大眾頗能接受藥膳養身的觀念。藥膳食療是中醫學的一部份，其在防病治病、滋補強身、抗老延年方面具有獨到之處。藥膳食療利用中藥及食物的綜合作用，能供給人體所需的營養，也能調節人體機能。製作藥膳首要考慮中藥材及食材的選擇，唯有正確使用藥材，及新鮮的食物，並使二者得以適當的配合，才能作出一道好的菜餚。但是藥膳並不只是一種加了中藥去烹煮的菜餚，藥膳食療不同於一般中藥方劑及普通飲食，它是一種具有藥物功效及美味的特殊食品，具有以下三個特色：

　　㈠藥膳食療具有中醫中藥的理論基礎：中醫治病的一大特點，就是特別著重飲食的重要。身體器官若得不到所需的營養，就會變得虛弱，無精打采，無法正常運作，身體機能因而出現故障。中醫用藥著重藥物的五味四氣、歸經及升降浮沉，藥膳食療也應該遵循這些原則，不可胡亂使用。

　　㈡藥膳食療是一種特殊的食品：中醫食療是由藥物、食物及調味料組合而成，它是取藥物之性、食物之味，食借藥力、藥助食威，二者相輔相成、相得益彰。

　　㈢藥膳療具有治病、強身、抗老的作用：中醫食療除了防病治病之外，也多用於中醫扶正固本之用，藉由所用的食物和藥物，滋養強壯身體、補氣血陰陽、增強正氣，治療體虛。常用的中藥有枸杞子、人參、當歸、大棗、山藥等。

　　藥膳食療應該依據個人身體的需要來進行，如果食用的

藥膳不適當，對健康也會產生傷害，下面幾點可供參考：

㈠依據個人的體質，選擇性質相投的食物。

㈡適時、適量、適所，不能因為對身體有幫助，而不知節制。

㈢要經過辯證診斷，使用適合自己體質的藥材。

㈣同一時期，不要服用太多種類的食療，以防藥和藥之間的互相作用，如果正在服用西藥，要留意中、西藥間的交互作用。

㈤採用食療時除了要配合個人的體質外，亦應該注意季節和環境的不同。

㈥關於生冷的食物、茶、咖啡、酒等刺激物，在食療期間應當避免食用，如欲食用應和食療相間隔 2 小時為宜。

㈦兒童食用藥膳，中藥材的用量約為成人的一半。

用對藥材

西藥雖可消除很多病痛，但是多屬化學合成的簡單成分，除維他命與營養補充劑外，多數不具備營養價值，沒有養生保健或增強抵抗力的功效，藥膳食療使用一般的食物再加上適當與正確的中藥材等天然物，可以較長期地服用，不僅可防病、治病，還具有抗衰老、養生保健等功能。中藥材是使藥膳食療可以發揮功能的最重要材料，因此掌握中藥的品質就非常重要。

・道地藥材是貨真質優的中藥材

傳統上藥材使用「道地藥材」，道地藥材是指具有特

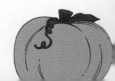

定產地，貨真質優的中藥材，不僅含有歷史學概念，同時也含有品質概念及地理學含意，例如川黃連、淮山藥。

- 藥材鑑別方法

中藥藥材所使用的鑑別方法，主要是經驗（性狀）鑑別。是利用人的「眼看」、「口嚐」、「鼻聞」及「手摸」，對中藥飲片的形狀、大小、表面、切面（斷面）的色澤、質地、氣味等特徵，觀察分析，而判別藥材的質量優劣及真偽。

- 莫誤用中藥藥材

中藥品種繁多，產地廣闊，地區用藥名稱及使用習慣不盡相同，類用品、代用品和民間用藥不斷出現，致使中藥材的同名異物，品種混亂的現象普遍存在，直接影響到藥材的品質與療效。臺灣市售中藥材也有誤用、混用的情形。以何首烏為例：何首烏是一種常用的中藥，在藥膳中也常使用，但是在草藥店及山產行所販售的何首烏大都不是真正的何首烏，而是看起來很像的東西，還好一般中藥房沒有用錯的情形。

此外有所謂的草藥（或稱作民間藥），民間藥通常只用一味藥材，使用方法非常單純，一種症狀或疾病，就用一種藥材來處理。而中藥很少使用單味藥材，絕大部份需中醫師四診辨證論治，使用非常嚴謹。草藥尚未成為正統的藥物，成分與藥理作用還未完全清楚，如果拿來當藥膳，記得不要長期服用。

中藥藥材的鑑別方法，除了經驗鑑別法外，有時要用儀

器分析的方法來做鑑別，所以這些工作不是很容易，也不是一般人可以輕易做的，所以要選擇口碑好的中藥店購買中藥，選擇地道的藥材來購買，或者找中醫師、藥師幫忙，也不要在觀光區、路邊、山上等地方購買，才不會上當。

善用食材

藥膳食療係運用食物及中藥的性味、功能，並用以防病治病及養生保健的一門學問，以飲食來補養身體、保持健康或使病人儘快恢復健康。一般而言，食物的份量約佔一份藥膳食療的 60～80%，食材的好壞關係到中醫食療的品質甚鉅。藥膳食療除了具備色、香、味之外，也應留意維生素、礦物質、熱量及纖維素等的攝取，才可得到均衡的飲食。從食材的選擇、烹煮而至食用等階段，如果能妥善運用，必可使藥膳食療的功效加分。

飲食生活的原則

選擇食物的原則	・盡量選擇新鮮的食物
	・盡量生吃食物
	・盡量選擇刺激性少的食物
	・盡量選擇離居住地點近的食物
	・盡量選擇幼嫩的食物
	・盡量選擇組織細密的食物
	・盡量選擇接近天然的食物

（續）

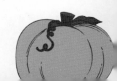

烹煮的原則	・不要失去天然的味道 ・味、香、色、形、器等五味兼具 ・適合消化與排泄的烹煮方法
飲食的原則	・不要餓得太久，吃得太多 ・要細嚼慢嚥

在選擇食材及處理方面宜注意以下各點。

・選擇含纖維素較多的食材。
・避免發霉的食物。
・盡量避免鹽醃、煙燻、碳烤及加硝製作的食物（如香腸、火腿）。
・考慮均衡飲食，避免長時間過分食用某一類的營養素。
・肉類盡量除去脂肪及皮等部分，或選用脂肪較少的部位，。
・避免選用含有不明食品添加物之食材。
・選用天然、少加工的食材。
・食材應徹底清洗乾淨，尤其是貝殼類、海藻類。
・豆製品常添加防腐劑及漂白劑，應選用不含上述添加劑者。
・肉類食品應冷藏或冷凍，妥善保存。
・避免使用動物性油脂。
・包裝食品留意其使用期限。

藥膳食療雖然與日常飲食不同，也不是天天使用的飲

食，但是，仍然要注意各項營養素的攝取與分配。均衡飲食應該注意以下各點：

- 每日均衡攝取六大類食物。
- 每日合理分配營養素：糖類 63%、蛋白質 12%、脂肪 25%。
- 膽固醇每日 400 毫克以下。
- 油每日 45 公克以下。
- 鹽每日 5 公克以下。
- 膳食纖維每日 30 公克左右。
- 鈣質每日 1000 毫克。
- 維持理想體重。
- 每日選擇三十種以上不同的食物。
- 限制酒精及咖啡因的攝取。
- 攝取足夠五穀根莖類。

烹調得當

藥膳食療選好中藥材與食材後，烹調方式的好壞，就關係著菜餚的美味與健康了。基本烹煮的方式很多，如煎、炒、炸、爆、燒、燴、蒸、泡、川、燻、煮、燜、燉、烤、焗、滷、羹等，考察歷代藥膳食療之食譜發現，各種烹煮方法中以燉、煮、蒸之比例最高，炒、羹、燒次之，而以湯、酒、粥、茶等方式製作之藥膳食療也佔有相當的比例。

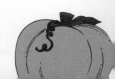

藥膳食療烹煮方式之特色

烹煮的方式	特色
燉、煮、蒸	以水作媒介，作成的藥膳食療容易消化
炸、煎	以油作媒介，作成的藥膳食療則相對的難以消化吸收
湯、酒、粥、茶	製作方便，易消化吸收，方式與傳統中藥方劑相似

炸、炒等均用旺火，菜餚特點為嫩、脆、酥。燒、燜、燉等均先用大火後用小火烹製，這種方式必須先用大火把材料燒至半熟，使材料上色後再用小火煮熟。蒸等烹調方式所採用的火力，應根據材料而定，一般質嫩易碎者宜用小火，質老而又體大者則用大火。煎係以少量油作為傳熱的方式，其菜餚特點為外香酥、裡軟嫩，具有沉厚的油香味，宜用溫火。

注意掌握油溫，材料過油是菜餚在烹飪前一項重要的準備工作，也是製作過程中常用的方式，一道菜餚的好、壞與過油關係非常大，加熱時間掌握不好，那麼菜餚品質就不好。

在烹調方面宜注意以下各點，以製作一份色、香、味俱全，又合乎營養觀念的菜餚。

㈠勾芡可使菜餚裡的湯汁（藥汁）具有稠度，增加湯汁（藥汁）對食材的附著力。

㈡不要過度使用油脂。

㈢盡量避免油炸。

㈣油炸時避免高溫。

㈤油炸油避免多次反覆使用。

㈥烹煮時糖、鹽及酒勿過度使用。

㈦餐具碗盤的清洗，使用黃豆粉等，避免使用化學清潔劑。

有些中藥要經過較長時間的煎煮，因此，除了葉類、含揮發油多的藥材，不宜長時間燉煮外，可事先將藥材熬煮成藥液後再使用，這是藥膳食療的一個特色，就是把藥液當作高湯來使用，再者如果藥液使用的量不大，作成藥液儲存再應用，可以省時省事。

藥食同源食物也是藥品

自古以來國人對於飲食的價值，除了溫飽外，更重視防病強身的功效，也是中國飲食文化的一大特色，不分達官顯貴與一般平民百姓，也不分貧富貴賤，都希望能從飲食中獲得身體的健康。《黃帝內經》所說的：「不治已病治未病」，是「預防醫學」的根本思想，即是以飲食保健、預防發病，著重無病養生的道理。就如同現在流行的「功能性食品」、「保健食品」。

「藥食同源」的觀念，強調食物是屬於廣義的藥品。中醫認為食物也具有四性（寒、熱、溫、涼）、五味（酸、苦、甘、辛、鹹）等特性。食物亦有等四性，有些食物的性質不偏寒也不偏熱，稱為平性食物。在調配膳食時應使食物與疾病性質相適應，能使臟腑之氣調和生成津液維持其生命力。

在辨證配膳時應遵照：寒者熱之，熱者寒之；虛則補

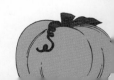

之，實則瀉之的原則，根據不同體質給予相應的飲食。五臟疾病應當注意宜忌，有所謂的「病在心，忌溫食；病在脾，忌飽食；病在肺，忌寒食；病在腎，忌熱食」。「肝色青，宜食甘；心色赤，宜食酸；脾色黃，宜食鹹；肺色白，宜食苦；腎色黑，宜食辛」，稱為「五宜」。

食物與四性的關係

四性	作用	適用體質	食物
寒涼食物	清熱	體質偏熱、熱證病人	螃蟹、蛤蚌、鴨、冬瓜、竹筍、菠菜、海帶、絲瓜、香菇、柿子、橘子、西瓜、椰子、豆腐
熱溫食物	溫陽散寒	體質偏寒、寒證病人	羊肉、鱔魚、蝦、糯米、紅豆、薑、蒜、辣椒、榴槤、山楂、荔枝、龍眼、咖啡、麻油、
平性食物	不偏寒熱	熱證、寒證	豬、牛、羊、鵝、海參、烏賊、鯉魚、粳米、玉米、黑豆、空心菜、馬鈴薯、紅蘿蔔、芋頭、蓮子、葡萄、柳丁、枇杷、蘋果、甘蔗、楊桃

食物與五味的關係

五味	作用	適用體質	食物
酸味	收斂、固澀	慢性泄瀉、頻尿、盜汗	烏梅、山楂、檸檬、芝麻
苦味	清熱、利水	熱證、濕證	羊肉、苦瓜、百合、白果
甘味	滋補強身、調和脾胃	體虛、虛證病人	魚、蛋、五穀、水果
辛味	發散、行氣血	寒性體質、受寒引起之感冒	雞、生薑、大蒜、蔥
鹹味	滋陰、補血	虛勞咳嗽、慢性胃炎	豬、黃豆芽、栗子

中藥與免疫

　　近代醫學認為機體免疫穩定功能發生失調，將造成生理功能的紊亂，引起過高或過低的免疫反應，導致各種病理損害，發生自身免疫性疾病。中草藥之補氣、補血、補陽、補陰等某些藥材，對低下的免疫反應有促進作用，能提高免疫系統的功能，增強免疫力，達到治癒免疫性疾病的目的。

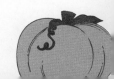

補氣藥	黃耆、人參、雲芝、菌類、白朮、茯苓
補血藥	當歸、雞血藤、阿膠、熟地黃、白芍
補陽藥	淫羊藿、菟絲子、肉蓯蓉、肉桂、巴戟天、鎖陽、補骨脂
補陰藥	枸杞子、山茱萸、五味子、女貞子、黃精

　　中醫免疫學說認為肺、脾、腎對免疫系統都在發揮調節作用，但腎是主導作用的，其次是脾、肺。肺、脾、腎三臟，無論何臟虛弱，其免疫學指標都比正常為低，此顯示肺、脾、腎與機體免疫功能確實有密切相關。三臟之虛，其影響免疫功能的程度是腎＞脾＞肺，此現象發生不管在細胞免疫、體液免疫，還是非特異性免疫上全是一致的。

　　中草藥免疫有效成分主要有多醣、生物鹼、皂甘、有機酸及揮發性成分物質。多醣類是許多中草藥的免疫活性物質，如黨參多醣、黃耆多醣、茯苓多醣、豬苓多醣、枸杞多醣、淫羊藿多醣、刺五加多醣及甘草多醣等等。在皂甘類化合物中被研究得較多的有人參皂甘、黃耆皂甘、黨參皂甘，此類中藥均能強化網狀內皮系統的吞噬功能，並能促進抗體生成、促進抗原抗體反應和淋巴細胞轉化。又如苦豆根含有生物鹼成分苦參鹼，能增強體液及細胞免疫功能，低濃度的氧化苦參鹼即能加強小鼠的 T、B 細胞的增殖。

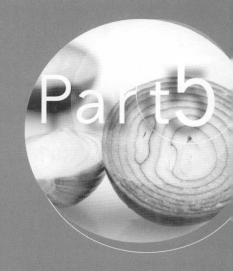

Part5

健康補給站

民眾必須謹記「藥即是毒」，小心使用，最重要的觀念
是不要長期大劑量的單獨服用某一植物，以免造成累積
性中毒。

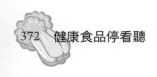

出國旅遊別當白老鼠

　　國人出國旅遊，不論個人或團體，當地的司機和導遊都
會精心的安排遊客參觀當地的土產店、大賣場，而國人也喜歡
血拼一番，購買富有地方特色的紀念品，當然也包括一些食品
和藥品，所以國人出國就有「上車睡覺，下車尿尿，進店買
藥」的說法。

　　到過馬來西亞旅遊的人，導遊都會介紹一種叫做「東格
阿里」（Tongkat Ali）的植物，東格阿里又名「一條龍」，原
產於婆羅州熱帶地區，使用其樹根部份，味道甘苦，馬來人稱
呼它為「馬來西亞人參」（Malaysian Ginseng）。宣稱是人體
腎臟的良藥，具有清腎及補腎的功效，同時也是男人顯示雄風
的壯陽物，非常受到馬來西亞人的重視，長期服用可治療高血
壓、糖尿病及尿酸等。

　　東格阿里是苦木科植物，學名為 Eurycoma longifolia，此
植物和我們熟知的人參毫無關聯，東格阿里除了馬來西亞，尚
可見於印尼、越南、柬埔寨、泰國等東南亞雨林。老鼠實驗顯
示具有促進雄性激素作用，但是並無人體試驗的報告，使用時
應該要小心：通常一天不要超過 1 公克，不要連續服用超過 1
個月；目前沒有嚴重副作用的報導，但是其雄性激素作用可能
會導致前列腺肥大，值得注意的是有很多服用者報告有失眠的
情形。

　　讀者還記得民國 83 年被推廣成「具有神奇減肥效果」的

健康食品－減肥菜嗎？減肥菜又稱為「守宮木」、「越南菜」，為大戟科植物，學名為 Sauropus androgynus，人們將它拿來治療肥胖、高血壓、痛風及婦科疾病。直到 84 年 6 月至 8 月間，全省各地突然出現多起疑似因食用減肥菜而中毒的報告。受害者大多為年輕肥胖的女性，因呼吸困難而求醫，阻塞性肺部病變是中毒者出現的主要癥候。

無獨有偶，減肥菜在馬來西亞等地已經有多年的使用歷史，卻未曾有過類似的中毒報告，而在臺灣卻引起許多中毒的事件。事後推測其原因可能是個人代謝因素、誤食有毒亞種、劑量過高以及減肥菜的未知有毒成分所致。

東格阿里含有生物鹼、皂素等成分，具有抗腫瘤、抗病毒、解熱、抗發炎等藥理作用，並具有細胞毒性，所以長期使用恐有不良反應，目前雖無毒副作用之正式報告，但是在一切尚未明瞭之前，還是不要拿自己當白老鼠吧！

吃素健康嗎？

吃素會比較健康嗎？依據專家的研究指出素食者確實比葷食者有較低的罹患心血管疾病之風險。然而在罹患癌症之風險研究上卻無顯著的影響。

在臺灣有關素食的定義實在很廣，最常見依宗教信仰分則有佛教全日素食、初一、十五全日素食、還有吃早齋的，就是早上十點以前不吃葷食，另外隨緣齋則指在餐桌上，不夾動物性食物吃，只吃在同一盤菜中肉邊的青菜。出發點為不殺生

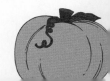

的觀點。基督復臨安息日會的蛋奶素則提倡永續經營以環保的觀點為宗旨。

由於美國癌症研究所所出版的書中提出預防癌症首先應正視飲食，因癌症死亡的 35%可能與飲食相關，目前很多人士是為了健康的緣故吃素食，他們認為飲食中有夠多的蔬菜水果等植物性食物，可以減肥、降低膽固醇、血脂肪。尤其飲食中含有高含量的維生素、礦物質、光化合物及膳食纖維，能避免或者降低罹患癌症之風險。

然而有些素食，卻有太多的加工破壞了原本的原料素材，比如說植物油含有很多的不飽和脂肪酸卻因為高溫油炸而破壞，甚至產生有毒的過氧化物、大分子的聚合物，卻是可能成為致癌物質。此外，有些素食強調造型、風味像動物性食品，以致加了許多化合物等加工原料，如色素、香料及防腐劑，也有可能成為致癌物質。所以吃入什麼東西遠比避免吃什麼食物重要。

而且長期吃素食也有可能會造成缺乏蛋白質、鈣質、鐵質、鋅、維生素 B_2 及維生素 B_{12}的風險。主要因為飲食中欠缺動物性食物，而動物性食物普遍含有蛋白質、鈣質、鐵質、鋅、維生素 B_2、維生素 B_{12}、維生素 D 及菸鹼酸。尤其是純素食易造成維生素B_{12}缺乏而產生不可逆的神經細胞損壞。因此，嬰兒、兒童、青春期、孕婦、哺乳婦、老年人及貧血者應避免吃純素食。

純素食者應如何取代動物性食物中之營養素呢？

・蛋白質：增加豆類、豆莢、豆製品及種子核果類的攝

取並與穀類一起攝食達成蛋白質互補效應，以提高蛋白質品質。

- 鈣質：增加豆類、豆莢、豆製品、十字花科青菜及種子核果類的攝取或全穀類及果汁飲料。
- 維生素 D：增加全穀類及豆漿飲料。常曬太陽，早上10 點前，午後 3 點以後的陽光較溫和。
- 鐵質：增加深綠葉蔬菜、水果乾、豆類、豆莢、豆製品、十字花科青菜及種子核果類的攝取或全穀類及果汁飲料。蕃茄、草莓、青椒及帶皮之馬鈴薯。同時攝取柑桔類水果含有多量維生素 C 有利鐵質之吸收。
- 鋅：增加全穀類、豆製品、豆莢類及種子核果類的攝取。尤其是麩皮、胚芽。
- 維生素 B_{12}：增加豆類、豆莢、豆製品、全整穀類及種子核果類的攝取。

真珠粉價昂留意假貨

中國歷代美女如楊貴妃、武則天、慈禧太后，個個都是真珠粉的愛用者。《本草綱目》中記載，真珠具有「治目潤肌皮」、「安魂魄、定驚悸」、「塗面像顏色」、「解痘瘡毒」、「治煩熱」等功效。

真珠和俗稱海瓜子中的花蛤及文蛤一樣，另含有一種極特殊的叫做牛磺酸的胺基酸。牛磺酸在人體中不是用來組成蛋白質，而是直接以胺基酸的角色發揮作用。它能促進兒童腦細

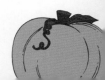

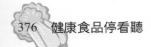

胞的分化、發育，對改善腦功能、抑制或治療老年性癡呆有重要作用；它也可以促進血液循環，對健康幫助很大。在醫學上，牛磺酸具鎮靜安神功能，可用來調節中樞神經系統，增強心肌收縮力，防治心臟功能衰竭，治療心血管疾病。

對於微量元素的攝取，人體需要量不多，只是，種類必須齊全。只可惜，現代人口味挑剔，飲食習慣不佳，容易造成微量元素的攝取不足，真珠粉蘊含的微量元素種類齊全，所以，真珠粉可補充人體內微量元素的不足。

所有天然中藥材皆須經過炮製處理，方能成為處方中的「中藥飲片」，讓病人煎煮服用。倘若炮製技術不當，良藥也可能變成劣藥。真珠泡製的主要目的，是要除去當中的重金屬和雜質，並使其粉末達到適當的細微程度。

將真珠粉與其他中藥材混合製成成藥的，仍以大陸最多。在臺灣，除五寶散這項成藥外，真珠粉大多只是中藥房中的一味藥材。令人較擔心的是，那些直接在藥房中乾磨成粉的真珠粉，其細度是否足夠？是否有能力去除粉末中的重金屬和雜質？

據報載曾因服用未泡製的真珠粉危害健康，不可不慎，「研如粉方堪用，不細則傷人臟腑」。真珠是名貴藥材之一，來源有限，所以亦見人工偽造。如果以貝殼磨粉，實在很難加以鑑定。

喝酒與健康

紅葡萄酒，含有高量的多酚類化合物如單寧、花青素、白黎蘆醇等機能性成分，具有抗氧化、抗突變、螯合金屬離子、清除自由基、提高血中高密度脂蛋白及降低血中低密度脂蛋白濃度等效果，最有益於人體健康。然而，也有文獻指出，酒的種類對人體健康的效果並無顯著差異，酒的攝取量才是影響人體健康的最大因素。

適量的喝酒可使大腦中抑制的功能減低，而達到身心放鬆的效果，但是飲酒過量時，則會使辨別力、記憶力、集中力及理解力減弱甚至消失，造成了大家常見的酒後失禮、失態以及對身心的傷害。

研究顯示，每天喝酒 1～3 杯（以純酒精攝取量計算，約為每天 10～30 公克），對於人體的健康是有幫助的。如果以不喝酒者可能罹患心血管疾病、腦中風、動脈硬化、高血壓、上呼吸道感染等疾病的機率為 1.0 的話，每天喝酒 2～3 杯的其機率可降至 0.6 左右。但是，如果每天喝酒超過 4 杯（純酒精攝取量超過 40 公克），其罹患心血管等疾病的機率則明顯地大幅增加。

日常要如何喝酒才不會危害身體健康呢？在臺灣菸酒公司網站上有飲酒十誡：

· 宜淺酌慢飲，不可喝急酒；

· 宜佐下酒菜，不可空腹喝酒；

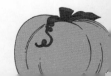

- 宜讓肝臟有休息時間，不可持續過量喝酒；
- 心情不好，身體疲倦時，宜避免喝酒；
- 喝烈酒，宜先稀釋或添加冰塊；
- 自己想喝才喝，不宜意氣用事，勉強乾杯；
- 自己想喝就喝，不宜勉強他人喝酒；
- 午夜過後，不宜再喝酒，以免宿醉難受；
- 服用西藥，不可馬上喝酒；
- 意猶未盡想續杯時，表示將醉矣！須馬上停止。

據此，下回舉杯時請記得配合上述飲酒十誡及飲酒限量法則，那麼將可享受香醇美酒而不致危害身體。

擅自以毒攻毒恐會惹禍上身

報載宜蘭有人專門開墾毒草田，除了用來研發新藥，同時也拿來做菜，聲稱是有益健康的佳餚。一般民眾常認為只要運用得當，毒草也能變成珍貴的中藥草，有些還能用來抗癌。「以毒攻毒」的觀念深植人心，然而藥品和毒品有時很難區分，例如蛇毒和砒霜在極少量的情況下是藥品，但稍過量立即成害人的毒品。同樣的，有毒植物和藥用植物也很難區分，部分有毒植物也是藥用植物，有些有毒植物還是庭園常見的觀賞植物，而在山野自生的有毒植物也是非常的多。

近年來興起一股自然的風潮，許多民眾即因不當使用或誤用有毒植物而使中毒案例日漸增多，例如民國 83 年，臺大員工因誤認雷公藤為金銀花，服用後導致心因性休克而死亡。

另有人因臉上長滿青春痘，某日看到報紙報導八角蓮有解毒的效用，逕自到中藥店購買，煎煮服用，造成四肢癱瘓、肌肉萎縮的永久性殘疾。

　　坊間傳出紅豆杉切片泡茶有抗癌健身功效的說法，其實市面上的紅豆杉大都是以木材染色混充的假貨，再者，醫療上係使用紅豆杉萃取的成分——紫杉醇抗肺癌及乳癌，紫杉醇具有很強的細胞毒性，不宜自行服用，拿自己的生命開玩笑。

　　植物的成分通常種類繁多，可用來治病，也可使人中毒甚至死亡，是一刀的兩面。其實「有毒植物」並不是植物學上的專有名詞，它只是廣泛的指出對人類或家禽、家畜等會造成種種傷害的植物。經由經驗的累積，有些植物會慢慢具有保健或醫療用途，但是，只有在科學化嚴謹的研究下，這些藥用植物的成分，才能成為藥品。

　　民眾必須謹記「藥即是毒」，小心使用，最重要的觀念是不要長期大劑量的單獨服用某一植物，以免造成累積性中毒；同時也不可隨意摘取不明或認識不足的植物或藥草來服用。因此在使用各種藥用植物來治病救人時，一定要經由醫師或有經驗者的指示，絕對不可以自己去採來後便隨意服用。

　　若是不幸發生中毒，應儘速就醫，並將所使用的植物送到學術機構鑑定基原，查明中毒原因方便救治，以免造成器官永久性的傷害。

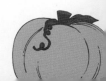

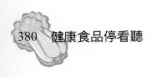

Q & A

Q：

市面上有許多標有「食品」字樣，但外觀卻與傳統藥品一模一樣的錠狀、膠囊狀產品，對一般消費者來說，有時候實在很難分清楚那些是食品？那些是藥品？民眾應如何才分得清楚呢？

A：

這類錠狀、膠囊狀食品，從產品本質來說，所用的原料是食品原料，只不過為更方便消費者食用，外型做成類似藥品的「錠狀」、「膠囊狀」而已，例如大蒜精、魚油等，為避免食用時，消費者難以忍受其味道，所以膠囊包覆。針對這類產品，法令規定必須在包裝上明顯標示「食品」字樣，以免誤導消費者，錯認其為藥品。

Q：

這類錠狀、膠囊狀食品是否跟藥品一樣具有療效呢？

A：

食品主要是提供人體所需得營養及熱量，不是用來治病的，因此，食品不論其形態如何，均不具有療效，而且都不可

以宣稱（標示、廣告）具有療效，一旦宣稱療效，均屬違法的行為。

Q：

市面上我們常看見這類錠狀、膠囊狀食品跟藥品一樣都標有衛署字號，是否表示都有經過衛生署的審查或檢驗呢？

A：

一般國產食品，不須有食品字號，只要合格業者使用合法之食品原料，即可自行上市販售。惟業者應自主管理，產品之衛生、安全、標示及廣告等應符合食品衛生相關法規規定。

目前市售食品之食品字號（衛署食字之公文字號）有兩類：

- 本產品經衛署食字第○○○○○○○○○○號函查驗登記認定為食品；
- 本產品經衛署食字第○○○○○○○○○○號函配方審查認定為食品；

其中第一類係屬進口膠囊狀、錠狀食品，因該類產品型態與藥品劑型相同，為避免藥品混淆為食品進口，因此規定該類食品須向衛生署申請查驗登記，經認定為食品而非藥品，取得許可文件後，業者憑此許可文件向海關申請以食品名義進口，而非藥品。

第二類係國內業者為瞭解其擬產製產品所使用之原料，是否得供為食品，向衛生署函詢其管理，衛生署即針對其提供

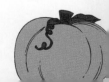

之產品配方進行審查服務，以防止安全不明的原料做為食品。

　　以上兩類字號均係衛生署針對產品組成認定為食品管理而非藥品管理，僅是對產品屬性之認定，並不認定產品具有特殊功效或醫藥效能。

　　Q：

　　是否標有「衛署食字號」的「錠狀、膠囊狀」食品就沒有問題呢？

　　A：

　　基本上，食品本來就不需要標示所謂的「衛署食字號」。標有「衛署食字號」的食品也僅是衛生署對該產品認定屬食品管理而不屬藥品管理，也不代表經過實驗室檢驗合格。

　　Q：

　　國外當成食品的產品是否國內也是食品呢？

　　A：

　　不一定，因為各國國情及管理制度不同，而有不同的考量。從安全上來判斷是否屬於食品。依產品的安全性來看，可分為⑴完全禁止；⑵攝取量的限制；⑶雙軌制。

　　⑴「完全禁止」是說只要產品的成分中有一項成分是列屬藥品管理或是安全性不明及非法定收載的食品添加物，就不得做為食品。例如：褪黑激素（melatonin）、銀杏葉等在我國列為藥品管理，所以不得以食品販賣。

(2)「攝取量的限制」是說產品中的某一項成分每日的食用含量在某一定值以下就可以當做食品。比方說大豆異黃酮（soy isoflavones）每日食用量在 50 毫克以下的產品就可以為食品。

(3)「雙軌制」是說該產品可當成藥品也可做為食品。這類產品只要不宣稱療效就可以當食品，例如：乳酸菌及黑棗、菊花、百合等。

奈米食品安全嗎？

奈米科技已成為世界科技的潮流與新經濟的希望，世界各國無不競相投入大筆研究經費。奈米科技應用在食品和食品加工上，2010 年時全球奈米食品市場預期會達到 2,400 萬美元，會有超過 135 項的奈米技術應用在食品工業上，全球超過 200 家的公司，致力於研究奈米技術及發展和食品的相關產品。

1 奈米（nanometer, nm）是 10-9 米，一般人很難了解奈米的尺寸，以頭髮為例，其直徑的千分之一約為 10 奈米，人體中的蛋白質大約在 1 至 20 奈米之間，蓮的出污泥而不染，就是一個大自然中奈米科技的典型例子。

奈米尺寸物質的性質介於原子、分子的量子效應與一般宏觀物質之間，所以，常會產生新的特性與現象。

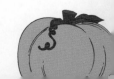

保健（健康）食品是目前食品市場的重要趨勢之一，但是，許多活性成分萃取不易、溶解性低，在人體內的吸收也不甚理想。

食品奈米技術包含微結構修飾或奈米設備應用技術，而奈米食品，是指在生產、加工或包裝過程採用食品奈米技術的食品。一般認為，應用食品奈米技術可以發展綠色環保的新產品與製程，特別是在農產廢棄物的加值利用與機能性成分的提取應用方面，生產具有提高營養、增強體質、防止疾病、恢復健康、調節免疫、延緩衰老等保健產品。

由於奈米結構材料具有非常高的比表面積，分布於材料表面具較高表面能的原子比率，會隨著物質粒子粒徑的縮小而大幅增加，因而使奈米食品材料的吸收率提高，有助於嬰兒、老人或消化系統不良者攝取必需的營養。

如果利用奈米技術進一步把生物活性成分包覆在奈米粒子中，成為奈米微粒或奈米膠囊，可以增加生物活性成分的穩定性、吸收率與目標導向釋放等功能，將可應用於中草藥與保健食品上。

但是，對於奈米尺寸材料，特別要注意其由於尺寸效應所造成安全劑量、暴露途徑、輸送方式與物化性質的改變，因此需要對奈米材料進行特性分析（尺寸、型態、組成）與安全評估（消化、吸收、毒性、氧化壓力、環保），以提供足夠的資訊進行效益與風險的平衡。

1995 年聯合國農糧組織（FAO）與世界衛生組織（WHO）開始從營養科學角度進行奈米食品探討，規定其使

用的原料必須經過人體長期食用，並證明其有益於身體健康，即含有人體必需的營養物質而且對人體無毒無害。

對奈米產品的製造者而言，奈米粉末由於粒子小，會飛揚於空氣中成為塵埃的一部份，可能具有潛在性的危害。奈米粒子如存在於液體中成為懸浮液，也許不會造成危險性，但仍須確實瞭解奈米生物材料的安全性與生理供應性。

奈米微粒的確會影響人體器官，尤其是敏感的肺臟，肺部暴露在等量的大分子或奈米微粒中，奈米微粒使肺部發炎的機率較大分子為高，而奈米微粒也會自肺部移向腦部。

生物體暴露於毒性奈米物質之主要途徑為皮膚（媒介為空氣、水及衣服的接觸）、呼吸道（媒介為空氣）與腸胃道（媒介為食物或水），尤以腸胃道之途徑與食品安全關係較為密切，經人體食入後產生之毒性與危害。

由於奈米食品屬於新穎性食品範疇，目前對其檢測標準與安全性評估並無明確定義；雖然我國工業局於 2004 年開始推動奈米標章產品，藉此提高消費者對奈米科技發展之信心，但是目前（2010 年）尚無任何一項食品獲得認證，即因奈米技術應用在食品產業之風險評估機制（管理規範）尚未建立，沒有足夠科學數據證明與傳統加工方式比較，具有顯著功效差異而且沒有安全疑慮。

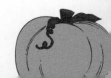

參考資料

1. 黃冠球，營養與健康，科學知識，第 50 期，1999。
2. 陳明豐，吃出健康與美麗～談生機飲食的是是非非，科學知識，第 52 期，2000。
3. 行政院衛生署網站，http://www.doh.gov.tw。
4. Drug digest, Express Scripts, http://www.drugdigest.org/DD/DVH/ Herbs/ 0,3913,,00.html。
5. WholeHealthMD, http://www.wholehealthmd.com/refshelf/items_index/ 1,1538,HS,00.html。
6. Dietary Supplement Fact Sheets, Office of Dietary Supplements, National Institutes of Health, USA, http://ods.od.nih.gov/Health_Information/Information_About_Individual_Dietary_Supplements.aspx.
7. University of Maryland Medical Center, http://www.umm.edu/altmed/ index.html.
8. 鄭慧文，新世紀健康食品：食補 VS.藥補，宏欣文化事業有限公司，1996。
9. 劉文珊，健康食品指南，大展出版社有限公司，1991。
10. 劉璞，熱門保健食品全書，商周出版事業有限公司，2005。
11. 陳思廷，保健食品總體檢，臺視文化事業股份有限公司，

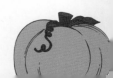

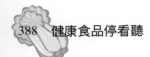

2003。

12. 曾雅青，50 種常用保健食品選購指南，傳智國際文化事業有限公司，2001。

13. 陳世傑、曾菊英，健康補給站，文興出版事業有限公司，2003。

14. 顧祐瑞、王鳳英，中醫食療與養生，禾楓書局有限公司，2004。

15. 游若萩、李啟豪、吳瑞碧，酒的釀造與飲酒對健康的影響，科學發展，384 期，2004。

16. Memorial Sloan-Kettering Cancer Center, http://www.mskcc.org/mskcc/html/11571.cfm? tab=HC#T.

17. 葫蘆中醫藥專業網，http://www.hulu.com.tw。

18. 張志玲，吹散珍珠粉的迷霧，科學發展，369 期，2003。

國家圖書館出版品預行編目資料

健康食品停看聽／顧祐瑞 著.— 二版.—
臺北市：書泉，2010.10
　　面；　　公分
ISBN 978-986-121-622-5（平裝）
1.健康食品
411.373　　　　　　　　　99014821

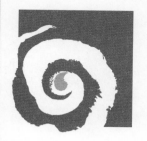

3EY1

健康食品停看聽

作　　者 — 顧祐瑞（423.2）
發 行 人 — 楊榮川
總 編 輯 — 龐君豪
叢書主編 — 王俐文
責任編輯 — 劉婣伶
封面設計 — 黃聖文
出 版 者 — 書泉出版社
地　　址：106臺北市大安區和平東路二段339號4樓
電　　話：(02)2705-5066　傳　　真：(02)2706-6100
網　　址：http://www.wunan.com.tw
電子郵件：shuchuan@shuchuan.com.tw
劃撥帳號：01303853
戶　　名：書泉出版社

總 經 銷：聯寶國際文化事業有限公司
電　　話：(02)2695-4083
地　　址：221臺北縣汐止市康寧街169巷27號8樓

法 律 顧 問　元貞聯合法律事務所　張澤平律師

出 版 日 期　2006 年 5 月 初 版一刷
　　　　　　2010 年 10 月 二 版一刷
定　　價　新臺幣330元